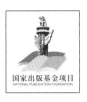
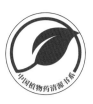

"十四五"时期国家重点出版物出版专项规划项目

国家出版基金项目

福建省重点出版立项项目

福建省优秀出版项目

U0236839

中国植物药清源图鉴

药材和饮片卷 上

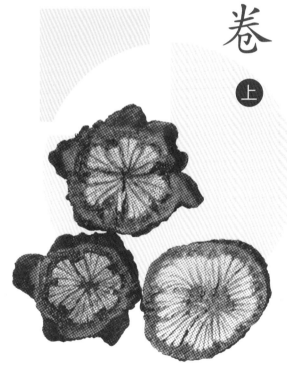

海峡出版发行集团

THE STRAITS PUBLISHING & DISTRIBUTING GROUP

福建科学技术出版社

主　编

林余霖

陈士林

图书在版编目（CIP）数据

中国植物药清源图鉴.药材和饮片卷/林余霖，陈士林主编.—福州：福建科学技术出版社，2023.6

（中国植物药清源书系）

ISBN 978-7-5335-6967-9

Ⅰ.①中… Ⅱ.①林… ②陈… Ⅲ.①中药材－中药鉴定学－图谱②饮片－中药鉴定学－图谱 Ⅳ.① R282.5-64

中国国家版本馆 CIP 数据核字（2023）第 045739 号

书　　名	**中国植物药清源图鉴·药材和饮片卷**
	中国植物药清源书系
主　　编	林余霖　　陈士林
出版发行	福建科学技术出版社
社　　址	福州市东水路 76 号（邮编 350001）
网　　址	www.fjstp.com
经　　销	福建新华发行（集团）有限责任公司
印　　刷	福州德安彩色印刷有限公司
开　　本	889 毫米 ×1194 毫米　1/16
印　　张	88.5
字　　数	2366 千字
插　　页	8
版　　次	2023 年 6 月第 1 版
印　　次	2023 年 6 月第 1 次印刷
书　　号	ISBN 978-7-5335-6967-9
定　　价	698.00 元（全二册）

书中如有印装质量问题，可直接向本社调换

编委会

本书系"中国植物药清源书系"子书之一，其与《中国植物药清源图鉴·种子和幼苗卷》《中国植物药清源图鉴·基原植物卷》为姊妹篇，可互参。本书以2020年版《中华人民共和国药典》（以下简称《中国药典》）收录的以植物为基原的药材为纲，列述的内容包括中文名、拼音、拉丁名、来源、产地、采收加工、药材性状、炮制规范、饮片性状、性味功效、用量用法、对比鉴别及附注，正本清源。本书取材于作者工作实践的第一手资料，呈现标准品图——药材图和按《中国药典》炮制规范炮制的饮片图，同时呈现它们的混伪品的对比鉴别图，资料珍贵。

经过近几十年的发展，我国中药产业已具有一定的规模和研发能力，在药材、饮片和制剂等方面取得了一定的成绩。然而，药材采收加工、饮片炮制还不规范，饮片质量标准还未统一，中药产业的标准化水平普遍偏低，市场上不少中药掺假使伪、农药残留、重金属超标，这些问题都严重影响着中药的质量，从而影响了中医的临床疗效。中药标准化对于中药产业现代化、国际化进程，中医药知识的传播，国内外医药交流，学科与行业间的沟通，中医药科技成果的推广使用和生产技术的发展等，都有十分重要而深远的意义。中药标准化是中药质量的重要保障，基原鉴定和性状鉴定是中药标准化的前提。

为此，我们聚焦2020年版《中国药典》收载的植物药品种，汇集业内权威专家科研和实地调研的第一手资料，并在此基础上整理、编著完成《中国植物药清源图鉴·药材和饮片卷》，本书是2020年版《中国药典》的权威解读和有效补充。

本书挑选典型特征图片，创新呈现方式，最大程度精解图示，图片资料的丰富度和精确度为同类书鲜见，所呈现饮片均按《中国药典》规范炮制，并突出正伪鉴别，正本清源，还原经典基原鉴定和性状鉴定，是2020年版《中国药典》的图示化呈现，极富实用性、原创性、创新性与学术性。

　　本书的出版对继承和挖掘传统鉴定经验、传承中华传统文化、中药鉴定及交叉学科的发展和理论研究成果的创造性转化有重要的推动作用，对临床用药安全、中药的科研和生产、中药资源保护、中药产业的标准化和国际化都有重要的经济、社会现实意义，将助力健康中国、中药产业转型升级及乡村振兴战略。

凡例

GENERAL NOTICE

本书收录2020年版《中国药典》的以植物为基原的药材542种，列述的内容包括名称、来源、产地、采收加工、药材性状、炮制规范、饮片性状、性味功效、用量用法、对比鉴别等，正本清源。本书取材于作者工作实践的第一手资料，呈现标准品——药材和按《中国药典》炮制规范炮制的饮片的性状特征，并配以高清彩图，同时梳理呈现易混淆品和伪品以供对比鉴别，图片资料的丰富度和精确度为同类书所鲜见。本书正本清源，还原经典基原鉴定和性状鉴定认知过程，是2020年版《中国药典》的图示化呈现，实用性、原创性、创新性与学术性兼具。具体编写说明如下。

一、目录编排

本书目录以药材名为纲，参照《中国药典》按笔画排序，单列饮片排在相应药材后面，以便与《中国药典》对照使用。

二、正文部分

1. 名称

列明药材和单列饮片中文名、汉语拼音、拉丁名。以《中国药典》为主要参考依据。

2. 概述性文字

记述药材和单列饮片的来源，药材的概述性文字包括该药材基原植物的科名、植物名、拉丁学名及药用部位等；单列饮片的概述性文字一般描述为“本品为××的炮制加工品”。以《中国药典》为主要参考依据（除药材白芷外）。

3. 产地

列述药材的主产区与野生药材的主要分布区。植物分布区域广，各地随采随用，以“产于”表示；主产区域明确，以“主产于”表示；道地区域明确，以"……为道地产区"表示。单列饮片其产地与其药材相同，故该条目空缺。

4. 采收加工

列述药材的传统采收加工方法，包括药用部位、采收时间、产地简单加工方法等。以《中国药典》为主要参考依据。单列饮片其采收加工与其药材相同，故该条目空缺。

5. 药材性状

图文结合展示药材性状。以《中国药典》为主要参考依据。单列饮片该条目空缺。

（1）文字说明：列述药材性状特征。多种来源的药材，其性状有明显区别的均分别描述，先重点描述一种，其他仅分述其区别点。

（2）图片展示：呈现典型药材性状彩照，图片尽量按1：1的实际大小呈现，最大程度精解图示，并标引出重要鉴定特征。个别药材图较大的，适当缩小，并标明比例尺；个别药材图较小的（如种子类的药材），同步采用放大图来辅助呈现；原大呈现的则不标明比例尺。图题以药材名命名，括号内为其基原或相关说明性文字，如"石韦（庐山石韦）""北沙参（已去外皮）"。

6. 炮制规范

记述药材的规范炮制加工方法。以《中国药典》为主要参考依据，若《中国药典》未记载该药材炮制方法的，则该条目空缺或记述其传统炮制方法。

7. 饮片性状

图文结合展示饮片性状。以《中国药典》为主要参考依据。《中国药典》未记载该饮片性状的但有炮制规范的，则"饮片性状"条目下仅展示饮片图；未记载饮片性状也无炮制规范的，则该条目空缺。

（1）文字说明：列述饮片性状特征。饮片性状与药材相同的则用"同药材"的表述；多种来源的饮片，其性状有明显区别的均分别描述，先重点描述一种，其他仅分述区别点。

（2）图片展示：呈现按《中国药典》炮制规范炮制的具有典型饮片性状的彩照，图片尽量按1：1的实际大小呈现，最大程度精解图示，并标引出重要鉴定特征。个别饮片图较小的（如种子类的饮片），同步采用放大图来辅助呈现。图题以饮片名命名，括号内为其基原或相关说明性文字，如"甘草片（胀果甘草）""桔梗（去外皮）"。

8. 性味功效

按中医或民族医学的理论和临床用药经验对该饮片的性味功效做概括性的描述。

以《中国药典》为主要参考依据。饮片性味功效相同的则不单列，性味功效有差异的则分别列出，作为临床用药的参考。其中对"有大毒""有毒""有小毒"的表述，系沿用历代本草的记载，作为临床用药的警示性参考。

9. 用量用法

记述饮片的用量和主要的禁忌及不良反应，作为临床用药的参考。以《中国药典》为主要参考依据。不同来源的饮片或不同炮制方法加工的饮片，用量相同的则不单列，用量不同的则分别列出。除另有列明或规定外，用法系指水煎内服，用量系指成人一日常用剂量，必要时可遵医嘱。属于中医一般常规禁忌者从略。

10. 对比鉴别

梳理呈现该品种的易混淆品及伪品。易混淆品及伪品的基原植物的植物名、拉丁学名以《中国药典》《中国植物志》为主要参考依据。配鉴别特征突出的易混淆品及伪品彩照，图题以易混淆品及伪品的来源命名，括号内为其药材名（若有）或相关说明性文字，如"阿尔泰银莲花 *Anemone altaica* Fisch. 的根茎（九节菖蒲）""以面粉、石膏、黄花菜等为原料的模压品（人工伪制品）"；并标引出重要鉴别特征，突出正伪鉴别，正本清源。依实际情况，部分品种该条目空缺。

11. 附注

记述该品种的使用禁忌，基原植物的拉丁学名在 *Flora of China*、《中国高等植物》中的异名，不同加工方法造成的药材差别，栽培品的差异及基原植物的其他用途等。依实际情况，部分品种该条目空缺。

三、索引

为了便于检索，突出本书的实用性，本书编制了"植物及药材中文名笔画索引""植物拉丁学名索引"。"植物及药材中文名笔画索引"为药材的正品及其基原植物中文名、单列饮片中文名、易混淆品和伪品的基原植物中文名索引，"植物拉丁学名索引"为中药材正品基原植物、易混淆品和伪品基原植物的拉丁学名索引。

四、计量单位

本书所有的计量单位均采用法定计量单位，如长度单位以 cm（厘米）、mm（毫米）表示等。

目录

一画   1

一枝黄花 2

二画   5

丁公藤 6
丁　香 9
八角茴香 11
人　参 13

人参叶 20
儿　茶 22
九里香 24
刀　豆 26

三画   29

三　七 30
三白草 33
三　棱 35
三颗针 38
干　姜 42
　　炮　姜 45
干　漆 46
土木香 48
土贝母 51
土荆皮 53
土茯苓 56
大叶紫珠 59
大血藤 61

大豆黄卷 63
大皂角 64
大青叶 66
大　枣 70
大　黄 72
大　蒜 79
大　蓟 80
　　大蓟炭 84
大腹皮 85
山麦冬 88
山豆根 91
山茱萸 94
山　药 96

CONTENTS

山　奈......................102

山香圆叶......................103

山银花......................105

山　楂......................108

山楂叶......................112

山慈菇......................114

千年健......................117

千里光......................119

千金子......................121

　　千金子霜......................123

川木香......................125

川木通......................128

川贝母......................131

川牛膝......................138

川　乌......................141

　　制川乌......................143

川　芎......................145

川射干......................147

川楝子......................149

广东紫珠......................152

广　枣......................154

广金钱草......................156

广藿香......................158

女贞子......................161

小叶莲......................163

小驳骨......................165

小茴香......................167

小通草......................169

小　蓟......................173

飞扬草......................176

马齿苋......................178

马　勃......................180

马钱子......................183

　　马钱子粉......................185

马鞭草......................186

四画　　　　　　　　　　　　　　　　**189**

王不留行......................190

天山雪莲......................192

天仙子......................194

天　冬......................195

天花粉......................197

天竺黄......................201

天南星......................202

　　制天南星......................205

天　麻......................206

天葵子......................209

天然冰片......................210

云　芝......................211

木　瓜......................213

木芙蓉叶......................217

木　香......................219

木　贼......................223

木　通……………………225
木棉花……………………230
木蝴蝶……………………232
木鳖子……………………234
五加皮……………………237
五味子……………………240
五倍子……………………242
太子参……………………246
车前子……………………248
车前草……………………251
瓦　松……………………254
牛蒡子……………………256
牛　膝……………………258
毛诃子……………………262

升　麻……………………264
片姜黄……………………269
化橘红……………………271
月季花……………………274
丹　参……………………276
乌　药……………………280
乌　梅……………………282
火麻仁……………………285
巴　豆……………………287
　　巴豆霜……………………289
巴戟天……………………291
水飞蓟……………………295
水红花子………………297

五画　　　　　　　　　　　　　　　　　　　299

玉　竹……………………300
功劳木……………………303
甘　松……………………305
甘　草……………………307
　　炙甘草……………………311
甘　遂……………………313
艾　片……………………315
艾　叶……………………316
石　韦……………………318
石吊兰……………………324
石菖蒲……………………326
石　斛……………………329

石榴皮……………………340
布渣叶……………………343
龙　胆……………………345
龙眼肉……………………351
龙脷叶……………………352
平贝母……………………354
北刘寄奴………………356
北豆根……………………359
北沙参……………………361
四季青……………………364
生　姜……………………366
仙　茅……………………368

仙鹤草..................370

白　及..................372

白　术..................374

白头翁..................377

白　芍..................379

白　芷..................382

白附子..................386

白茅根..................388

白　果..................390

白屈菜..................392

白　前..................394

白扁豆..................398

白　蔹..................400

白鲜皮..................402

白　薇..................404

瓜子金..................408

瓜　蒌..................410

瓜蒌子..................413

　炒瓜蒌子...............416

瓜蒌皮..................418

冬瓜皮..................422

冬虫夏草.................424

冬凌草..................429

冬葵果..................431

玄　参..................433

半边莲..................435

半枝莲..................437

半　夏..................439

　法半夏.................442

　姜半夏.................443

　清半夏.................444

母丁香..................445

丝瓜络..................447

六画

451

老鹳草..................452

地枫皮..................456

地肤子..................458

地骨皮..................459

地　黄..................462

　熟地黄.................465

地　榆..................467

地锦草..................470

亚乎奴（锡生藤）.........473

亚麻子..................475

西瓜霜..................476

西红花..................477

西青果..................479

西河柳..................481

西洋参..................483

百　合..................487

百　部..................490

当　归..................495

当　药……………………501

肉苁蓉……………………503

肉豆蔻……………………507

肉　桂……………………509

朱砂根……………………512

竹节参……………………514

竹　茹……………………516

延胡索（元胡）…………520

华山参……………………523

伊贝母……………………525

血　竭……………………527

合欢皮……………………529

合欢花……………………532

决明子……………………534

关黄柏……………………537

灯心草……………………540

灯盏细辛（灯盏花）……542

安息香……………………544

防　己……………………545

防　风……………………549

红大戟……………………555

红　花……………………557

红花龙胆…………………559

红　芪……………………561

　炙红芪…………………564

红豆蔻……………………565

红　参……………………567

红景天……………………570

七画 573

麦　冬……………………574

麦　芽……………………576

远　志……………………578

赤小豆……………………581

赤　芍……………………583

芫　花……………………586

花　椒……………………588

芥　子……………………591

苍　术……………………594

苍耳子……………………597

芡　实……………………599

芦　荟……………………601

芦　根……………………603

苏　木……………………606

苏合香……………………608

杜　仲……………………609

杜仲叶……………………612

杠板归……………………614

巫山淫羊藿………………616

豆　蔻……………………618

两头尖……………………620

两面针……………………621

连钱草……………………622

连　翘……………………624

吴茱萸 626

牡丹皮 629

牡荆叶 632

何首乌 634

　　制何首乌 639

伸筋草 641

皂角刺 643

佛　手 645

余甘子 647

谷　芽 649

谷精草 651

辛　夷 653

羌　活 656

沙苑子 660

沙　棘 662

沉　香 663

没　药 665

诃　子 667

补骨脂 671

灵　芝 673

阿　魏 676

陈　皮 677

附　子 680

忍冬藤 685

鸡血藤 687

鸡骨草 690

鸡冠花 693

八 画　　　　　　　　　　　　　　　697

青风藤 698

青叶胆 700

青　皮 702

青　果 705

青葙子 707

青　蒿 709

青　黛 711

玫瑰花 713

苦　木 715

苦玄参 717

苦地丁 719

苦杏仁 721

苦　参 727

苦楝皮 730

苘麻子 733

枇杷叶 734

板蓝根 737

松花粉 740

枫香脂 742

刺五加 743

郁李仁 746

郁　金 748

虎　杖 752

昆　布 755

明党参 758

岩白菜 761

罗布麻叶 763

罗汉果 765

知　母 767

垂盆草 770

委陵菜 772

使君子 774

侧柏叶 777

佩　兰 780

金龙胆草 783

金果榄 785

金沸草 787

金荞麦 790

金钱草 792

金铁锁 796

金银花 798

金樱子 801

乳　香 803

肿节风 805

鱼腥草 807

狗　脊 810

京大戟 813

闹羊花 815

卷　柏 817

油松节 820

泽　兰 822

泽　泻 824

降　香 828

细　辛 830

九画　　835

贯叶金丝桃 836

荆　芥 840

　　荆芥炭 842

荆芥穗 843

　　荆芥穗炭 845

茜　草 846

荜　茇 848

荜澄茄 850

草　乌 851

　　制草乌 853

草乌叶 855

草豆蔻 857

草　果 859

茵　陈 861

茯　苓 864

茯苓皮 867

茺蔚子 869

胡芦巴 871

胡黄连 873

胡　椒 875

荔枝核 877

南五味子 879

南沙参 881

南板蓝根 885

南鹤虱 887

枳　壳 889

枳　实 892

柏子仁 896

栀　子 898

　　焦栀子 900

枸杞子 901

枸骨叶 903

柿　蒂 905

威灵仙 907

厚　朴 911

厚朴花 915

砂　仁 917

牵牛子 920

鸦胆子 922

韭菜子 924

骨碎补 926

钩　藤 929

香加皮 932

香　附 934

香　橼 936

香　薷 939

重　楼 943

禹州漏芦 945

胆南星 948

胖大海 949

独一味 950

独　活 952

急性子 955

姜　黄 956

前　胡 958

首乌藤 961

洪　连 963

洋金花 965

穿山龙 967

穿心莲 970

络石藤 972

十画　　　　　　　　　　　　　　　975

秦　艽 976

秦　皮 981

珠子参 985

莱菔子 987

莲　子 989

莲子心 991

莲　房 992

莲　须 994

莪　术 995

荷　叶 999

桂　枝 1002

桔　梗 1004

桃　仁 ……………… 1007

桃　枝 ……………… 1011

核桃仁 ……………… 1013

夏天无 ……………… 1015

夏枯草 ……………… 1016

柴　胡 ……………… 1018

党　参 ……………… 1022

鸭跖草 ……………… 1027

铁皮石斛 …………… 1029

积雪草 ……………… 1031

臭灵丹草 …………… 1033

射　干 ……………… 1035

徐长卿 ……………… 1038

狼　毒 ……………… 1040

凌霄花 ……………… 1044

高山辣根菜 ………… 1046

高良姜 ……………… 1047

拳　参 ……………… 1050

粉萆薢 ……………… 1053

粉　葛 ……………… 1054

益母草 ……………… 1057

益　智 ……………… 1060

浙贝母 ……………… 1062

娑罗子 ……………… 1065

海风藤 ……………… 1068

海金沙 ……………… 1071

海　藻 ……………… 1072

浮　萍 ……………… 1075

通关藤 ……………… 1076

通　草 ……………… 1077

预知子 ……………… 1079

桑　叶 ……………… 1081

桑白皮 ……………… 1083

桑　枝 ……………… 1085

桑寄生 ……………… 1087

桑　椹 ……………… 1092

十一画　　　　　　　　　　　　**1095**

黄山药 ……………… 1096

黄　芩 ……………… 1097

黄　芪 ……………… 1100

　炙黄芪 …………… 1103

黄　连 ……………… 1104

黄　柏 ……………… 1109

黄蜀葵花 …………… 1112

黄　精 ……………… 1114

黄　藤 ……………… 1120

菥　蓂 ……………… 1121

菝　葜 ……………… 1124

菟丝子 ……………… 1126

菊　苣 ……………… 1129

菊　花 ……………… 1133

梅　花 ……………… 1136

救必应 ……………… 1137

常　山......................1139

野马追......................1141

野木瓜......................1143

野菊花......................1145

蛇床子......................1147

银杏叶......................1148

银柴胡......................1150

甜瓜子......................1153

猪牙皂......................1155

猪　苓......................1157

猫爪草......................1159

麻　黄......................1160

麻黄根......................1165

鹿衔草......................1168

商　陆......................1171

旋覆花......................1174

断血流......................1177

淫羊藿......................1180

淡竹叶......................1188

淡豆豉......................1190

密蒙花......................1191

续　断......................1193

绵马贯众......................1196

　绵马贯众炭............1202

绵萆薢......................1203

十二画　　　　　　　　　　　　　　　　　1205

款冬花......................1206

葛　根......................1208

葶苈子......................1211

萹　蓄......................1214

楮实子......................1216

棕　榈......................1218

紫花地丁......................1220

紫花前胡......................1225

紫苏子......................1227

紫苏叶......................1229

紫苏梗......................1231

紫　草......................1233

紫珠叶......................1237

紫萁贯众......................1242

紫　菀......................1244

黑芝麻......................1246

黑　豆......................1248

黑种草子......................1249

锁　阳......................1250

筋骨草......................1252

鹅不食草......................1254

番泻叶......................1256

湖北贝母......................1257

十三画 1259

菩 草..................1260
蓝布正..................1262
蓖麻子..................1265
蒺 藜..................1267
蒲公英..................1269
蒲 黄..................1272
椿 皮..................1274
槐 花..................1277

槐 角..................1279
雷 丸..................1281
路路通..................1283
锦灯笼..................1285
矮地茶..................1287
满山红..................1289
滇鸡血藤..................1290
裸花紫珠..................1292

十四画 1295

蔓荆子..................1296
蓼大青叶..................1299
榧 子..................1301
楮藤子..................1303
槟 榔..................1305
　焦槟榔..................1307

酸枣仁..................1308
豨莶草..................1310
蜘蛛香..................1315
罂粟壳..................1317
辣 椒..................1320
漏 芦..................1321

十五画 1323

薤 仁..................1324
槲寄生..................1326
暴马子皮..................1328

墨旱莲..................1330
稻 芽..................1332
鹤 虱..................1334

十六画 1335

薤 白..................1336
薏苡仁..................1338
薄 荷..................1340

颠茄草..................1342
橘 红..................1343
橘 核..................1345

十七画　　　　　　　　　　　　　　　　　　　　1347

藏菖蒲......................1348　　　檀　香......................1353

藁　本......................1350　　　翼首草......................1355

十八画　　　　　　　　　　　　　　　　　　　　1357

藕　节......................1358　　　瞿　麦......................1363

覆盆子......................1361　　　翻白草......................1366

索引..1368

植物及药材中文名笔画索引....................................1368

植物拉丁学名索引..1379

8

一
画

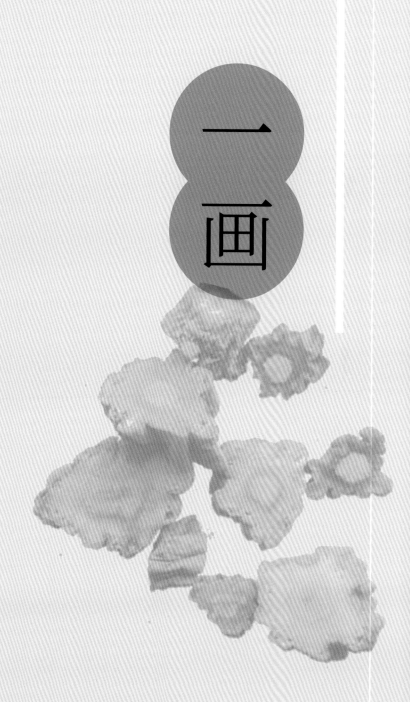

一枝黄花

Yizhihuanghua
SOLIDAGINIS HERBA

本品为菊科植物一枝黄花 *Solidago decurrens* Lour. 的干燥全草。

产　　地

产于华东、华中、西南、华南等地。

采收加工

秋季花果期采挖，除去泥沙，晒干。

药材性状

本品长 30~100cm。根茎短粗，簇生淡黄色细根。茎圆柱形，直径 0.2~0.5cm；表面黄绿色、灰棕色或暗紫红色，有棱线，上部被毛；质脆，易折断，断面纤维性，有髓。单叶互生，多皱缩、破碎，完整叶片展平后呈卵形或披针形，长 1~9cm，宽 0.3~1.5cm；先端稍尖或钝，全缘或有不规则的疏锯齿，基部下延成柄。头状花序直径约 0.7cm，排成总状，偶有黄色舌状花残留，多皱缩扭曲，苞片 3 层，卵状披针形。瘦果细小，冠毛黄白色。气微香，味微苦辛。

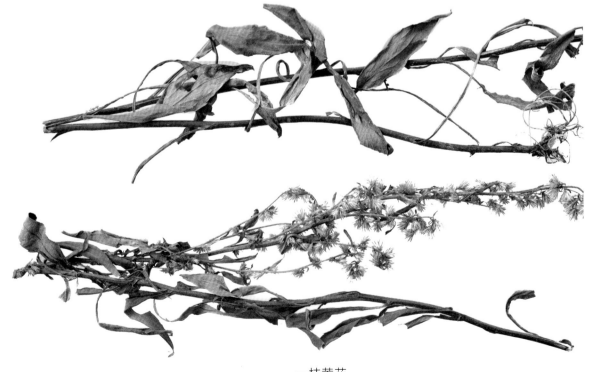

1cm

一枝黄花

炮制规范

除去杂质，喷淋清水，切段，干燥。

饮片性状

本品呈不规则的段。根茎短粗，簇生淡黄色细根。茎圆柱形，直径 0.2~0.5cm；表面黄绿色、灰棕色或暗紫红色，有棱线，上部被毛；质脆，易折断，断面纤维性，有髓。叶多皱缩、破碎；先端稍尖或钝，全缘或有不规则的疏锯齿，基部下延成柄。偶有黄色舌状花残留，多皱缩扭曲，卵状披针形。瘦果细小。气微香，味微苦辛。

总苞片顶端长渐尖或急尖

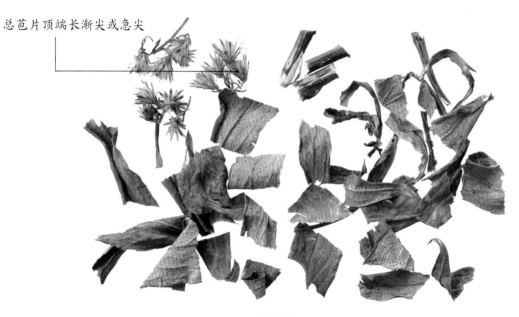

一枝黄花

性味功效

辛、苦，凉。清热解毒，疏散风热。用于喉痹，乳蛾，咽喉肿痛，疮疖肿毒，风热感冒。

用量用法

9~15g。

对比鉴别

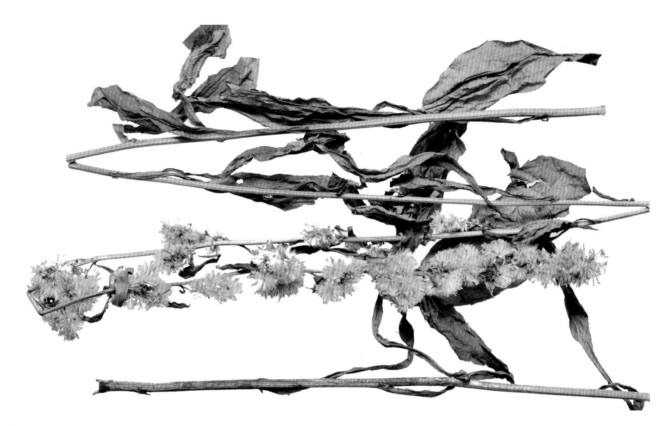

1cm

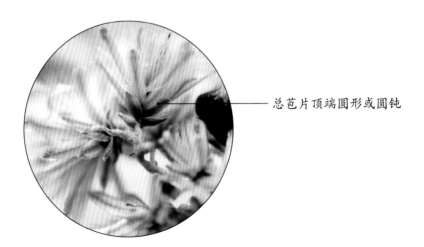

总苞片顶端圆形或圆钝

钝苞一枝黄花 *Solidago pacifica* Juz. 的全草

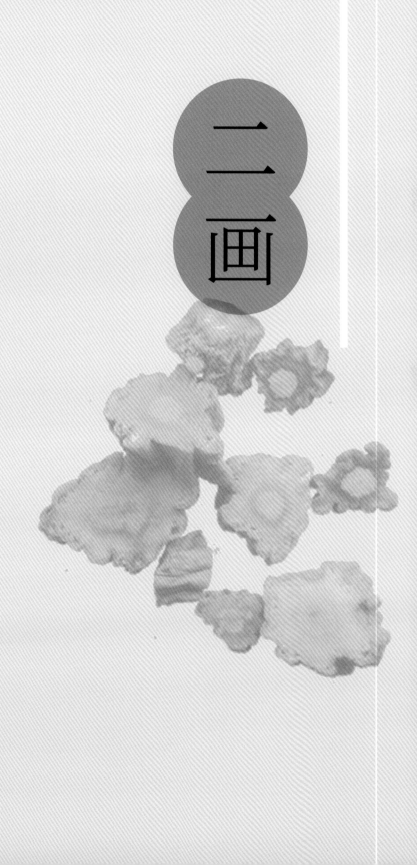

二画

丁公藤

Dinggongteng
ERYCIBES CAULIS

本品为旋花科植物丁公藤 *Erycibe obtusifolia* Benth. 或光叶丁公藤 *Erycibe schmidtii* Craib 的干燥藤茎。

产　地

丁公藤　产于广东、广西及海南。主产于广东陆丰。

光叶丁公藤　产于广西、云南、广东及海南。主产于广东陆丰。

采收加工

全年均可采收，切段或片，晒干。

药材性状

本品为斜切的段或片，直径 1~10cm。外皮灰黄色、灰褐色或浅棕褐色，稍粗糙，有浅沟槽及不规则纵裂纹或龟裂纹，皮孔点状或疣状，黄白色，老的栓皮呈薄片剥落。质坚硬，纤维较多，不易折断，切面椭圆形，黄褐色或浅黄棕色，异型维管束呈花朵状或块状，木质部导管呈点状。气微，味淡。

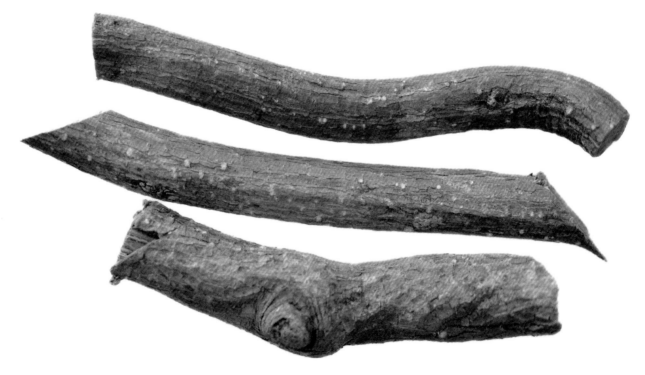

丁公藤（丁公藤）

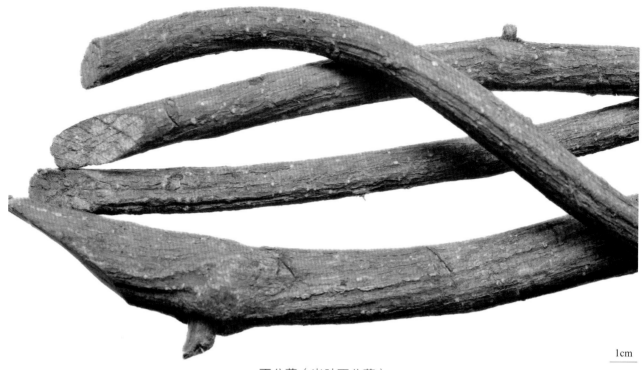

丁公藤（光叶丁公藤）

炮制规范

除去杂质，洗净，润透，切片，干燥。

饮片性状

本品为椭圆形、长椭圆形或不规则的斜切片，直径 1~10cm，厚 0.2~0.7cm。外皮灰黄色、灰褐色或浅棕褐色，有浅纵沟槽，皮孔点状或疣状，黄白色或灰褐色。质坚硬，纤维较多。切面黄褐色或浅黄棕色，异形维管束呈花朵状或块状，木质部导管呈点状。气微，味淡。

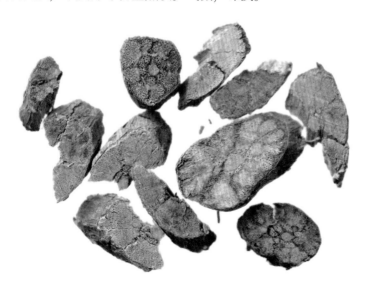

丁公藤（丁公藤）

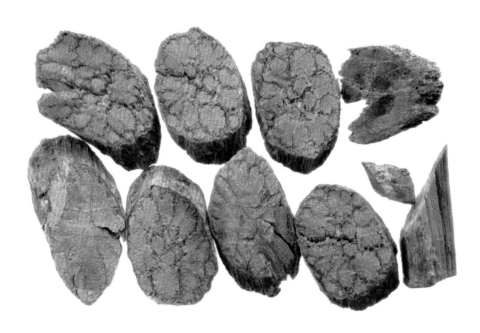

丁公藤（光叶丁公藤）

性味功效

辛，温；有小毒。祛风除湿，消肿止痛。用于风湿痹痛，半身不遂，跌扑肿痛。

用量用法

3~6g，用于配制酒剂，内服或外搽。本品有强烈的发汗作用，虚弱者慎用；孕妇禁用。

丁 香

Dingxiang
CARYOPHYLLI FLOS

本品为桃金娘科植物丁香 *Eugenia caryophyllata* Thunb. 的干燥花蕾。

产　地

原产于印度、越南及东非沿海等地，我国广东、海南有栽培。

采收加工

当花蕾由绿色转红时采摘，晒干。

药材性状

本品略呈研棒状，长 1~2cm。花冠圆球形，直径 0.3~0.5cm，花瓣 4，覆瓦状抱合，棕褐色或褐黄色，花瓣内为雄蕊和花柱，搓碎后可见众多黄色细粒状的花药。萼筒圆柱状，略扁，有的稍弯曲，长 0.7~1.4cm，直径 0.3~0.6cm，红棕色或棕褐色，上部有 4 枚三角状的萼片，十字状分开。质坚实，富油性。气芳香浓烈，味辛辣、有麻舌感。

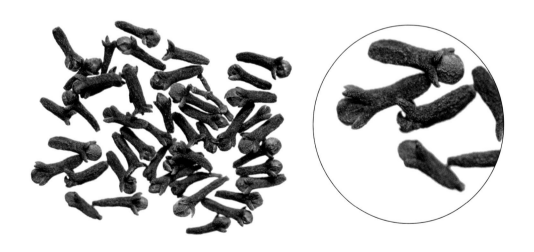

丁香

炮制规范

除去杂质，筛去灰屑。用时捣碎。

饮片性状

同药材。

性味功效

辛，温。温中降逆，补肾助阳。用于脾胃虚寒，呃逆呕吐，食少吐泻，心腹冷痛，肾虚阳痿。

用量用法

1~3g，内服或研末外敷。不宜与郁金同用。

附　注

母丁香为丁香的干燥果实，系在果实近成熟时采摘，其应用与丁香相似，但功效较差。

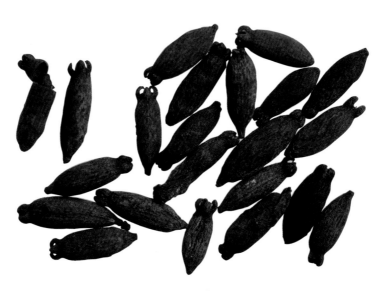

母丁香

八角茴香

Bajiaohuixiang
ANISI STELLATI FRUCTUS

本品为木兰科植物八角茴香 *Illicium verum* Hook. f. 的干燥成熟果实。

产　　地

产于福建、广东、广西、江西、云南。主产于广西西南部的六诏山脉地区，尤以百色产量最丰，其次为云南东南部。以广西德保为道地产区。

采收加工

秋、冬二季果实由绿变黄时采摘，置沸水中略烫后干燥或直接干燥。

药材性状

本品为聚合果，多由 8 个蓇葖果组成，放射状排列于中轴上。蓇葖果长 1~2cm，宽 0.3~0.5cm，高 0.6~1cm；外表面红棕色，有不规则皱纹，顶端呈鸟喙状，上侧多开裂；内表面淡棕色，平滑，有光泽；质硬而脆。果梗长 3~4cm，连于果实基部中央，弯曲，常脱落。每个蓇葖果含种子 1 粒，扁卵圆形，长约 6mm，红棕色或黄棕色，光亮，尖端有种脐；胚乳白色，富油性。气芳香，味辛、甜。

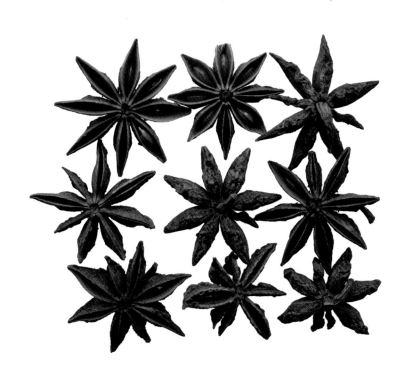

八角茴香

性味功效

辛，温。温阳散寒，理气止痛。用于寒疝腹痛，肾虚腰痛，胃寒呕吐，脘腹冷痛。

用量用法

3~6g。

对比鉴别

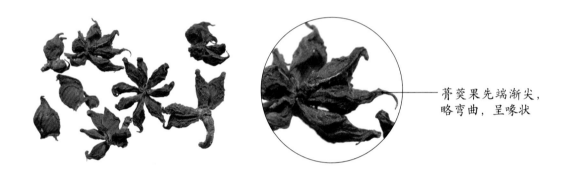

蓇葖果先端渐尖，略弯曲，呈喙状

红茴香 *Illicium henryi* Diels. 的果实

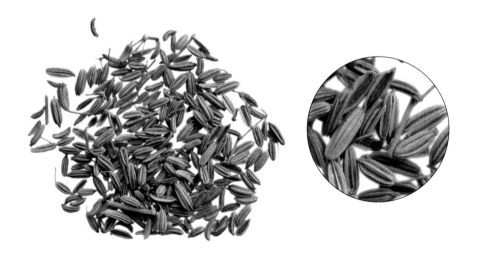

茴香 *Foeniculum vulgare* Mill. 的果实

人 参

Renshen
GINSENG RADIX ET RHIZOMA

本品为五加科植物人参 *Panax ginseng* C. A. Mey. 的干燥根和根茎。

产　地

产于黑龙江、吉林、辽宁。以吉林抚松、集安、长白、靖宇，辽宁桓仁、宽甸、新宾、清原，黑龙江依兰、宁安为道地产区。

采收加工

多于秋季采挖，洗净经晒干或烘干。栽培的俗称"园参"；播种在山林野生状态下自然生长的称"林下山参"，习称"籽海"。

药材性状

主根呈纺锤形或圆柱形，长 3~15cm，直径 1~2cm。表面灰黄色，上部或全体有疏浅断续的粗横纹及明显的纵皱，下部有支根 2~3 条，并着生多数细长的须根，须根上常有不明显的细小疣状突出。根茎（芦头）长 1~4cm，直径 0.3~1.5cm，多拘挛而弯曲，具不定根（芋）和稀疏的凹窝状茎痕（芦碗）。质较硬，断面淡黄白色，显粉性，形成层环纹棕黄色，皮部有黄棕色的点状树脂道及放射状裂隙。香气特异，味微苦、甘。

或主根多与根茎近等长或较短，呈圆柱形、菱角形或人字形，长 1~6cm。表面灰黄色，具纵皱纹，上部或中下部有环纹。支根多为 2~3 条，须根少而细长，清晰不乱，有较明显的疣状突起。根茎细长，少数粗短，中上部具稀疏或密集而深陷的茎痕。不定根较细，多下垂。

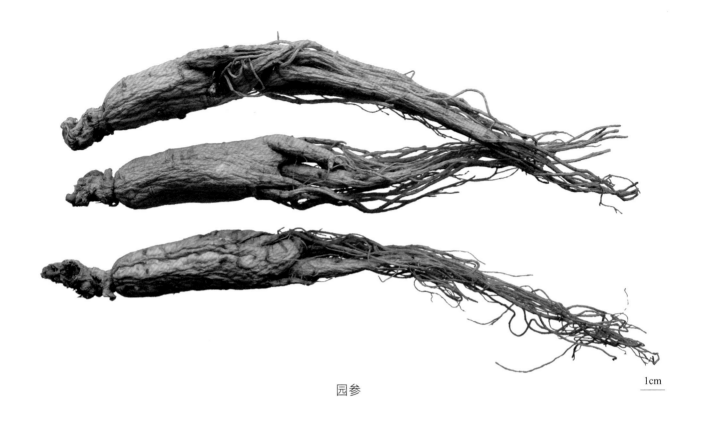

园参

1cm

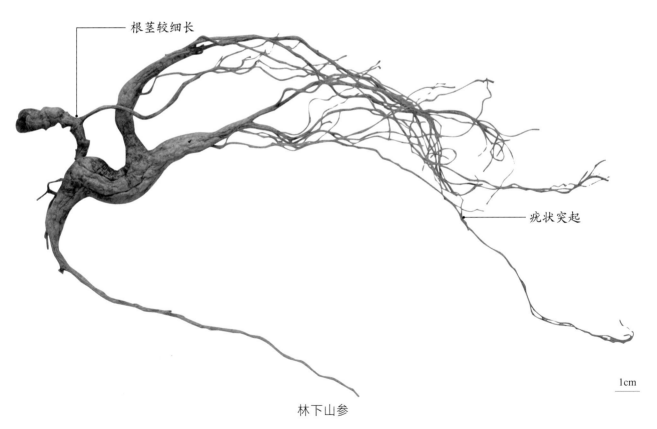

根茎较细长

疣状突起

1cm

林下山参

炮制规范

润透，切薄片，干燥，或用时粉碎、捣碎。

饮片性状

人参片 本品呈圆形或类圆形薄片。外表皮灰黄色。切面淡黄白色或类白色，显粉性，形成层环纹棕黄色，皮部有黄棕色的点状树脂道及放射性裂隙。体轻，质脆。香气特异，味微苦、甘。

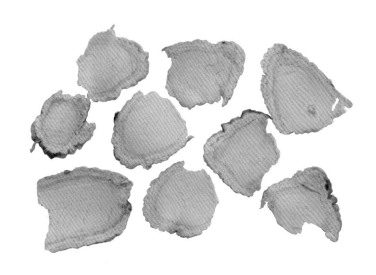

人参片

性味功效

甘、微苦，微温。大补元气，复脉固脱，补脾益肺，生津养血，安神益智。用于体虚欲脱，肢冷脉微，脾虚食少，肺虚喘咳，津伤口渴，内热消渴，气血亏虚，久病虚羸，惊悸失眠，阳痿宫冷。

用量用法

3~9g，另煎兑服；也可研粉吞服，一次2g，一日2次。不宜与藜芦、五灵脂同用。

附　注

（1）人参花近年来被作为保健茶应用，在未开放时采摘，晒干即可。

（2）人参应用历史悠久，加工方法十分丰富，其产品除常见的"园参"（习称"生晒参"）及"林下山参"（习称"籽海"）外，还有"糖参""大力参""红参""高丽参""冲丁""曲尾""红直参""白直参""青糖参""掐皮参"等。

（3）野山参即野生人参的干燥品，资源极为稀缺。

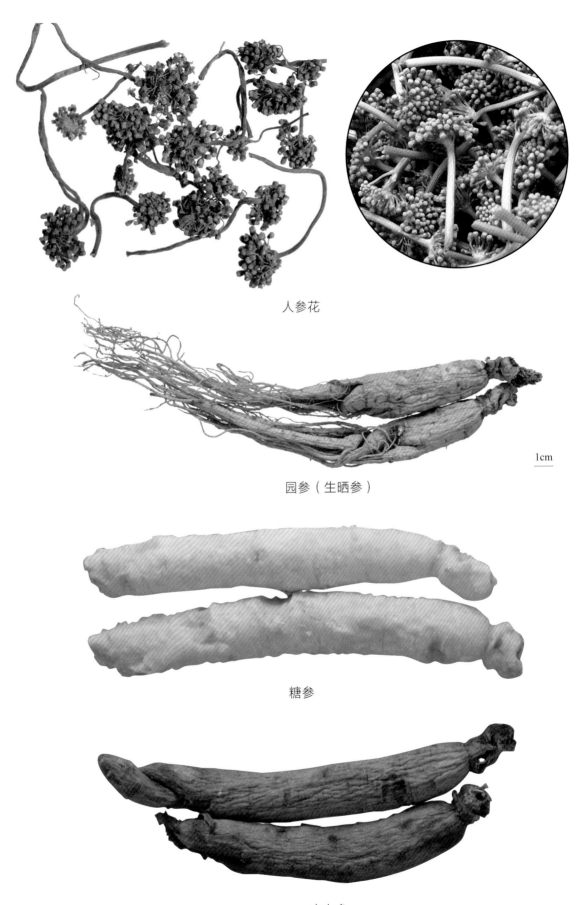

人参花

园参（生晒参）

1cm

糖参

大力参

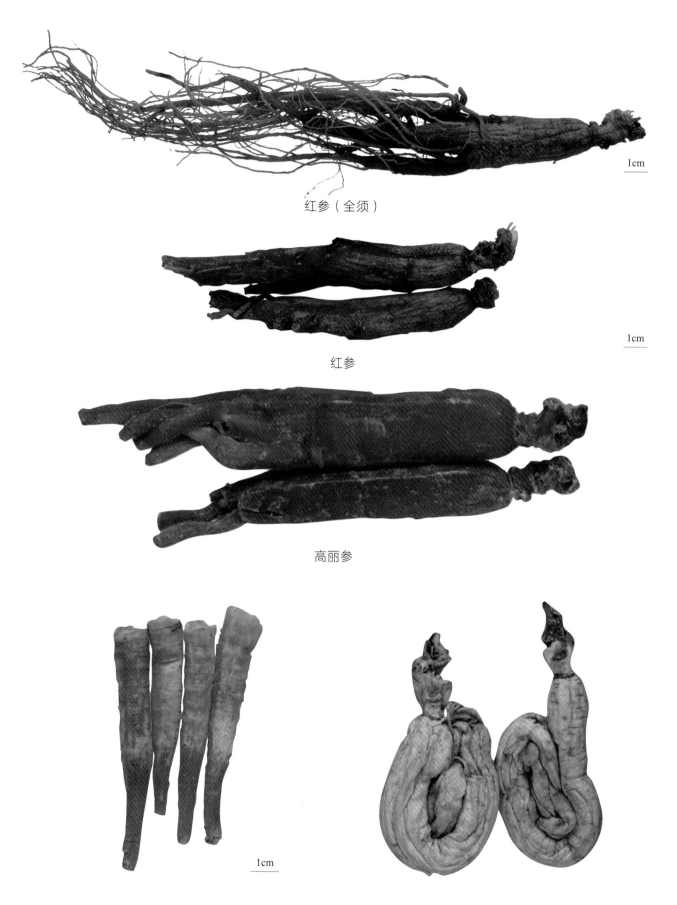

红参（全须）

1cm

红参

1cm

高丽参

1cm

冲丁

曲尾

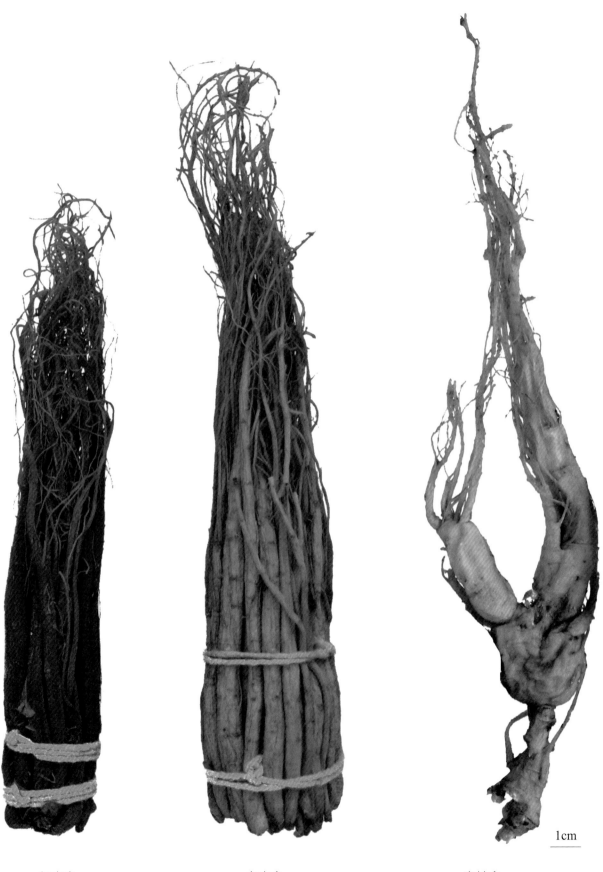

红直参　　　　　　　　　白直参　　　　　　　　　青糖参

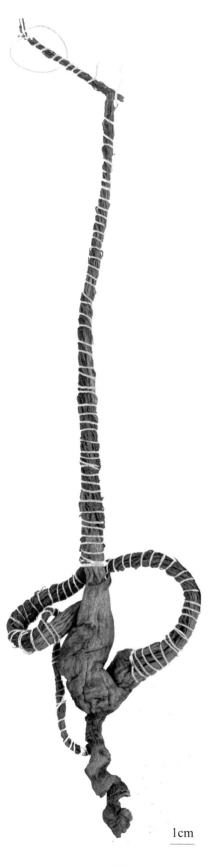

1cm

掐皮参

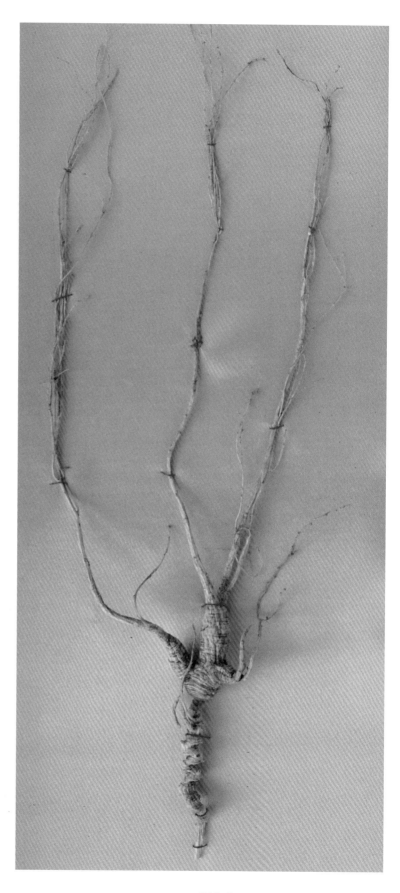

野山参

人参叶

Renshenye
GINSENG FOLIUM

本品为五加科植物人参 *Panax ginseng* C. A. Mey. 的干燥叶。

产　　地

产于黑龙江、吉林、辽宁。以吉林抚松、集安、长白、靖宇，辽宁桓仁、宽甸、新宾、清原，黑龙江依兰、宁安为道地产区。

采收加工

秋季采收，晾干或烘干。

药材性状

本品常扎成小把，呈束状或扇状，长 12~35cm。掌状复叶带有长柄，暗绿色，3~6 枚轮生。小叶通常 5 枚，偶有 7 或 9 枚，呈卵形或倒卵形。基部的小叶长 2~8cm，宽 1~4cm；上部的小叶大小相近，长 4~16cm，宽 2~7cm。基部楔形，先端渐尖，边缘具细锯齿及刚毛，上表面叶脉生刚毛，下表面叶脉隆起。纸质，易碎。气清香，味微苦而甘。

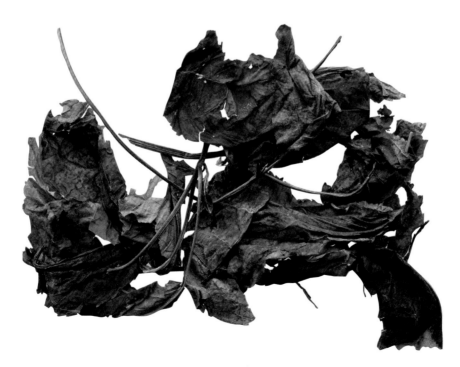

1cm

人参叶

性味功效

苦、甘，寒。补气，益肺，祛暑，生津。用于气虚咳嗽，暑热烦躁，津伤口渴，头目不清，四肢倦乏。

用量用法

3~9g。不宜与藜芦、五灵脂同用。

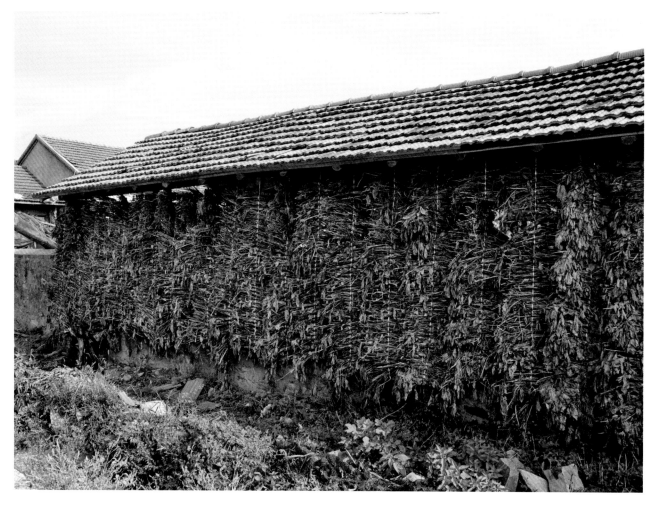

人参叶晾晒

儿 茶

Ercha
CATECHU

本品为豆科植物儿茶 *Acacia catechu* (L. f.) Willd. 的去皮枝、干的干燥煎膏。

产 地

产于云南西双版纳，以大勐龙产量最大。

采收加工

冬季采收枝、干，除去外皮，砍成大块，加水煎煮，浓缩，干燥。

药材性状

本品呈方形或不规则块状，大小不一。表面棕褐色或黑褐色，光滑而稍有光泽。质硬，易碎，断面不整齐，具光泽，有细孔，遇潮有黏性。气微，味涩、苦，略回甜。

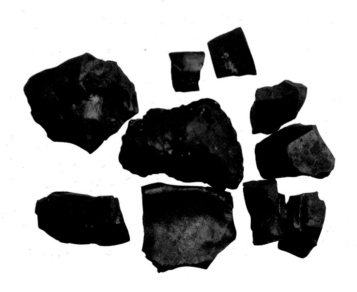

儿茶

炮制规范

用时打碎。

性味功效

苦、涩，微寒。活血止痛，止血生肌，收湿敛疮，清肺化痰。用于跌扑伤痛，外伤出血，吐血衄血，疮疡不敛，湿疹、湿疮，肺热咳嗽。

用量用法

1~3g，包煎；多入丸散服。外用适量。

九里香

Jiulixiang

MURRAYAE FOLIUM ET CACUMEN

本品为芸香科植物九里香 *Murraya exotica* L. 和千里香 *Murraya paniculata* (L.) Jack 的干燥叶和带叶嫩枝。

产　　地

九里香　产于福建、广东、广西、贵州、海南、台湾。主产于广东、广西。

千里香　产于福建、台湾、湖南、广东、海南、广西、贵州、云南。主产于广东和云南。

采收加工

全年均可采收，除去老枝，阴干。

药材性状

九里香　嫩枝呈圆柱形，直径 1~5mm。表面灰褐色，具纵皱纹。质坚韧，不易折断，断面不平坦。羽状复叶有小叶 3~9 片，多已脱落；小叶片呈倒卵形或近菱形，最宽处在中部以上，长约3cm，宽约1.5cm；先端钝，急尖或凹入，基部略偏斜，全缘；黄绿色，薄革质，上表面有透明腺点，小叶柄短或近无柄，下部有时被柔毛。气香，味苦、辛，有麻舌感。

千里香　小叶片呈卵形或椭圆形，最宽处在中部或中部以下，长 2~8cm，宽 1~3cm，先端渐尖或短尖。

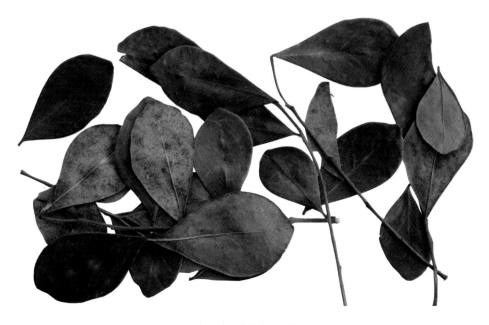

九里香（九里香）

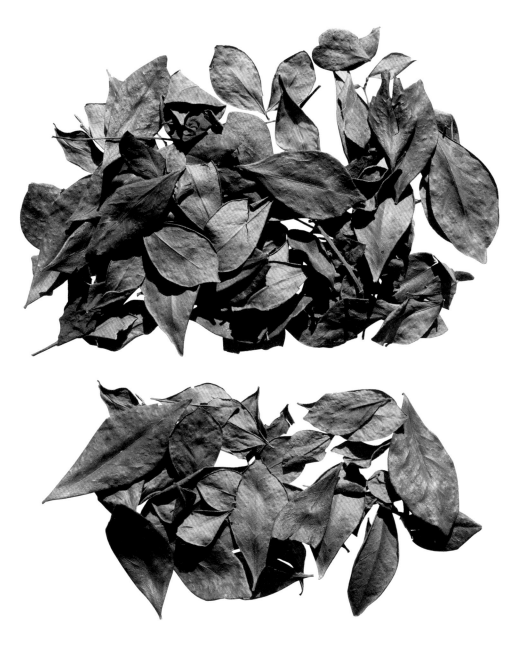

九里香（千里香）

除去杂质，切碎。

性味功效

辛、微苦，温；有小毒。行气止痛，活血散瘀。用于胃痛，风湿痹痛；外治牙痛，跌扑肿痛，蛇虫咬伤。

用量用法

6~12g。

刀　豆

Daodou
CANAVALIAE SEMEN

本品为豆科植物刀豆 *Canavalia gladiata* (Jacq.) DC. 的干燥成熟种子。

产　地

产于江苏、安徽、浙江、江西、台湾、湖北、湖南、广东、广西、陕西、四川等地。主产于江苏南京、苏州、南通，湖北孝感、恩施、宜昌，安徽肥东、肥西、六安。

采收加工

秋季采收成熟果实，剥取种子，晒干。

药材性状

本品呈扁卵形或扁肾形，长 2~3.5cm，宽 1~2cm，厚 0.5~1.2cm。表面淡红色至红紫色，微皱缩，略有光泽。边缘具眉状黑色种脐，长约 2cm，上有白色细纹 3 条。质硬，难破碎。种皮革质，内表面棕绿色而光亮；子叶 2，黄白色，油润。气微，味淡，嚼之有豆腥味。

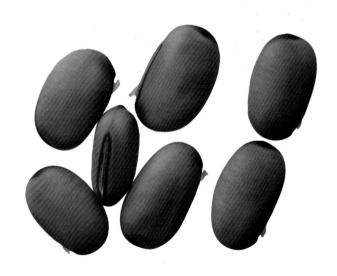

刀豆

炮制规范

除去杂质，用时捣碎。

饮片性状

同药材。

性味功效

甘，温。温中，下气，止呃。用于虚寒呃逆，呕吐。

用量用法

6~9g。

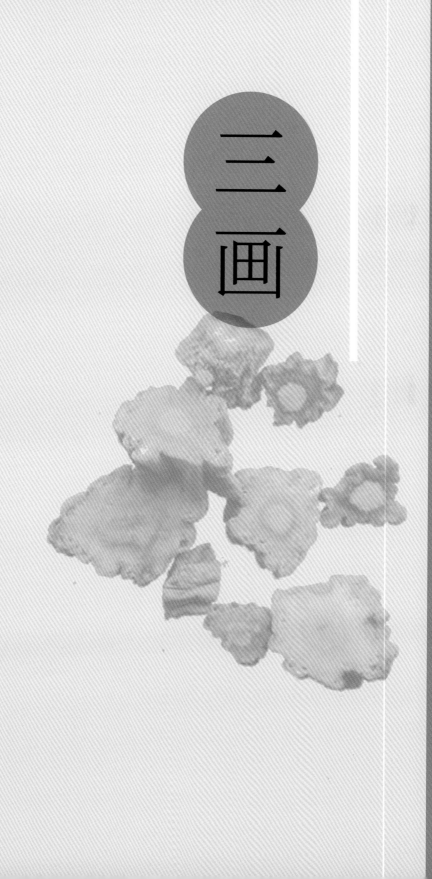

三画

三七

Sanqi

NOTOGINSENG RADIX ET RHIZOMA

本品为五加科植物三七 *Panax notoginseng* (Burk.) F. H. Chen 的干燥根和根茎。

产　地

产于云南、广西。主产于云南文山、砚山、西畴，广西靖西、那坡、德保。以云南文山、广西靖西为道地产区。

采收加工

秋季花开前采挖，洗净，分开主根、支根及根茎，干燥。支根习称"筋条"，根茎习称"剪口"。

药材性状

　　主根　本品呈类圆锥形或圆柱形，长 1~6cm，直径 1~4cm。表面灰褐色或灰黄色，有断续的纵皱纹和支根痕。顶端有茎痕，周围有瘤状突起。体重，质坚实，断面灰绿色、黄绿色或灰白色，木部微呈放射状排列。气微，味苦回甜。

　　筋条　本品呈圆柱形或圆锥形，长 2~6cm，上端直径约 0.8cm，下端直径约 0.3cm。

　　剪口　本品呈不规则的皱缩块状及条状，表面有数个明显的茎痕及环纹，断面中心灰绿色或白色，边缘深绿色或灰色。

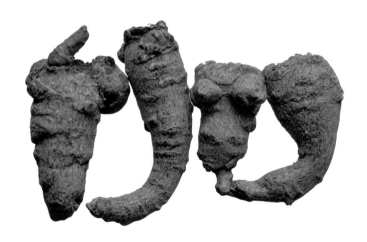

三七（主根）

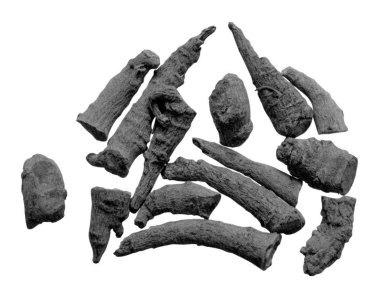

三七（筋条）

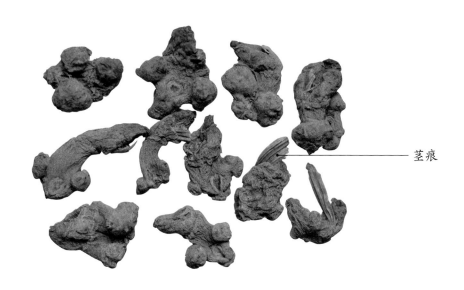

茎痕

三七（剪口）

炮制规范

三七粉　取三七，洗净，干燥，碾成细粉。

饮片性状

本品为灰黄色的粉末。气微，味苦回甜。

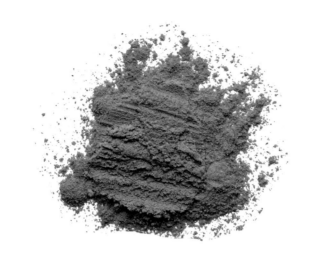

三七粉

性味功效

甘、微苦，温。散瘀止血，消肿定痛。用于咯血，吐血，衄血，便血，崩漏，外伤出血，胸腹刺痛，跌扑肿痛。

用量用法

3~9g；研粉吞服，一次 1~3g。外用适量。孕妇慎用。

附　　注

三七的须根干燥品称为"三七须"，其功效与主根类似。

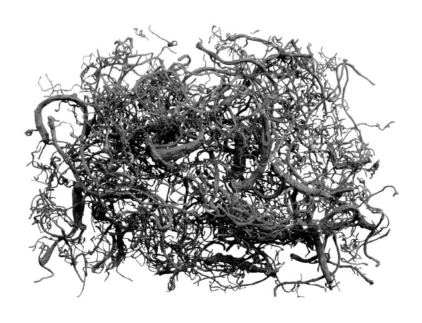

三七须

三白草

Sanbaicao
SAURURI HERBA

本品为三白草科植物三白草 *Saururus chinensis* (Lour.) Baill. 的干燥地上部分。

产　　地

产于河北、山西、陕西及长江流域以南各地。主产于江苏、浙江、湖南、广东等地。

采收加工

全年均可采收，洗净，晒干。

药材性状

本品茎呈圆柱形，有纵沟 4 条，一条较宽广；断面黄棕色至棕褐色，纤维性，中空。单叶互生，叶片卵形或卵状披针形，长 4~15cm，宽 2~10cm；先端渐尖，基部心形，全缘，基出脉 5 条；叶柄较长，有纵皱纹。总状花序于枝顶与叶对生，花小，棕褐色。蒴果近球形。气微，味淡。

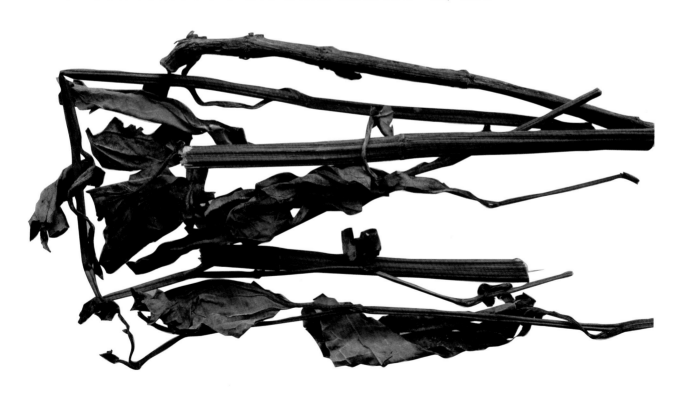

三白草

炮制规范

除去杂质，洗净，切段，干燥。

饮片性状

本品呈不规则的段。茎圆柱形，有纵沟 4 条，一条较宽广。切面黄棕色至棕褐色，中空。叶多破碎，完整叶片展平后呈卵形或卵状披针形，先端渐尖，基部心形，全缘，基出脉 5 条。总状花序，花小，棕褐色。蒴果近球形。气微，味淡。

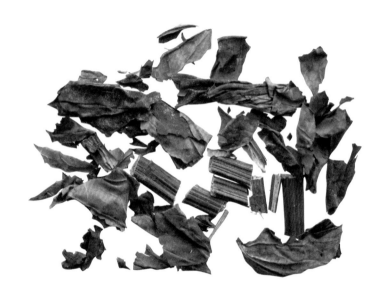

三白草

性味功效

甘、辛，寒。利尿消肿，清热解毒。用于水肿，小便不利，淋沥涩痛，带下；外治疮疡肿毒，湿疹。

用量用法

15~30g。

三棱

Sanleng
SPARGANII RHIZOMA

本品为黑三棱科植物黑三棱 *Sparganium stoloniferum* Buch.-Ham. 的干燥块茎。

产　地

主产于江苏、河南、山东、江西、安徽等地。

采收加工

冬季至次年春采挖，洗净，削去外皮，晒干。

药材性状

本品呈圆锥形，略扁，长 2~6cm，直径 2~4cm。表面黄白色或灰黄色，有刀削痕，须根痕小点状，略呈横向环状排列。体重，质坚实。气微，味淡，嚼之微有麻辣感。

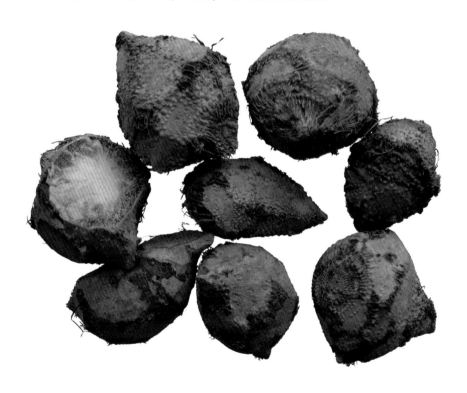

三棱

炮制规范

　　三棱　　除去杂质，浸泡，润透，切薄片，干燥。

　　醋三棱　　取净三棱片，加醋拌匀，闷透，置锅内，炒至色变深，取出，放凉。每100kg三棱，用醋15kg。

饮片性状

　　三棱　　本品呈类圆形的薄片。外表皮灰棕色。切面灰白色或黄白色，粗糙，有多数明显的细筋脉点。气微，味淡，嚼之微有麻辣感。

　　醋三棱　　本品形如三棱片，切面黄色至黄棕色，偶见焦黄斑，微有醋香气。

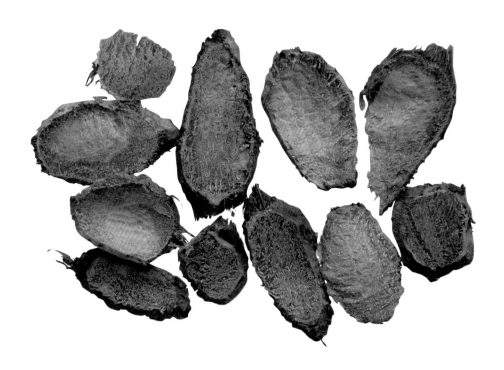

三棱

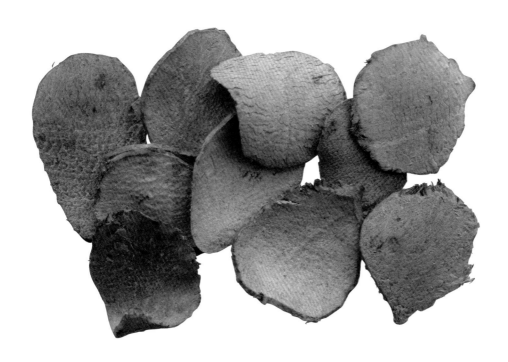

醋三棱

性味功效

辛、苦，平。破血行气，消积止痛。用于癥瘕痞块，痛经，瘀血经闭，胸痹心痛，食积胀痛。

用量用法

5~10g。孕妇禁用；不宜与芒硝、玄明粉同用。

三颗针

Sankezhen
BERBERIDIS RADIX

本品为小檗科植物拟獴猪刺 *Berberis soulieana* Schneid.、小黄连刺 *Berberis wilsonae* Hemsl.、细叶小檗 *Berberis poiretii* Schneid. 或匙叶小檗 *Berberis vernae* Schneid. 等同属数种植物的干燥根。

产　　地

拟獴猪刺　产于湖北西部，陕西、甘肃南部，四川东部及北部等。
小黄连刺　产于湖北和甘肃南部，以及四川、贵州、云南、西藏等地。
细叶小檗　产于黑龙江、吉林、辽宁、河北、河南、山东、山西、内蒙古、陕西等地。
匙叶小檗　产于甘肃甘南、青海祁连山。

采收加工

春、秋二季采挖，除去泥沙和须根，晒干或切片晒干。

药材性状

本品呈类圆柱形，稍扭曲，有少数分枝，长10~15cm，直径1~3cm。根头粗大，向下渐细。外皮灰棕色，有细皱纹，易剥落。质坚硬，不易折断，切面不平坦，鲜黄色，切片近圆形或长圆形，稍显放射状纹理，髓部棕黄色。气微，味苦。

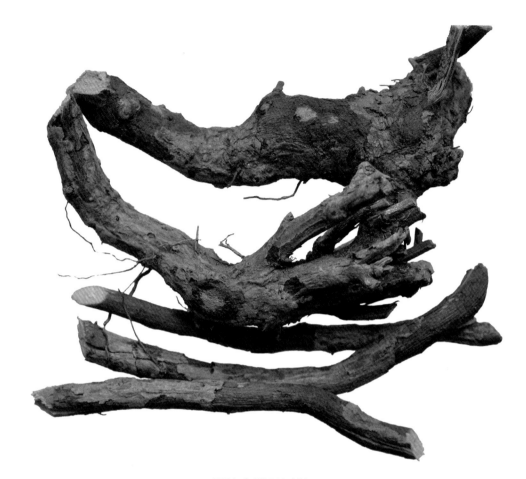

三颗针（拟�豪猪刺）

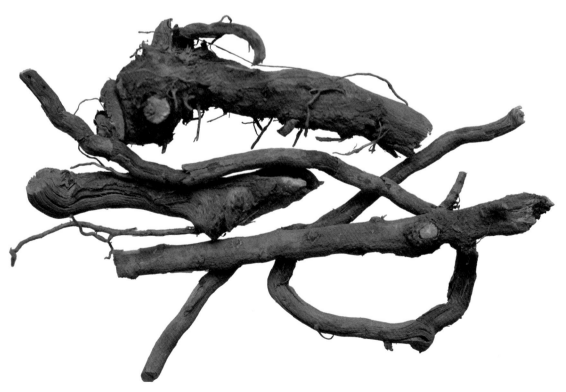

三颗针（小黄连刺）

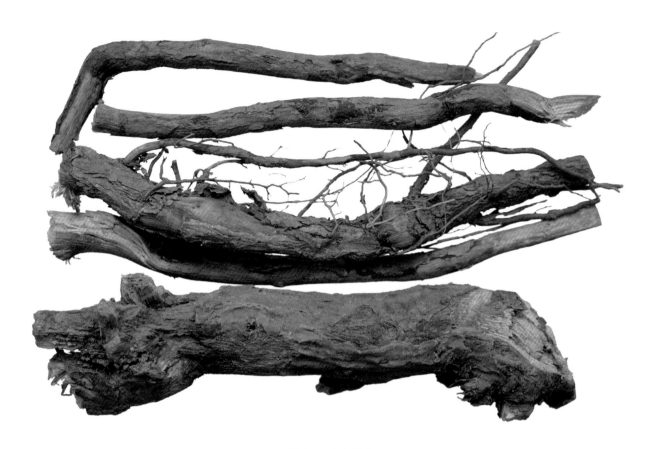

三颗针（细叶小檗）

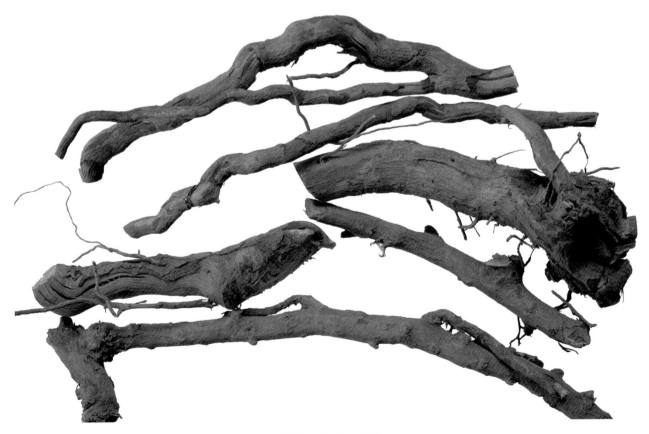

三颗针（匙叶小檗）

炮制规范

除去杂质；未切片者，喷淋清水，润透，切片，干燥。

饮片性状

本品呈不规则的片。表面灰棕色至棕褐色，有细纵皱纹，栓皮易脱落。质坚硬，切面不平坦，鲜黄色，稍显放射状纹理。气微，味苦。

三颗针（拟獴猪刺）

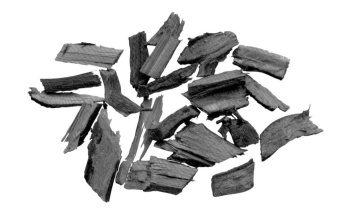

三颗针（细叶小檗）

性味功效

苦，寒；有毒。清热燥湿，泻火解毒。用于湿热泻痢，黄疸，湿疹，咽痛目赤，聤耳流脓，痈肿疮毒。

用量用法

9~15g。

干 姜
Ganjiang
ZINGIBERIS RHIZOMA

本品为姜科植物姜 *Zingiber officinale* Rosc. 的干燥根茎。

产　地

产于除东北外的大部分地区。主产于四川的犍为、沐川，贵州的长顺、兴仁等地。以四川犍为、沐川为道地产区。

采收加工

冬季采挖，除去须根和泥沙，晒干或低温干燥。趁鲜切片晒干或低温干燥者称为"干姜片"。

药材性状

　干姜　本品呈扁平块状，具指状分枝，长 3~7cm，厚 1~2cm。表面灰黄色或浅灰棕色，粗糙，具纵皱纹和明显的环节。分枝处常有鳞叶残存，分枝顶端有茎痕或芽。质坚实，断面黄白色或灰白色，粉性或颗粒性，内皮层环纹明显，维管束及黄色油点散在。气香、特异，味辛辣。

　干姜片　本品呈不规则纵切片或斜切片，具指状分枝，长 1~6cm，宽 1~2cm，厚 0.2~0.4cm。外皮灰黄色或浅黄棕色，粗糙，具纵皱纹及明显的环节。切面灰黄色或灰白色，略显粉性，可见较多的纵向纤维，有的呈毛状。质坚实，断面纤维性。气香、特异，味辛辣。

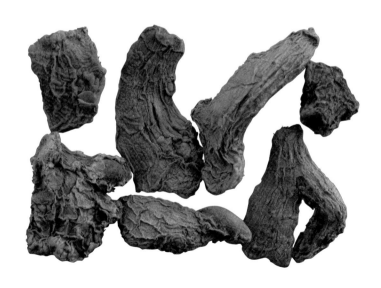

干姜

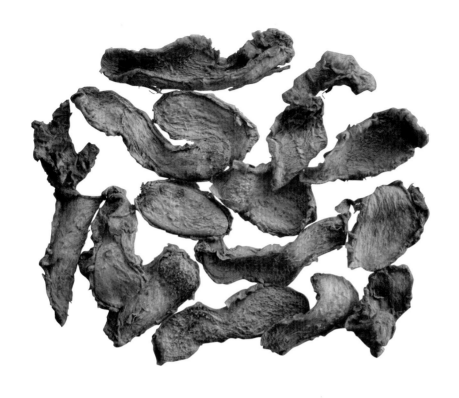

干姜片

炮制规范

　　干姜　除去杂质，略泡，洗净，润透，切厚片或块，干燥。

　　姜炭　取干姜块，置热锅内，用武火炒至表面黑色、内部棕褐色时，喷淋清水少许，熄灭火星，取出，晾干。

饮片性状

　　干姜　本品呈不规则片块状，厚0.2~0.4cm。

　　姜炭　本品形如干姜片块，表面焦黑色，内部棕褐色。体轻，质松脆。味微苦、微辣。

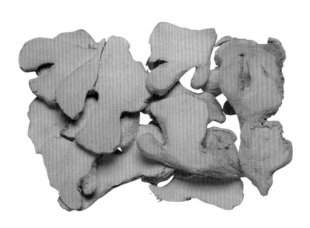

干姜

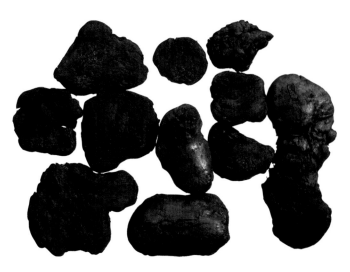

姜炭

性味功效

辛，热。温中散寒，回阳通脉，温肺化饮。用于脘腹冷痛，呕吐泄泻，肢冷脉微，寒饮喘咳。

用量用法

3~10g。

炮 姜

Paojiang

ZINGIBERIS RHIZOMA PRAEPARATUM

本品为干姜的炮制加工品。

炮制规范

取洁净河砂置锅内,用武火炒热后,加入净干姜,不断翻动,烫至表面鼓起,表面棕褐色,取出,筛去河砂。

饮片性状

本品呈不规则膨胀的块状,具指状分枝。表面棕黑色或棕褐色。质轻泡,断面边缘处显棕黑色,中心棕黄色,细颗粒性,维管束散在。气香、特异,味微辛、辣。

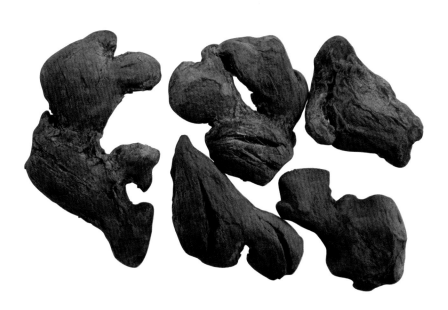

炮姜

性味功效

辛,热。温经止血,温中止痛。用于阳虚失血,吐衄崩漏,脾胃虚寒,腹痛吐泻。

用量用法

3~9g。

干　漆

Ganqi
TOXICODENDRI RESINA

本品为漆树科植物漆树 *Toxicodendron vernicifluum* (Stokes) F. A. Barkl. 的树脂经加工后的干燥品。

产　地

产于除黑龙江、吉林、内蒙古和新疆外的大部分地区。

采收加工

一般收集盛漆器具底留下的漆渣，干燥。

药材性状

本品呈不规则块状，黑褐色或棕褐色，表面粗糙，有蜂窝状细小孔洞或呈颗粒状。质坚硬，不易折断，断面不平坦。具特殊臭气。

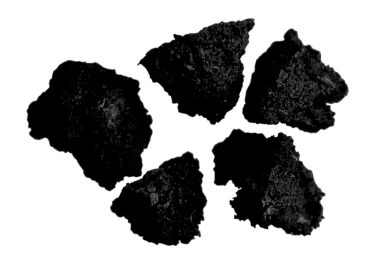

干漆

炮制规范

干漆炭　取干漆，置火上烧枯；或砸成小块，置热锅内，用武火炒至焦枯黑烟尽，取出，放凉。

饮片性状

本品形如干漆，表面棕褐色至黑色，粗糙，呈蜂窝状或颗粒状。质松脆，断面有空隙。微具特殊臭气。

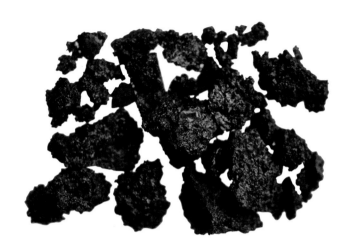

干漆炭

性味功效

辛，温；有毒。破瘀通经，消积杀虫。用于瘀血经闭，癥瘕积聚，虫积腹痛。

用量用法

2~5g。孕妇及对漆过敏者禁用。

土木香

Tumuxiang
INULAE RADIX

本品为菊科植物土木香 *Inula helenium* L. 的干燥根。

产　地

产于新疆、甘肃、陕西、四川、河南、浙江、河北等地。主产于河北安国。

采收加工

秋季采挖，除去泥沙，晒干。

药材性状

本品呈圆锥形，略弯曲，长5~20cm。表面黄棕色或暗棕色，有纵皱纹及须根痕。根头粗大，顶端有凹陷的茎痕及叶鞘残基，周围有圆柱形支根。质坚硬，不易折断，断面略平坦，黄白色至浅灰黄色，有凹点状油室。气微香，味苦、辛。

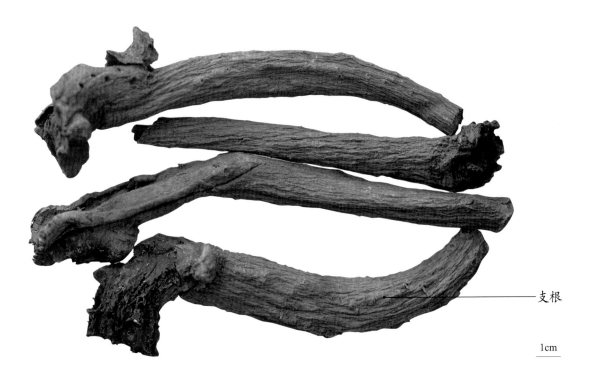

支根

1cm

土木香（支根）

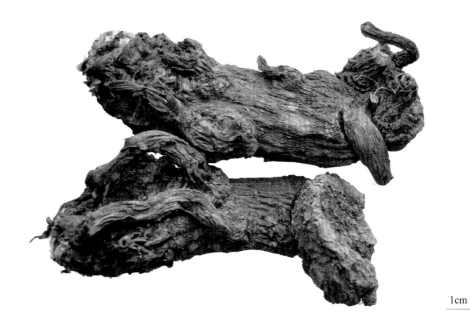

土木香（主根）

炮制规范

除去杂质，洗净，润透，切片，干燥。

饮片性状

本品呈类圆形或不规则形片。外表皮黄棕色至暗棕色，可见纵皱纹和纵沟。切面灰褐色至暗褐色，有放射状纹理，散在褐色油点，中间有棕色环纹。气微香，味苦、辛。

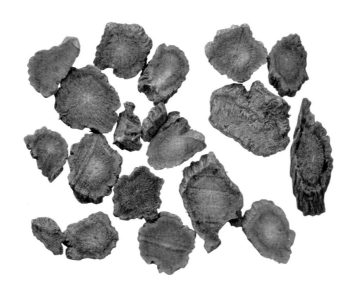

土木香

性味功效

辛、苦，温。健脾和胃，行气止痛，安胎。用于胸胁、脘腹胀痛，呕吐泻痢，胸胁挫伤，岔气作痛，胎动不安。

用量用法

3~9g，多入丸散服。

对比鉴别

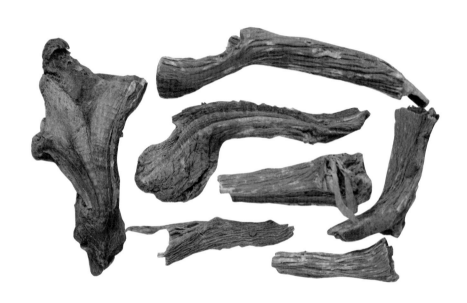

总状土木香 *Inula racemosa* Hook. f. 的根

土贝母

Tubeimu

BOLBOSTEMMATIS RHIZOMA

本品为葫芦科植物土贝母 *Bolbostemma paniculatum* (Maxim.) Franquet 的干燥块茎。

产　地

主产于河南信阳、长葛，陕西大荔，山西山阴，山东等地。

采收加工

秋季采挖，洗净，掰开，煮至无白心，取出，晒干。

药材性状

本品为不规则的块，大小不等。表面淡红棕色或暗棕色，凹凸不平。质坚硬，不易折断，断面角质样。气微，味微苦。

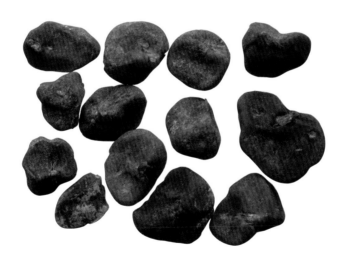

土贝母

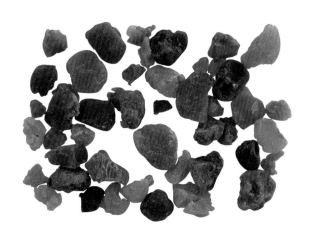

土贝母（碎片）

性味功效

　　苦，微寒。解毒，散结，消肿。用于乳痈，瘰疬，痰核。

用量用法

　　5~10g。

对比鉴别

参见"川贝母"项。

土荆皮

Tujingpi
PSEUDOLARICIS CORTEX

本品为松科植物金钱松 *Pseudolarix amabilis* (Nelson) Rehd. 的干燥根皮或近根树皮。

产　地

主产于江苏、浙江、福建、安徽、湖南。

采收加工

夏季剥取，晒干。

药材性状

　　根皮　本品呈不规则的长条状，扭曲而稍卷，大小不一，厚 2~5mm。外表面灰黄色，粗糙，有皱纹和灰白色横向皮孔样突起，粗皮常呈鳞片状剥落，剥落处红棕色；内表面黄棕色至红棕色，平坦，有细致的纵向纹理。质韧，折断面呈裂片状，可层层剥离。气微，味苦而涩。

　　树皮　本品呈板片状，厚约至 8mm，粗皮较厚。外表面龟裂状，内表面较粗糙。

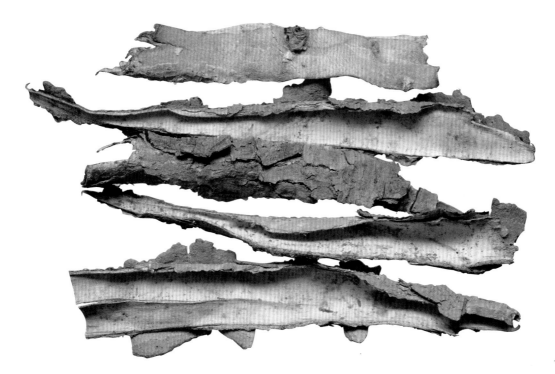

1cm

土荆皮（根皮）

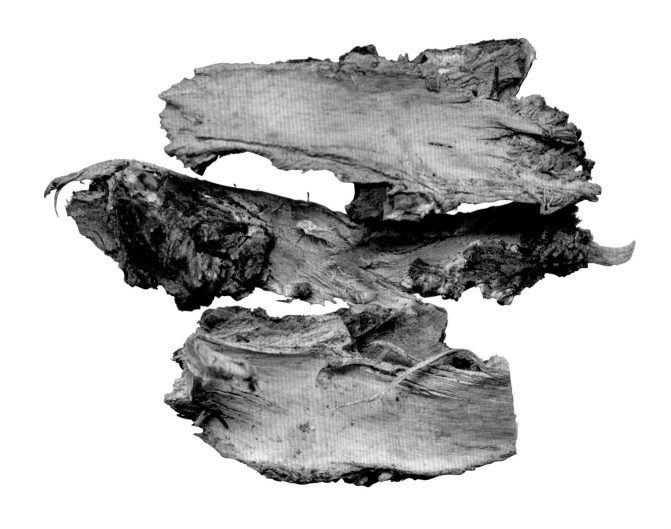

土荆皮（树皮）

炮制规范

洗净，略润，切丝，干燥。

饮片性状

本品呈条片状或卷筒状。外表面灰黄色，有时可见灰白色横向皮孔样突起。内表面黄棕色至红棕色，具细纵纹。切面淡红棕色至红棕色，有时可见有细小白色结晶，可层层剥离。气微，味苦而涩。

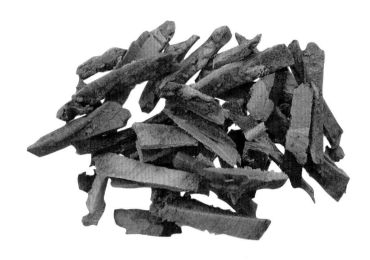

土荆皮

性味功效

辛、温；有毒。杀虫，疗癣，止痒。用于疥癣瘙痒。

用量用法

外用适量，醋或酒浸涂擦，或研末调涂患处。

土茯苓

Tufuling
SMILACIS GLABRAE RHIZOMA

本品为百合科植物光叶菝葜 *Smilax glabra* Roxb. 的干燥根茎。

产　　地

产于长江流域及其以南各地。主产于广东、湖南、湖北、浙江、四川、安徽等地。

采收加工

夏、秋二季采挖，除去须根，洗净，干燥；或趁鲜切成薄片，干燥。

药材性状

本品略呈圆柱形，稍扁或呈不规则条块，有结节状隆起，具短分枝，长 5~22cm，直径 2~5cm。表面黄棕色或灰褐色，凹凸不平，有坚硬的须根残基，分枝顶端有圆形芽痕，有的外皮现不规则裂纹，并有残留的鳞叶。质坚硬。切片呈长圆形或不规则，厚 1~5mm，边缘不整齐；切面类白色至淡红棕色，粉性，可见点状维管束及多数小亮点；质略韧，折断时有粉尘飞扬，以水湿润后有黏滑感。气微，味微甘、涩。

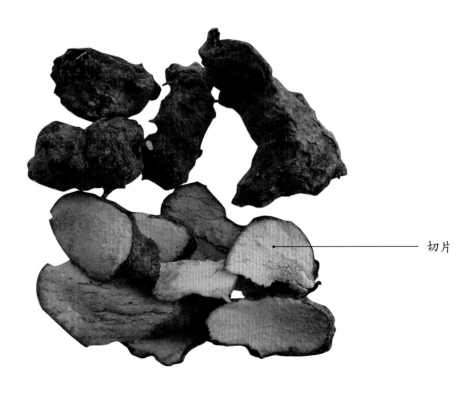

切片

土茯苓

炮制规范

未切片者，浸泡，洗净，润透，切薄片，干燥。

饮片性状

本品呈长圆形或不规则的薄片，边缘不整齐。切面黄白色或红棕色，粉性，可见点状维管束及多数小亮点；以水湿润后有黏滑感。气微，味微甘、涩。

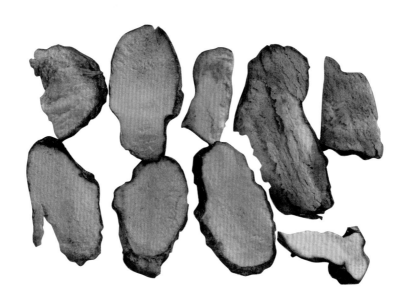

土茯苓

性味功效

甘、淡，平。解毒，除湿，通利关节。用于梅毒及汞中毒所致的肢体拘挛，筋骨疼痛；湿热淋浊，带下，痈肿，瘰疬，疥癣。

用量用法

15~60g。

对比鉴别

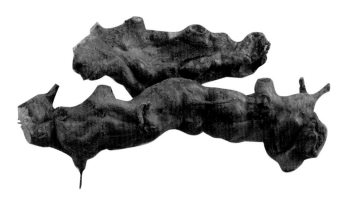

菝葜 *Smilax china* L. 的根茎

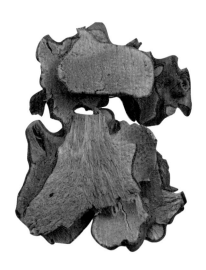

菝葜 *Smilax china* L. 的根茎（切片）

大叶紫珠

Dayezizhu
CALLICARPAE MACROPHYLIAE FOLIUM

本品为马鞭草科植物大叶紫珠 *Callicarpa macrophylla* Vahl 的干燥叶或带叶嫩枝。

产　地

产于福建、广东、广西、贵州、云南。主产于福建、广东。

采收加工

夏、秋二季采摘，晒干。

药材性状

本品多皱缩、卷曲，有的破碎。完整叶片展平后呈长椭圆形至椭圆状披针形，长 10~30cm，宽 5~11cm。上表面灰绿色或棕绿色，被短柔毛，较粗糙；下表面淡绿色或淡棕绿色，密被灰白色绒毛，主脉和侧脉突起，小脉伸入齿端，两面可见腺点。先端渐尖，基部楔形或钝圆，边缘有锯齿。叶柄长 0.8~2cm。纸质。气微，味辛微苦。

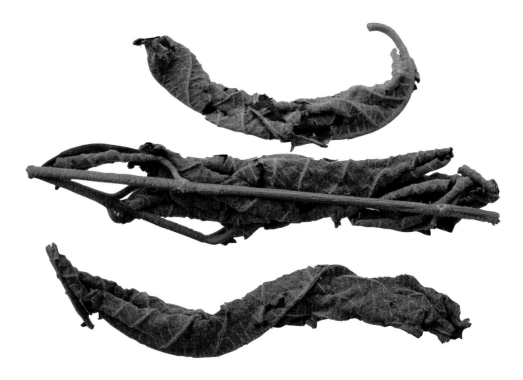

1cm

大叶紫珠

炮制规范

除去杂质，喷淋清水，切段，干燥。

饮片性状

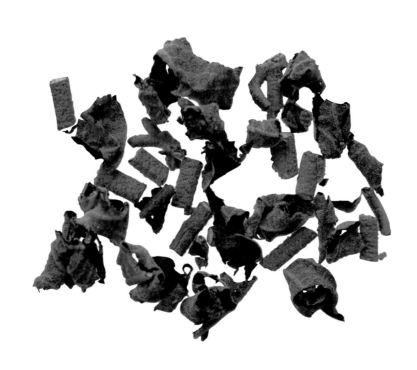

大叶紫珠

性味功效

辛、苦，平。散瘀止血，消肿止痛。用于衄血，咯血，吐血，便血，外伤出血，跌扑肿痛。

用量用法

15~30g。外用适量，研末敷于患处。

对比鉴别

参见"紫珠叶"项。

大血藤

Daxueteng
SARGENTODOXAE CAULIS

本品为木通科植物大血藤 *Sargentodoxa cuneata* (Oliv.) Rehd. et Wils. 的干燥藤茎。

产　地

产于河南、江苏、安徽、浙江、江西、福建、湖北、湖南、广东、广西、四川、贵州、云南等地。主产于河南、浙江、安徽、广东、福建、湖北。

采收加工

秋、冬二季采收，除去侧枝，截段，干燥。

药材性状

本品呈圆柱形，略弯曲，长 30~60cm，直径 1~3cm。表面灰棕色，粗糙，外皮常呈鳞片状剥落，剥落处显暗红棕色，有的可见膨大的节和略凹陷的枝痕或叶痕。质硬，断面皮部红棕色，有数处向内嵌入木部，木部黄白色，有多数细孔状导管，射线呈放射状排列。气微，味微涩。

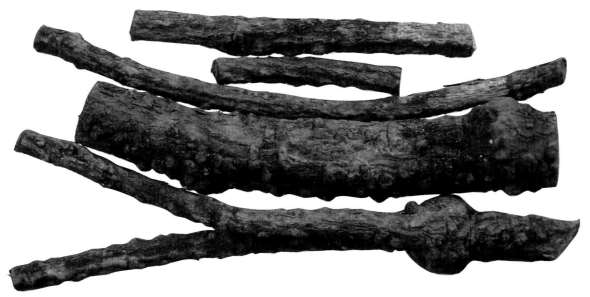

1cm

大血藤

炮制规范

除去杂质，洗净，润透，切厚片，干燥。

饮片性状

本品为类椭圆形的厚片。外表皮灰棕色，粗糙。切面皮部红棕色，有数处向内嵌入木部，木部黄白色，有多数导管孔，射线呈放射状排列。气微，味微涩。

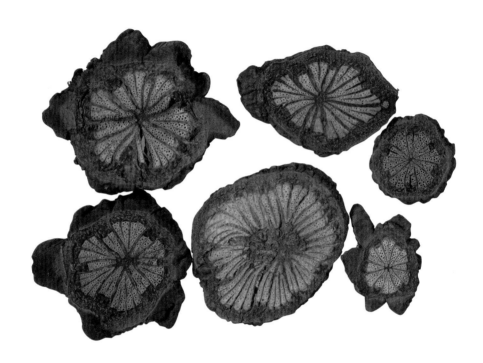

大血藤

性味功效

苦，平。清热解毒，活血，祛风止痛。用于肠痈腹痛，热毒疮疡，经闭，痛经，跌扑肿痛，风湿痹痛。

用量用法

9~15g。

对比鉴别

参见"鸡血藤"项。

大豆黄卷

Dadouhuangjuan
SOJAE SEMEN GERMINATUM

本品为豆科植物大豆 *Glycine max* (L.) Merr. 的成熟种子经发芽干燥的炮制加工品。

产　　地

产于全国各地。主产于东北、华北。

采收加工

取净大豆，用水浸泡至膨胀，放去水，用湿布覆盖，每日淋水二次，待芽长至 0.5~1cm 时，取出，干燥。

药材性状

本品略呈肾形，长约 8mm，宽约 6mm。表面黄色或黄棕色，微皱缩，一侧有明显的脐点；一端有一弯曲胚根。外皮质脆，多破裂或脱落。子叶 2，黄色。气微，味淡，嚼之有豆腥味。

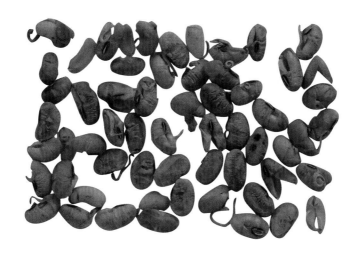

大豆黄卷

性味功效

甘，平。解表祛暑，清热利湿。用于暑湿感冒，湿温初起，发热汗少，胸闷脘痞，肢体酸重，小便不利。

用量用法

9~15g。

大皂角

Dazaojiao
GLEDITSIAE SINENSIS FRUCTUS

本品为豆科植物皂荚 *Gleditsia sinensis* Lam. 的干燥成熟果实。

产　地

产于华北、华东、中南、西南地区，以及陕西、甘肃等地。主产于山东、四川。

采收加工

秋季果实成熟时采摘，晒干。

药材性状

本品呈扁长的剑鞘状，有的略弯曲，长 15~40cm，宽 2~5cm，厚 0.2~1.5cm。表面棕褐色或紫褐色，被灰色粉霜，擦去后有光泽，种子所在处隆起。基部渐窄而弯曲，有短果柄或果柄痕，两侧有明显的纵棱线。质硬，摇之有声，易折断，断面黄色，纤维性。种子多数，扁椭圆形，黄棕色至棕褐色，光滑。气特异，有刺激性，味辛辣。

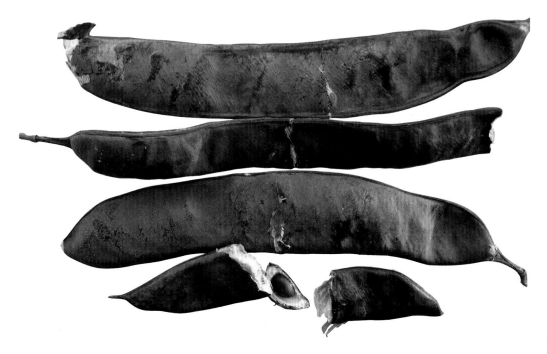

1cm

大皂角

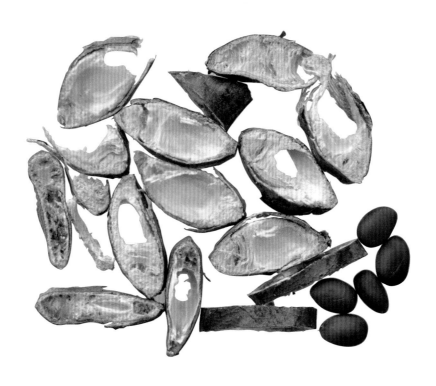

大皂角（断片）

炮制规范

用时捣碎。

饮片性状

同药材。

性味功效

辛、咸，温；有小毒。祛痰开窍，散结消肿。用于中风口噤，昏迷不醒，癫痫痰盛，关窍不通，喉痹痰阻，顽痰喘咳，咳痰不爽，大便燥结；外治痈肿。

用量用法

1~1.5g，多入丸散用。外用适量，研末吹鼻取嚏或研末调敷患处。孕妇及咯血、吐血患者忌服。

对比鉴别

参见"猪牙皂"项。

大青叶

Daqingye

ISATIDIS FOLIUM

本品为十字花科植物菘蓝 *Isatis indigotica* Fort. 的干燥叶。

产　　地

产于全国各地。主产于安徽临泉、宿州，河北安国，江苏南通。

采收加工

夏、秋二季分 2~3 次采收，除去杂质，晒干。

药材性状

本品多皱缩卷曲，有的破碎。完整叶片展平后呈长椭圆形至长圆状倒披针形，长 5~20cm，宽 2~6cm；上表面暗灰绿色，有的可见色较深稍突起的小点；先端钝，全缘或微波状，基部狭窄下延至叶柄呈翼状；叶柄长 4~10cm，淡棕黄色。质脆。气微，味微酸、苦、涩。

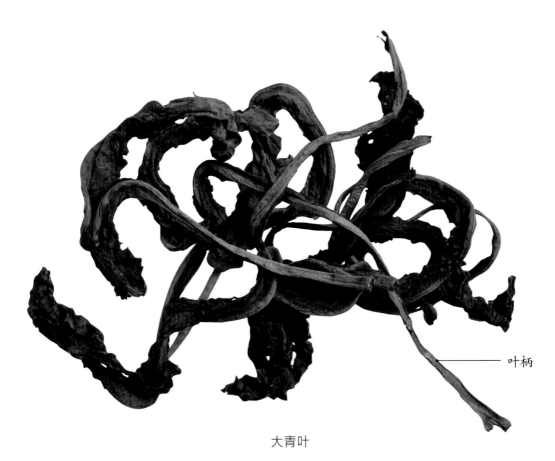

叶柄

大青叶

炮制规范

除去杂质，抢水洗，切碎，干燥。

饮片性状

本品为不规则的碎段。叶片暗灰绿色，叶上表面有的可见色较深稍突起的小点；叶柄碎片淡棕黄色。质脆。气微，味微酸、苦、涩。

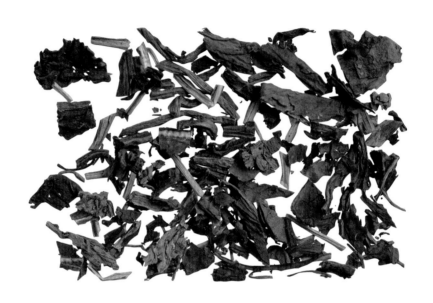

大青叶

性味功效

苦，寒。清热解毒，凉血消斑。用于温病高热，神昏，发斑发疹，痄腮，喉痹，丹毒，痈肿。

用量用法

9~15g。

对比鉴别

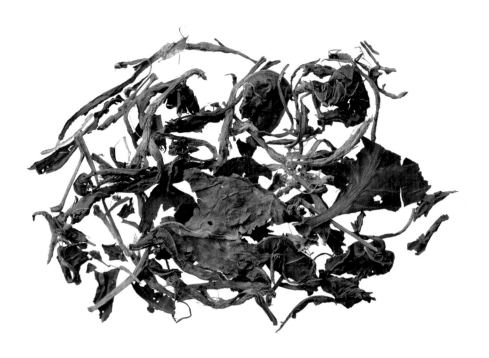

蓼蓝 *Polygonum tinctorium* Ait. 的叶（蓼大青叶或蓼蓝叶）

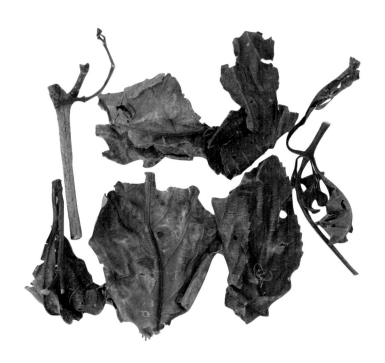

马蓝 *Baphicacanthus cusia* (Nees) Bremek. 的叶（马蓝叶）

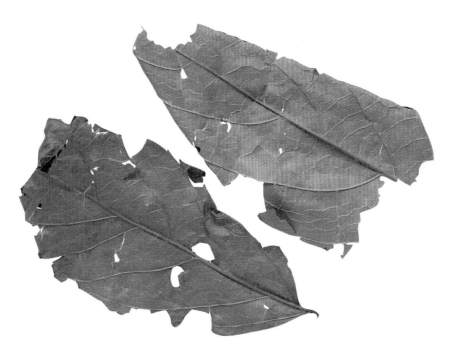

大青（路边青）*Clerodendrum cyrtophyllum* Turcz. 的叶（路边青叶）

大　枣

Dazao
JUJUBAE FRUCTUS

本品为鼠李科植物枣 *Ziziphus jujuba* Mill. 的干燥成熟果实。

产　地

产于全国各地。主产于河北邢台、任丘、邯郸、承德，陕西延安、黄陵、铜川、宜川，河南新郑、灵宝，山东临清、茌平、泰安，天津静海。

采收加工

秋季果实成熟时采收，晒干。

药材性状

本品呈椭圆形或球形，长2~3.5cm，直径1.5~2.5cm。表面暗红色，略带光泽，有不规则皱纹。基部凹陷，有短果梗。外果皮薄，中果皮棕黄色或淡褐色，肉质，柔软，富糖性而油润。果核纺锤形，两端锐尖，质坚硬。气微香，味甜。

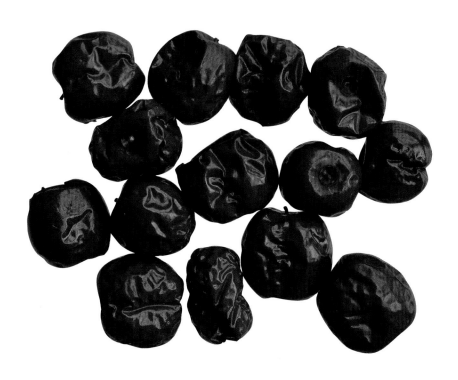

大枣

炮制规范

除去杂质，洗净，晒干。用时破开或去核。

饮片性状

同药材。

性味功效

甘，温。补中益气，养血安神。用于脾虚食少，乏力便溏，妇人脏躁。

用量用法

6~15g。

对比鉴别

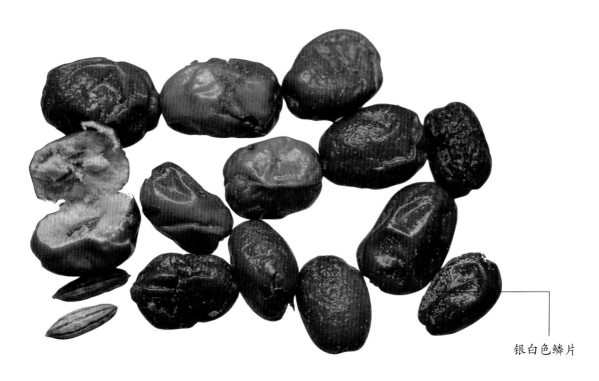

银白色鳞片

沙枣 *Elaeagnus angustifolia* L. 的果实

大　黄

Dahuang
RHEI RADIX ET RHIZOMA

本品为蓼科植物掌叶大黄 *Rheum palmatum* L.、唐古特大黄 *Rheum tanguticum* Maxim. ex Balf. 或药用大黄 *Rheum officinale* Baill. 的干燥根和根茎。

产　地

掌叶大黄　产于陕西、甘肃、青海、四川、云南、西藏。主产于甘肃岷县、文县、礼县、临夏、武威。
唐古特大黄　产于甘肃、青海、西藏。主产于青海同仁、同德、贵德。
药用大黄　产于陕西、湖北、贵州、四川、云南。主产于四川阿坝、甘孜、雅安，湖北五峰。

采收加工

秋末茎叶枯萎或次春发芽前采挖，除去细根，刮去外皮，切瓣或段，绳穿成串干燥或直接干燥。

药材性状

本品呈类圆柱形、圆锥形、卵圆形或不规则块状，长 3~17cm，直径 3~10cm。除尽外皮者表面黄棕色至红棕色，有的可见类白色网状纹理及星点(异型维管束)散在，残留的外皮棕褐色，多具绳孔及粗皱纹。质坚实，有的中心稍松软，断面淡红棕色或黄棕色，显颗粒性；根茎髓部宽广，有星点环列或散在；根木部发达，具放射状纹理，形成层环明显，无星点。气清香，味苦而微涩，嚼之粘牙，有沙粒感。

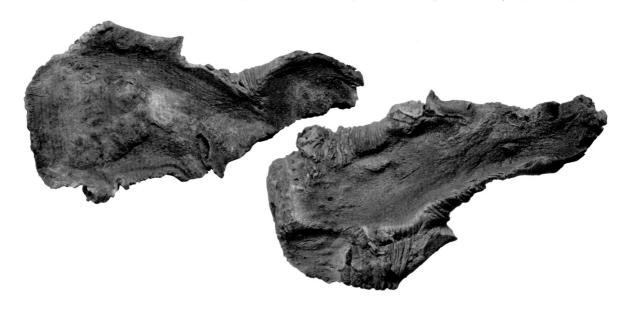

大黄（掌叶大黄）

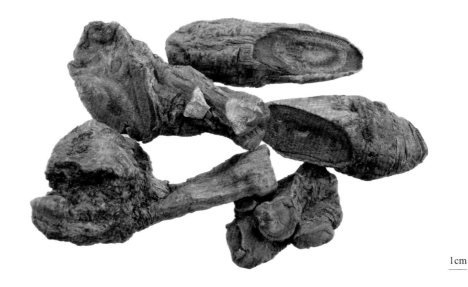

大黄（唐古特大黄）

1cm

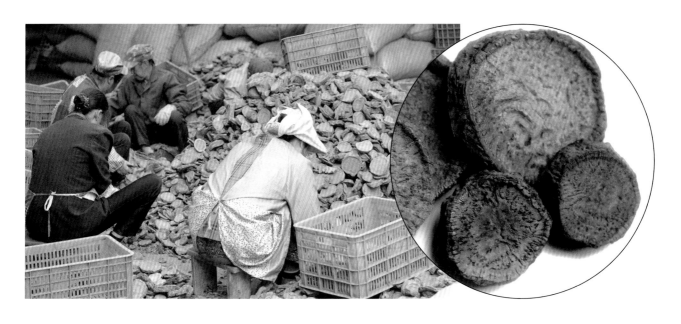

大黄（药用大黄）

炮制规范

大黄　除去杂质，洗净，润透，切厚片或块，晾干。

酒大黄　取净大黄片，加酒拌匀，闷透，置锅内，用文火炒至规定的程度时，取出，放凉。每100kg大黄，用黄酒10kg。

熟大黄　取净大黄块，加酒拌匀，置适宜的容器内，密闭，隔水或用蒸汽加热炖透，至内外均呈黑色，放凉，取出，干燥。每100kg大黄，用黄酒30kg。

大黄炭　取净大黄片，置热锅内，用武火炒至表面焦黑色、内部焦褐色时，喷淋清水少许，熄灭火星，取出，晾干。

饮片性状

大黄 本品呈不规则类圆形厚片或块，大小不等。外表皮黄棕色或棕褐色，有纵皱纹及疙瘩状隆起。切面黄棕色至淡红棕色，较平坦，有明显散在或排列成环的星点，有空隙。

酒大黄 本品形如大黄片，表面深棕黄色，有的可见焦斑，微有酒香气。

熟大黄 本品呈不规则的块片，表面黑色，断面中间隐约可见放射状纹理，质坚硬，气微香。

大黄炭 本品形如大黄片，表面焦黑色，内部深棕色或焦褐色，具焦香气。

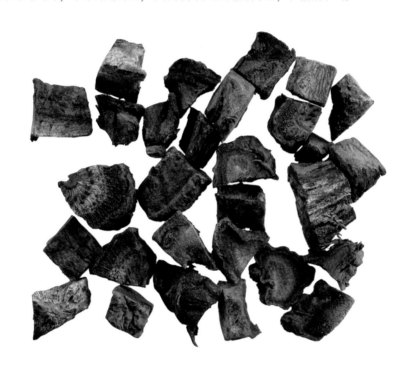

大黄（掌叶大黄）

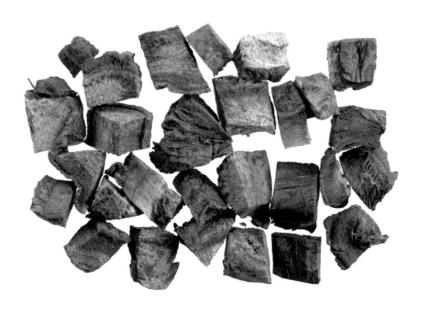

大黄（唐古特大黄）

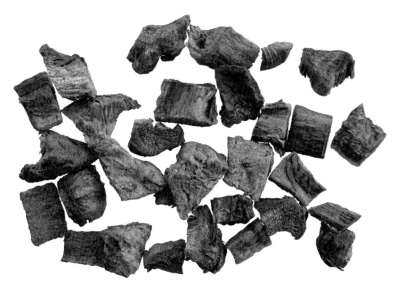

大黄（药用大黄）

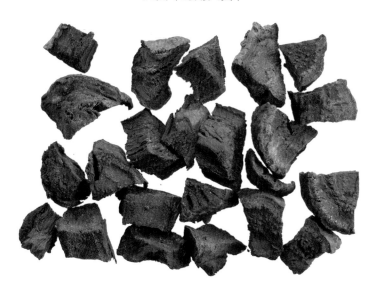

熟大黄（掌叶大黄）

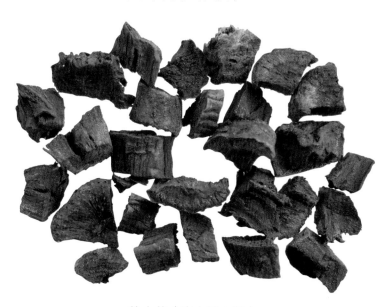

熟大黄（唐古特大黄）

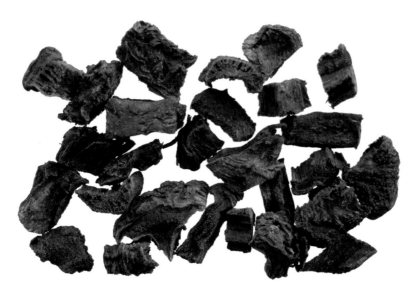

熟大黄（药用大黄）

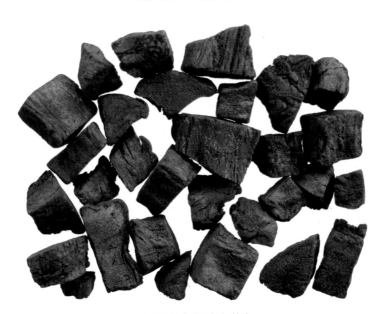

大黄炭（掌叶大黄）

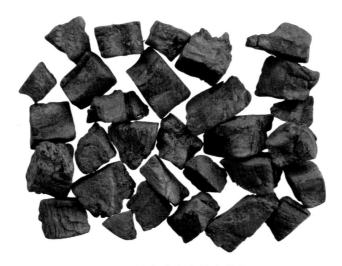

大黄炭（唐古特大黄）

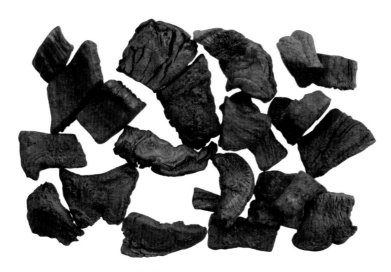

大黄炭（药用大黄）

性味功效

　　大黄　苦，寒。泻下攻积，清热泻火，凉血解毒，逐瘀通经，利湿退黄。用于实热积滞便秘，血热吐衄，目赤咽肿，痈肿疔疮，肠痈腹痛，瘀血经闭，产后瘀阻，跌打损伤，湿热痢疾，黄疸尿赤，淋证，水肿；外治烧烫伤。

　　酒大黄　善清上焦血分热毒。用于目赤咽肿，齿龈肿痛。

　　熟大黄　泻下力缓，泻火解毒。用于火毒疮疡。

　　大黄炭　凉血化瘀止血。用于血热有瘀出血症。

用量用法

　　3~15g；用于泻下不宜久煎。外用适量，研末敷于患处。孕妇及月经期、哺乳期慎用。

对比鉴别

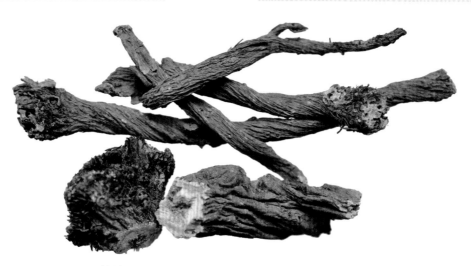

羊蹄 *Rumex japonicus* Houtt. 的根和根茎

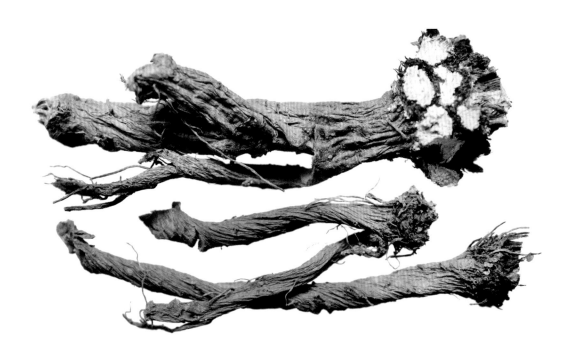

皱叶酸模 *Rumex crispus* L. 的根和根茎

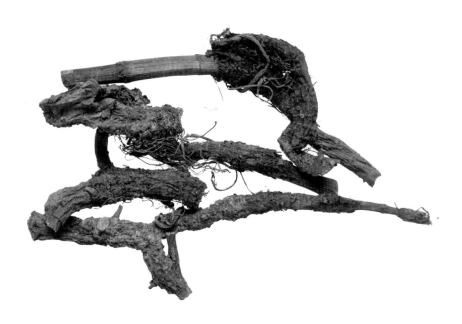

尼泊尔酸模 *Rumex nepalensis* Spreng. 的根和根茎

大 蒜

Dasuan
ALLII SATIVI BULBUS

本品为百合科植物大蒜 *Allium sativum* L. 的鳞茎。

产　　地

产于全国各地，以山东产量最大。

采收加工

夏季叶枯时采挖，除去须根和泥沙，通风晾晒至外皮干燥。

药材性状

本品呈类球形，直径 3~6cm。表面被白色、淡紫色或紫红色的膜质鳞皮。顶端略尖，中间有残留花葶，基部有多数须根痕。剥去外皮，可见独头或 6~16 个瓣状小鳞茎，着生于残留花茎基周围。鳞茎瓣略呈卵圆形，外皮膜质，先端略尖，一面弓状隆起，剥去皮膜，白色，肉质。气特异，味辛辣，具刺激性。

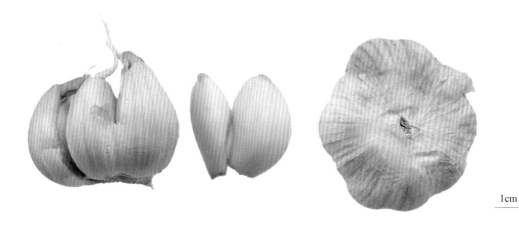

1cm

大蒜

性味功效

辛，温。解毒消肿，杀虫，止痢。用于痈肿疮疡，疥癣，肺痨，顿咳，泄泻，痢疾。

用量用法

9~15g。

大　蓟

Daji
CIRSII JAPONICI HERBA

本品为菊科植物蓟 *Cirsium japonicum* Fisch. ex DC. 的干燥地上部分。

产　地

主产于长江流域和沿海各地。

采收加工

夏、秋二季花开时采割地上部分，除去杂质，晒干。

药材性状

本品茎呈圆柱形，基部直径可达 1.2cm；表面绿褐色或棕褐色，有数条纵棱，被丝状毛；断面灰白色，髓部疏松或中空。叶皱缩，多破碎，完整叶片展平后呈倒披针形或倒卵状椭圆形，羽状深裂，边缘具不等长的针刺；上表面灰绿色或黄棕色，下表面色较浅，两面均具灰白色丝状毛。头状花序顶生，球形或椭圆形，总苞黄褐色，羽状冠毛灰白色。气微，味淡。

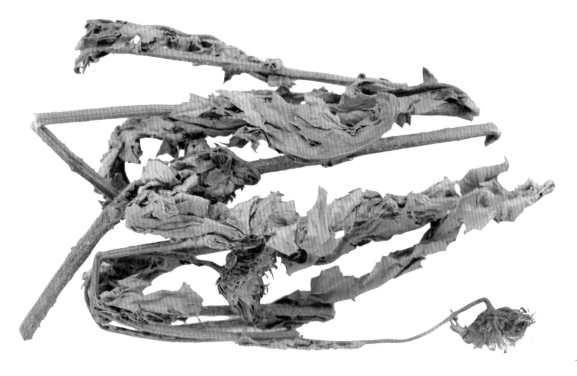

1cm

大蓟

炮制规范

除去杂质，抢水洗或润软后，切段，干燥。

饮片性状

本品呈不规则的段。茎短圆柱形，表面绿褐色，有数条纵棱，被丝状毛；切面灰白色，髓部疏松或中空。叶皱缩，多破碎，边缘具不等长的针刺；两面均具灰白色丝状毛。头状花序多破碎。气微，味淡。

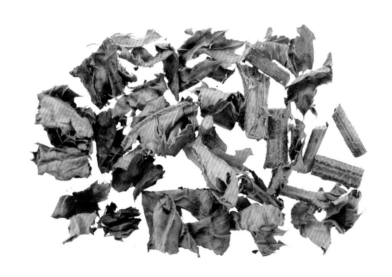

大蓟

性味功效

甘、苦，凉。凉血止血，散瘀解毒消痈。用于衄血，吐血，尿血，便血，崩漏，外伤出血，痈肿疮毒。

用量用法

9~15g。

对比鉴别

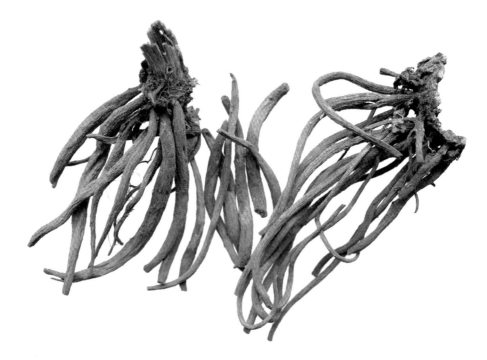

1cm

蓟 *Cirsium japonicum* Fisch. ex DC. 的根

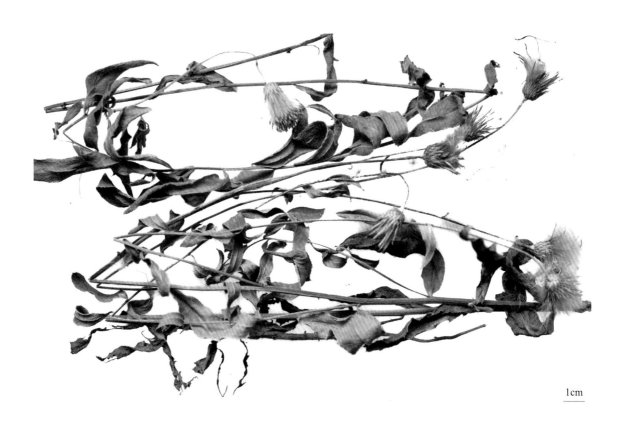

1cm

刺儿菜 *Cirsium setosum* (Willd.) MB. 的地上部分（小蓟）

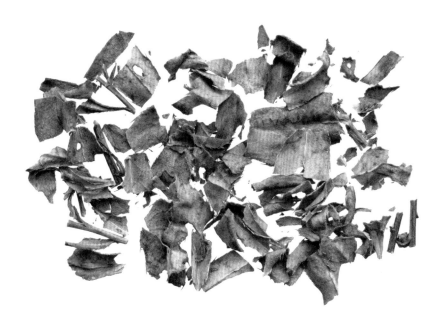

刺儿菜 *Cirsium setosum* (Willd.) MB. 的地上部分（小蓟，饮片）

大蓟炭

Dajitan

CIRSII JAPONICI HERBA CARBONISATA

本品为大蓟的炮制加工品。

炮制规范

取大蓟段，置热锅内，用武火炒至表面焦黑色，喷淋清水少许，熄灭火星，取出，晾干。

饮片性状

本品呈不规则的段。表面黑褐色。质地疏脆，断面棕黑色。气焦香。

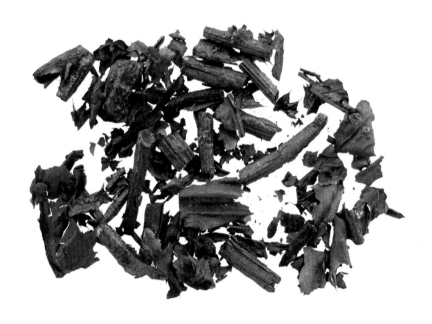

大蓟炭

性味功效

苦、涩，凉。凉血止血。用于衄血，吐血，尿血，便血，崩漏，外伤出血。

用量用法

5~10g，多入丸散服。

大腹皮

Dafupi
ARECAE PERICARPIUM

本品为棕榈科植物槟榔 *Areca catechu* L. 的干燥果皮。

产　　地

产于海南、台湾、云南。主产于海南屯昌、安定、陵水、三亚、琼海、东方、万宁、澄迈、保亭、琼中等地。

采收加工

冬季至次春采收未成熟的果实，煮后干燥，纵剖两瓣，剥取果皮，习称"大腹皮"；春末至秋初采收成熟果实，煮后干燥，剥取果皮，打松，晒干，习称"大腹毛"。

药材性状

大腹皮　本品略呈椭圆形或长卵形瓢状，长 4~7cm，宽 2~3.5cm，厚 0.2~0.5cm。外果皮深棕色至近黑色，具不规则的纵皱纹及隆起的横纹，顶端有花柱残痕，基部有果梗及残存萼片。内果皮凹陷，褐色或深棕色，光滑呈硬壳状。体轻，质硬，纵向撕裂后可见中果皮纤维。气微，味微涩。

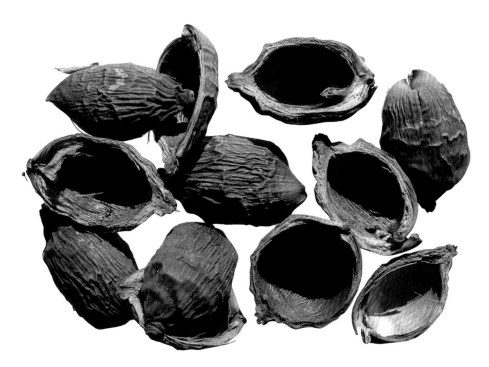

大腹皮

大腹毛 本品略呈椭圆形或瓢状。外果皮多已脱落或残存。中果皮棕毛状，黄白色或淡棕色，疏松质柔。内果皮硬壳状，黄棕色或棕色，内表面光滑，有时纵向破裂。气微，味淡。

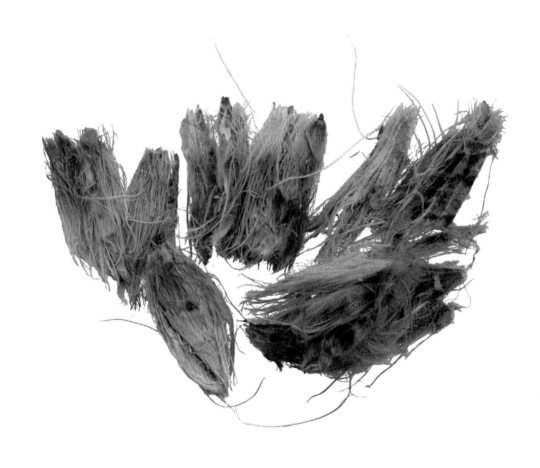

大腹毛

炮制规范

大腹皮　除去杂质，洗净，切段，干燥。

大腹毛　除去杂质，洗净，干燥。

饮片性状

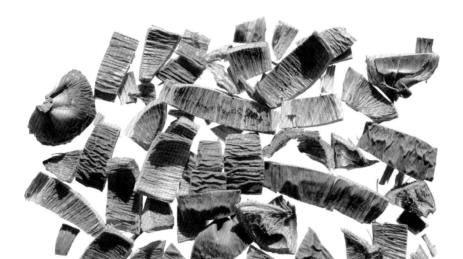

大腹皮

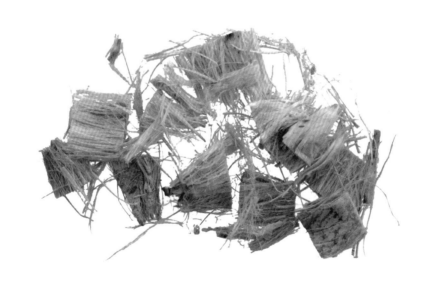

大腹毛

性味功效

辛，微温。行气宽中，行水消肿。用于湿阻气滞，脘腹胀闷，大便不爽，水肿胀满，脚气浮肿，小便不利。

用量用法

5~10g。

山麦冬

Shanmaidong
LIRIOPES RADIX

本品为百合科植物湖北麦冬 *Liriope spicata* (Thunb.) Lour. var. *prolifera* Y. T. Ma 或短葶山麦冬 *Liriope muscari* (Decne.) Baily 的干燥块根。

产　　地

湖北麦冬　主产于湖北襄阳。

短葶山麦冬　主产于福建泉州、仙游。

采收加工

夏初采挖，洗净，反复暴晒、堆置，至近干，除去须根，干燥。

药材性状

湖北麦冬　本品呈纺锤形，两端略尖，长 1.2~3cm，直径 0.4~0.7cm。表面淡黄色至棕黄色，具不规则纵皱纹。质柔韧，干后质硬脆，易折断，断面淡黄色至棕黄色，角质样，中柱细小。气微，味甜，嚼之发黏。

短葶山麦冬　本品稍扁，长 2~5cm，直径 0.3~0.8cm，具粗纵纹。味甘、微苦。

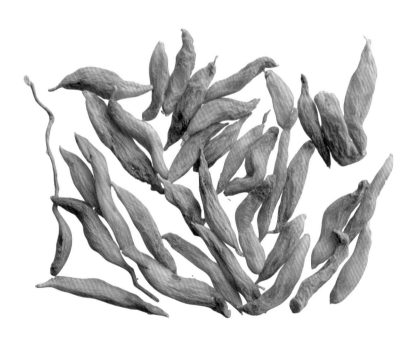

山麦冬（湖北麦冬）

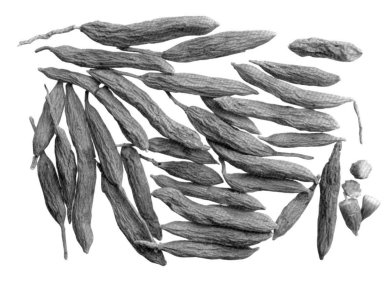

山麦冬（短葶山麦冬）

炮制规范

除去杂质，洗净，干燥。

饮片性状

同药材。

性味功效

甘、微苦，微寒。养阴生津，润肺清心。用于肺燥干咳，阴虚劳嗽，喉痹咽痛，津伤口渴，内热消渴，心烦失眠，肠燥便秘。

用量用法

9~15g。

对比鉴别

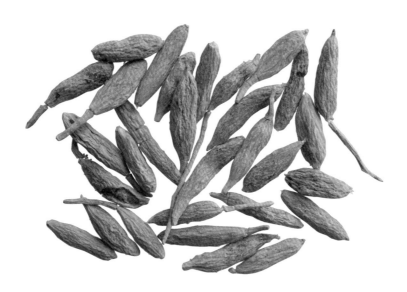

麦冬（沿阶草）*Ophiopogon japonicus* (L. f.) Ker-Gawl. 的块根

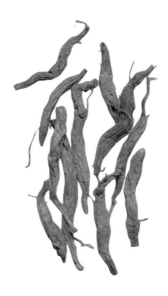

淡竹叶 *Lophatherum gracile* Brongn. 的块根

山豆根

Shandougen
SOPHORAE TONKINENSIS RADIX ET RHIZOMA

本品为豆科植物越南槐 *Sophora tonkinensis* Gagnep. 的干燥根和根茎。

产　地

产于广西、贵州、云南。主产于广西百色、大新、龙州。

采收加工

秋季采挖，除去杂质，洗净，干燥。

药材性状

本品根茎呈不规则的结节状，顶端常残存茎基，其下着生根数条。根呈长圆柱形，常有分枝，长短不等，直径 0.7~1.5cm。表面棕色至棕褐色，有不规则的纵皱纹及横长皮孔样突起。质坚硬，难折断，断面皮部浅棕色，木部淡黄色。有豆腥气，味极苦。

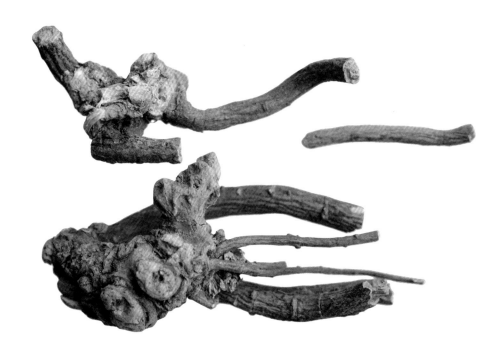

山豆根

炮制规范

除去残茎及杂质，浸泡，洗净，润透，切厚片，干燥。

饮片性状

本品呈不规则的类圆形厚片。外表皮棕色至棕褐色。切面皮部浅棕色，木部淡黄色。有豆腥气，味极苦。

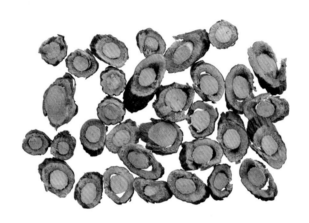

山豆根

性味功效

苦，寒；有毒。清热解毒，消肿利咽。用于火毒蕴结，乳蛾喉痹，咽喉肿痛，齿龈肿痛，口舌生疮。

用量用法

3~6g。

对比鉴别

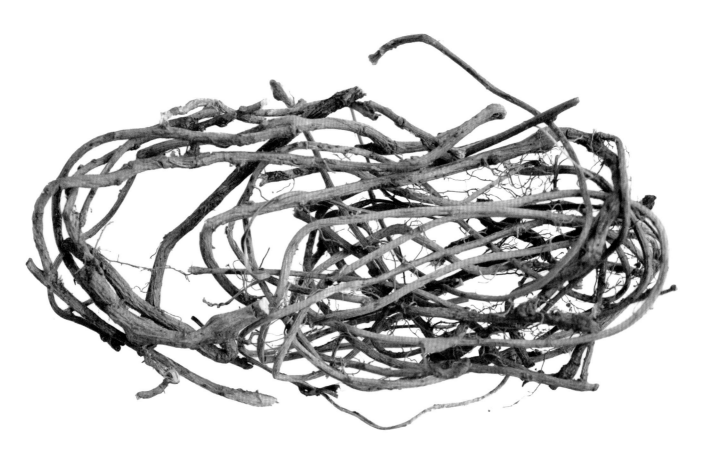

蝙蝠葛 *Menispermum dauricum* DC. 的根茎（北豆根）

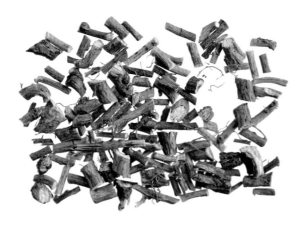

蝙蝠葛 *Menispermum dauricum* DC. 的根茎（北豆根，饮片）

山茱萸

Shanzhuyu
CORNI FRUCTUS

本品为山茱萸科植物山茱萸 *Cornus officinalis* Sieb. et Zucc. 的干燥成熟果肉。

产　地

产于陕西、山西、河南、山东、安徽、浙江、四川等地。主产于河南西峡、内乡、嵩县、南召，浙江淳安、临安、桐庐，陕西丹凤、洋县、佛坪。以浙江淳安、临安、桐庐为道地产区。

采收加工

秋末冬初果皮变红时采收果实，用文火烘或置沸水中略烫后，及时除去果核，干燥。

药材性状

本品呈不规则的片状或囊状，长 1~1.5cm，宽 0.5~1cm。表面紫红色至紫黑色，皱缩，有光泽。顶端有的有圆形宿萼痕，基部有果梗痕。质柔软。气微，味酸、涩、微苦。

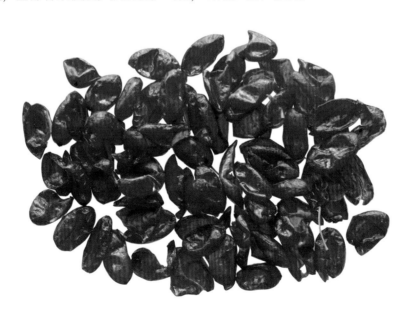

山茱萸

炮制规范

山萸肉　除去杂质和残留果核。

酒萸肉　取净山萸肉，加酒拌匀，置适宜的容器内，密闭，隔水加热，炖或蒸至酒吸尽，放凉，取出，干燥。每 100kg 山萸肉，用黄酒 30kg。

饮片性状

山萸肉　同药材。

酒萸肉　本品形如山茱萸，表面紫黑色或黑色，质滋润柔软。微有酒香气。

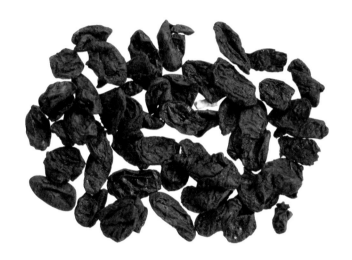

酒萸肉

性味功效

酸、涩，微温。补益肝肾，收涩固脱。用于眩晕耳鸣，腰膝酸痛，阳痿遗精，遗尿尿频，崩漏带下，大汗虚脱，内热消渴。

用量用法

6~12g。

山 药

Shanyao

DIOSCOREAE RHIZOMA

本品为薯蓣科植物薯蓣 *Dioscorea opposita* Thunb. 的干燥根茎。

产　地

主产于河南温县、武陟、博爱、沁阳、孟州，河北安国。以河南沁阳、武陟为道地产区。

采收加工

冬季茎叶枯萎后采挖，切去根头，洗净，除去外皮和须根，干燥，习称"毛山药"；或除去外皮，趁鲜切厚片，干燥，称为"山药片"；也有选择肥大顺直的干燥山药，置清水中，浸至无干心，闷透，切齐两端，用木板搓成圆柱状，晒干，打光，习称"光山药"。

药材性状

毛山药　本品略呈圆柱形，弯曲而稍扁，长15~30cm，直径1.5~6cm。表面黄白色或淡黄色，有纵沟、纵皱纹及须根痕，偶有浅棕色外皮残留。体重，质坚实，不易折断，断面白色，粉性。气微，味淡、微酸，嚼之发黏。

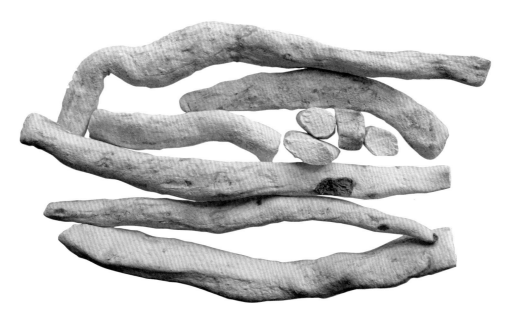

1cm

毛山药

山药片 本品为不规则的厚片，皱缩不平，切面白色或黄白色，质坚脆，粉性。气微，味淡、微酸。

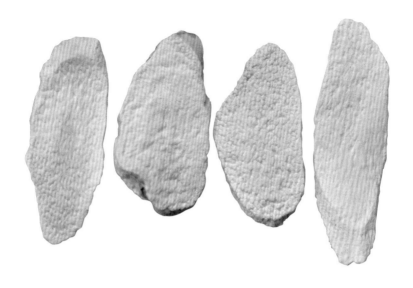

山药片

光山药 本品呈圆柱形，两端平齐，长 9~18cm，直径 1.5~3cm。表面光滑，白色或黄白色。

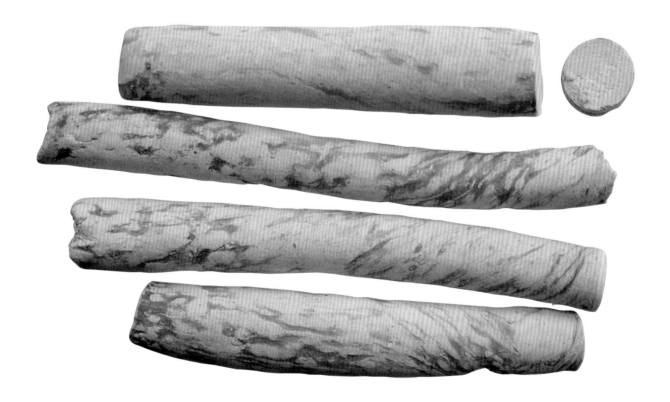

光山药

炮制规范

山药　取毛山药或光山药除去杂质，分开大小个，泡润至透，切厚片，干燥。

山药片　取山药片，除去杂质。

麸炒山药　取麸皮，撒在热锅中，加热至冒烟时，加入毛山药片或光山药片，迅速翻动，炒至药材表面呈黄色时，取出，筛去麸皮，放凉。每100kg净药材，用麸皮10kg。

饮片性状

山药　本品为类圆形、椭圆形或不规则的厚片。表面类白色或淡黄白色，质脆，易折断，切面类白色，富粉性。气微，味淡、微酸，嚼之发黏。

山药片　本品为不规则的厚片，皱缩不平。切面白色或黄白色，质坚脆，粉性。气微，味淡、微酸。

麸炒山药　本品形如毛山药片或光山药片，切面黄白色或微黄色，偶见焦斑，略有焦香气。

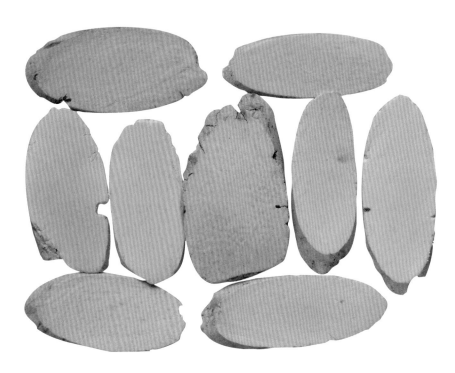

山药（光山药片）

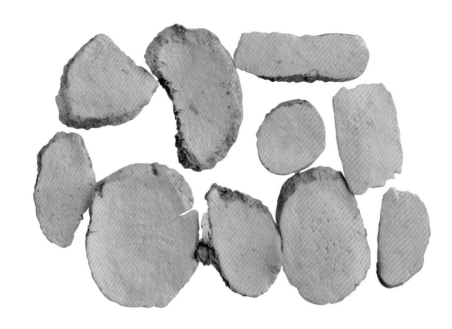

山药（毛山药片）

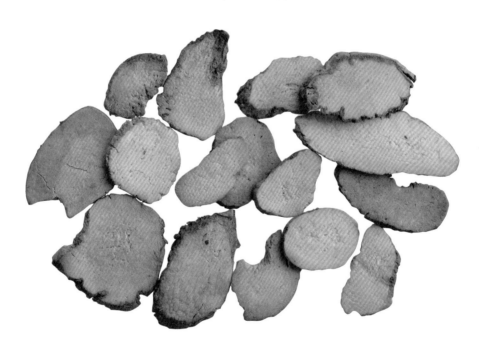

麸炒山药

性味功效

山药　甘，平。补脾养胃，生津益肺，补肾涩精。用于脾虚食少，久泻不止，肺虚喘咳，肾虚遗精，带下，尿频，虚热消渴。

麸炒山药　补脾健胃。用于脾虚食少，泄泻便溏，白带过多。

用量用法

15~30g。

对比鉴别

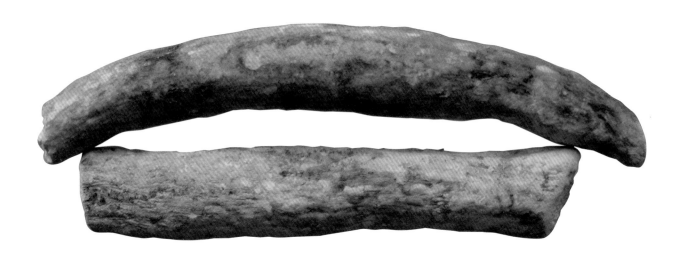

山薯 *Dioscorea fordii* Prain et Burkill 的根茎

炒制　　　　　　　切片

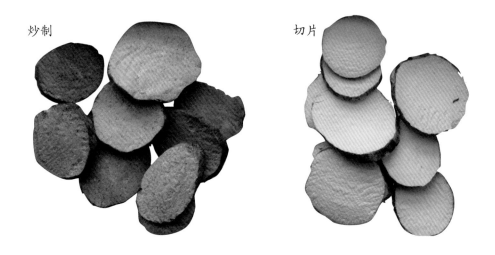

山薯 *Dioscorea fordii* Prain et Burkill 的根茎（断片）

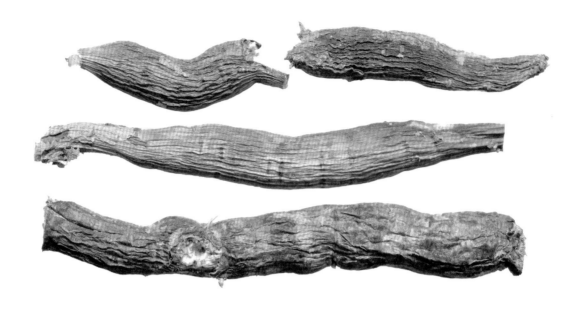

木薯 *Manihot esculenta* Crantz 的块根

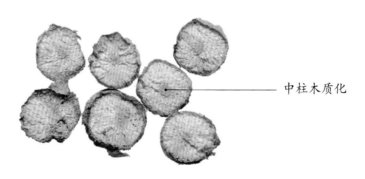

中柱木质化

木薯 *Manihot esculenta* Crantz 的块根（断片）

山 奈

Shannai
KAEMPFERIAE RHIZOMA

本品为姜科植物山奈 *Kaempferia galanga* L. 的干燥根茎。

产　地

产于广东、广西、云南、福建、台湾。主产于广西桂平一带，广东，云南河口、屏边。

采收加工

冬季采挖，洗净，除去须根，切片，晒干。

药材性状

本品多为圆形或近圆形的横切片，直径 1~2cm，厚 0.3~0.5cm。外皮浅褐色或黄褐色，皱缩，有的有根痕或残存须根；切面类白色，粉性，常鼓凸。质脆，易折断。气香特异，味辛辣。

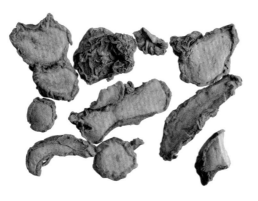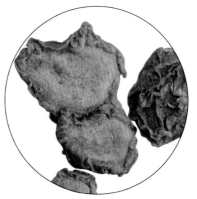

山奈

性味功效

辛，温。行气温中，消食，止痛。用于胸膈胀满，脘腹冷痛，饮食不消。

用量用法

6~9g。

山香圆叶

Shanxiangyuanye
TURPINIAE FOLIUM

本品为省沽油科植物山香圆 *Turpinia arguta* Seem. 的干燥叶。

产　地

产于浙江、福建、江西、湖北西部、湖南、广东、广西、贵州、四川东部。

采收加工

夏、秋二季叶茂盛时采收，除去杂质，晒干。

药材性状

本品呈椭圆形或长圆形，长 7~22cm，宽 2~6cm。先端渐尖，基部楔形，边缘具疏锯齿，近基部全缘，锯齿的顶端具有腺点。上表面绿褐色，具光泽；下表面淡黄绿色，较粗糙，主脉淡黄色至浅褐色，于下表面突起，侧脉羽状；叶柄长 0.5~1cm。近革质而脆。气芳香，味苦。

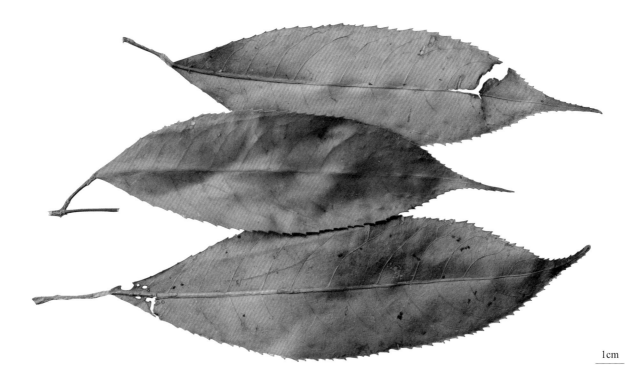

1cm

山香圆叶

炮制规范

除去杂质，喷淋清水，稍润，切丝，干燥。

饮片性状

本品呈不规则的丝条状。边缘具疏锯齿，锯齿的顶端具有腺点。上表面绿褐色，具光泽；下表面淡黄绿色，较粗糙，主脉淡黄色至浅褐色，于下表面突起。近革质而脆。气芳香，味苦。

性味功效

苦，寒。清热解毒，利咽消肿，活血止痛。用于乳蛾喉痹，咽喉肿痛，疮疡肿毒，跌扑伤痛。

用量用法

15~30g。外用适量。

山银花

Shanyinhua
LONICERAE FLOS

本品为忍冬科植物灰毡毛忍冬 *Lonicera macranthoides* Hand.-Mazz.、红腺忍冬 *Lonicera hypoglauca* Miq.、华南忍冬 *Lonicera confusa* DC. 或黄褐毛忍冬 *Lonicera fulvotomentosa* Hsu et S. C. Cheng 的干燥花蕾或带初开的花。

产　　地

灰毡毛忍冬　产于安徽、浙江、福建、江西、湖南、广东、广西、云南、贵州、四川、湖北。主产于贵州。

红腺忍冬　产于浙江、安徽、江西、福建、台湾、湖南、湖北、广东、广西、贵州、四川、云南。主产于贵州、广西。

华南忍冬　产于广东、广西、贵州、海南。主产于贵州、广西、广东。

黄褐毛忍冬　产于湖南、广西、贵州、云南。主产于贵州。

采收加工

夏初花开放前采收，干燥。

药材性状

灰毡毛忍冬　本品呈棒状而稍弯曲，长 3~4.5cm，上部直径约 2mm，下部直径约 1mm。表面黄色或黄绿色。总花梗集结成簇，开放者花冠裂片不及全长之半。质稍硬，手捏之稍有弹性。气清香，味微苦甘。

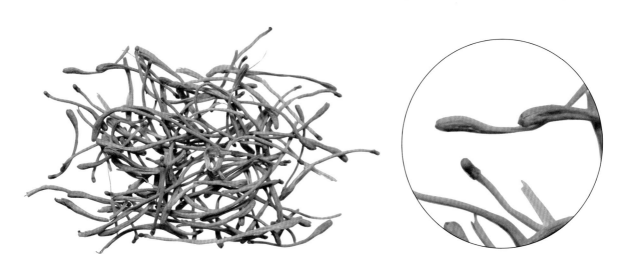

山银花（灰毡毛忍冬）

红腺忍冬 本品长 2.5~4.5cm，直径 0.8~2mm。表面黄白色至黄棕色，无毛或疏被毛，萼筒无毛，先端 5 裂，裂片长三角形，被毛，开放者花冠下唇反转，花柱无毛。

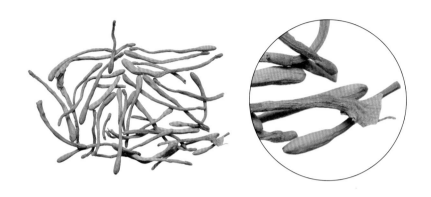

山银花（红腺忍冬）

华南忍冬 本品长 1.6~3.5cm，直径 0.5~2mm。萼筒和花冠密被灰白色毛。

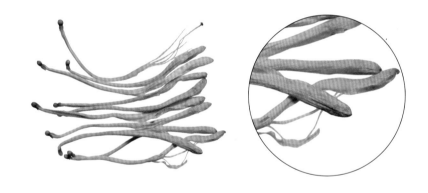

山银花（华南忍冬）

黄褐毛忍冬 本品长 1~3.4cm，直径 1.5~2mm。花冠表面淡黄棕色或黄棕色，密被黄色茸毛。

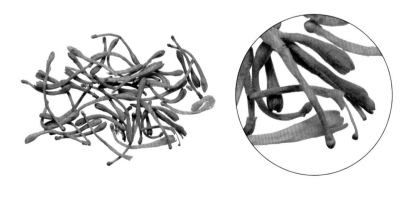

山银花（黄褐毛忍冬）

性味功效

甘，寒。清热解毒，疏散风热。用于痈肿疔疮，喉痹，丹毒，热毒血痢，风热感冒，温病发热。

用量用法

6~15g。

对比鉴别

参见"金银花"项。

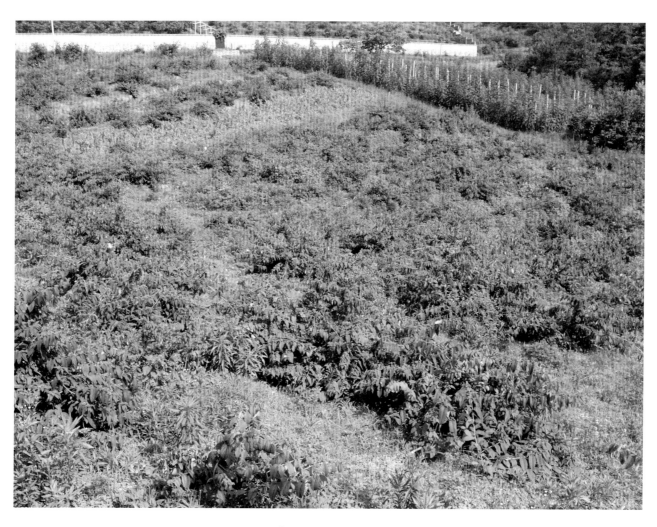

灰毡毛忍冬种植园

山 楂

Shanzha
CRATAEGI FRUCTUS

本品为蔷薇科植物山里红 *Crataegus pinnatifida* Bge. var. *major* N. E. Br. 或山楂 *Crataegus pinnatifida* Bge. 的干燥成熟果实。

产　地

　　山里红　产于东北、华北及西北。主产于河南林州、辉县、新乡，山东临朐、沂水、安丘，河北唐山、保定等地。

　　山楂　产于黑龙江、吉林、辽宁、河北、山西、内蒙古、陕西、河南、江苏、山东、浙江。

采收加工

　　秋季果实成熟时采收，切片，干燥。

药材性状

　　本品为圆形片，皱缩不平，直径 1~2.5cm，厚 0.2~0.4cm。外皮红色，具皱纹，有灰白色小斑点。果肉深黄色至浅棕色。中部横切片具 5 粒浅黄色果核，但核多脱落而中空。有的片上可见短而细的果梗或花萼残迹。气微清香，味酸、微甜。

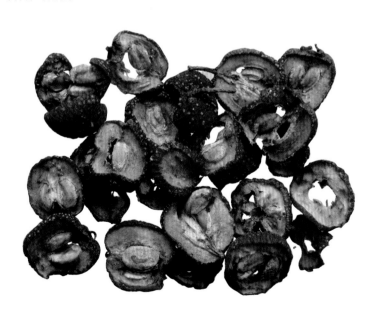

山楂（山里红）

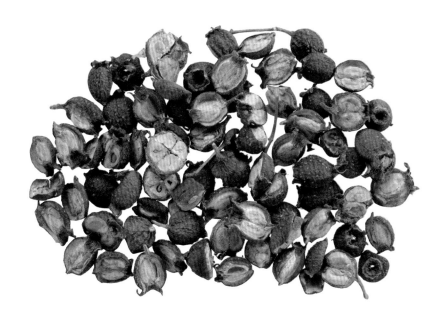

山楂（山楂）

炮制规范

净山楂 除去杂质及脱落的核。

炒山楂 取净山楂置热锅中，用文火炒至色变深时，取出，放凉。

焦山楂 取净山楂置热锅中，用中火炒至表面焦褐色，内部黄褐色时，取出，放凉。

饮片性状

炒山楂 本品形如山楂片，果肉黄褐色，偶见焦斑。气清香，味酸、微甜。

焦山楂 本品形如山楂片，表面焦褐色，内部黄褐色。有焦香气。

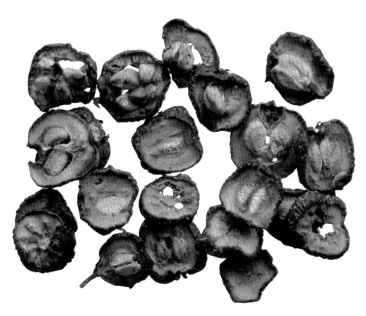

炒山楂（山里红）

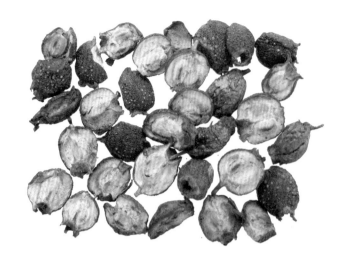

炒山楂（山楂）

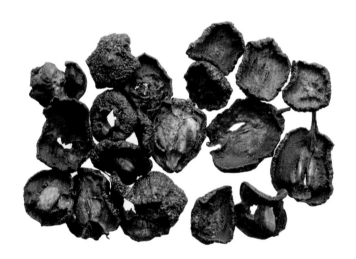

焦山楂（山里红）

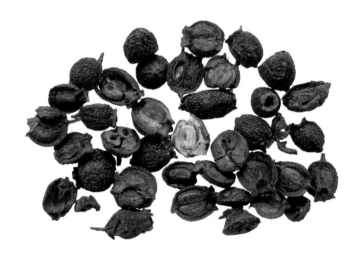

焦山楂（山楂）

性味功效

山楂　酸、甘，微温。消食健胃，行气散瘀，化浊降脂。用于肉食积滞，胃脘胀满，泻痢腹痛，瘀血经闭，产后瘀阻，心腹刺痛，胸痹心痛，疝气疼痛，高脂血症。

焦山楂　消食导滞作用增强。用于肉食积滞，泻痢不爽。

用量用法

9~12g。

对比鉴别

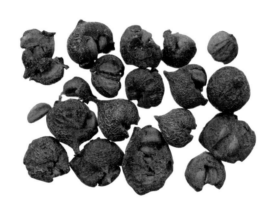

野山楂 *Crataegus cuneata* Sieb. et Zucc. 的果实

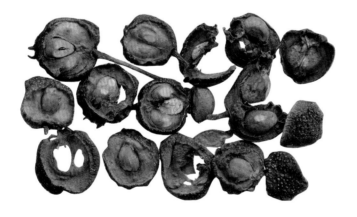

湖北山楂 *Crataegus hupehensis* Sarg. 的果实

山楂叶

Shanzhaye
CRATAEGI FOLIUM

本品为蔷薇科植物山里红 *Crataegus pinnatifida* Bge. var. *major* N. E. Br. 或山楂 *Crataegus pinnatifida* Bge. 的干燥叶。

产　　地

山里红　产于东北、华北及西北。主产于河南林州、辉县、新乡，山东临朐、沂水、安丘，河北唐山、保定等地。

山楂　产于黑龙江、吉林、辽宁、河北、山西、内蒙古、陕西、河南、江苏、山东、浙江。

采收加工

夏、秋二季采收，晾干。

药材性状

本品多已破碎，完整者展开后呈宽卵形，长6~12cm，宽5~8cm，绿色至棕黄色，先端渐尖，基部宽楔形，具2~6羽状裂片，边缘具尖锐重锯齿；叶柄长2~6cm，托叶卵圆形至卵状披针形。气微，味涩、微苦。

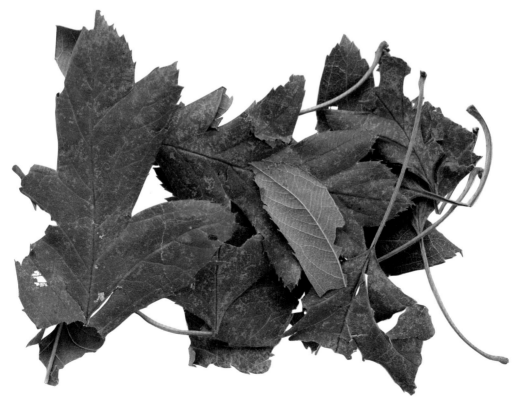

山楂叶（山里红）

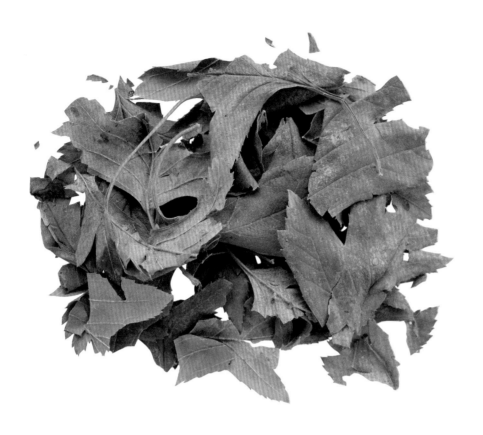

山楂叶（山楂）

性味功效

酸，平。活血化瘀，理气通脉，化浊降脂。用于气滞血瘀，胸痹心痛，胸闷憋气，心悸健忘，眩晕耳鸣，高脂血症。

用量用法

3~10g；或泡茶饮。

山慈菇

Shancigu
CREMASTRAE PSEUDOBULBUS
PLEIONES PSEUDOBULBUS

本品为兰科植物杜鹃兰 *Cremastra appendiculata* (D. Don) Makino、独蒜兰 *Pleione bulbocodioides* (Franch.) Rolfe 或云南独蒜兰 *Pleione yunnanensis* Rolfe 的干燥假鳞茎。前者习称"毛慈菇"，后二者习称"冰球子"。

产　地

杜鹃兰（毛慈菇）　产于山西、陕西、甘肃、安徽、河南、湖北、湖南、浙江、江西、江苏、广东、台湾、贵州、四川、云南、西藏。主产于四川、贵州。

独蒜兰（冰球子）　产于陕西、甘肃、安徽、浙江、江西、河南、湖北、湖南、广西、贵州、四川、云南、西藏。主产于贵州。

云南独蒜兰（冰球子）　产于四川、贵州、西藏、云南。主产于贵州。

采收加工

夏、秋二季采挖，除去地上部分及泥沙，分开大小置沸水锅中蒸煮至透心，干燥。

药材性状

毛慈菇　本品呈不规则扁球形或圆锥形，顶端渐突起，基部有须根痕。长 1.8~3cm，膨大部直径 1~2cm。表面黄棕色或棕褐色，有纵皱纹或纵沟，中部有 2~3 条微突起的环节，节上有鳞片叶干枯腐烂后留下的丝状纤维。质坚硬，难折断，断面灰白色或黄白色，略呈角质。气微，味淡，带黏性。

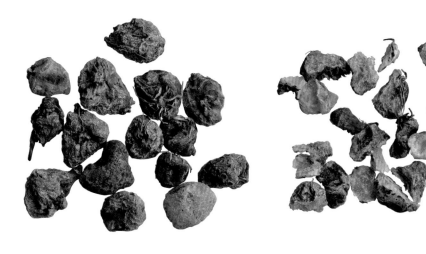

毛慈菇

冰球子　本品呈圆锥形，瓶颈状或不规则团块，直径 1~2cm，高 1.5~2.5cm。顶端渐尖，尖端断头处呈盘状，基部膨大且圆平，中央凹入，有 1~2 条环节，多偏向一侧。撞去外皮者表面黄白色，带表皮者浅棕色，光滑，有不规则皱纹。断面浅黄色，角质半透明。

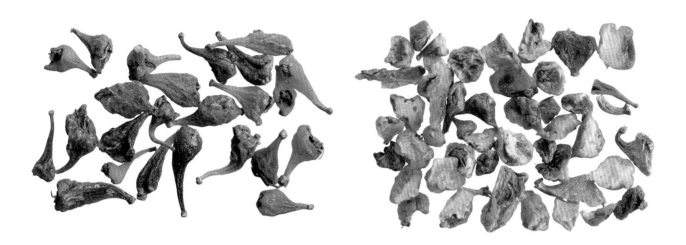

冰球子（独蒜兰）

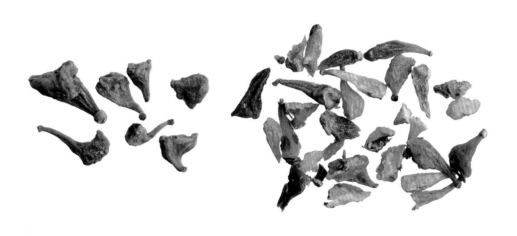

冰球子（云南独蒜兰）

炮制规范

除去杂质，水浸约 1 小时，润透，切薄片，干燥或洗净干燥，用时捣碎。

性味功效

甘、微辛，凉。清热解毒，化痰散结。用于痈肿疔毒，瘰疬痰核，蛇虫咬伤，癥瘕痞块。

用量用法

3~9g。外用适量。

对比鉴别

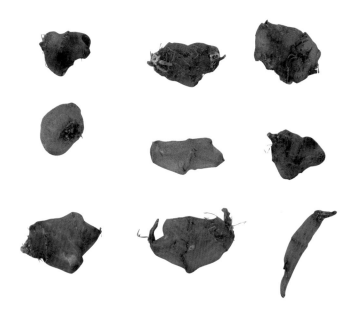

山兰 *Oreorchis patens* (Lindl.) Lindl. 的假鳞茎

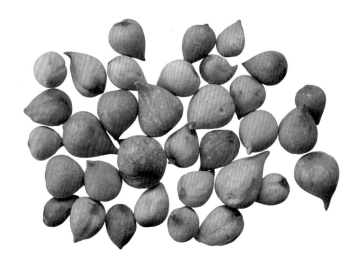

老鸦瓣 *Amana edulis* (Miq.) Honda 的鳞茎

千年健

Qiannianjian
HOMALOMENAE RHIZOMA

本品为天南星科植物千年健 *Homalomena occulta* (Lour.) Schott 的干燥根茎。

产　地

商品药材主要靠进口。国内主产于云南景洪、勐海、勐腊、江城、河口、屏边、金平，广西宁明、龙州、那坡。

采收加工

春、秋二季采挖，洗净，除去外皮，晒干。

药材性状

本品呈圆柱形，稍弯曲，有的略扁，长 15~40cm，直径 0.8~1.5cm。表面黄棕色至红棕色，粗糙，可见多数扭曲的纵沟纹、圆形根痕及黄色针状纤维束。质硬而脆，断面红褐色，黄色针状纤维束多而明显，相对另一断面呈多数针眼状小孔及有少数黄色针状纤维束，可见深褐色具光泽的油点。气香，味辛、微苦。

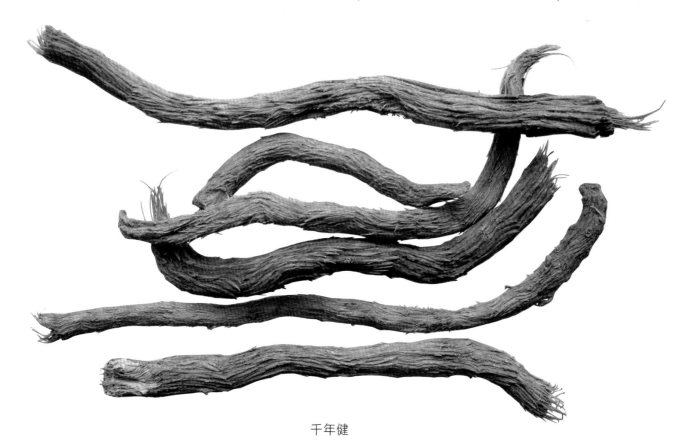

千年健

炮制规范

除去杂质，洗净，润透，切片，干燥。

饮片性状

本品呈类圆形或不规则形的片。外表皮黄棕色至红棕色，粗糙，有的可见圆形根痕。切面红褐色，具有众多黄色纤维束，有的呈针刺状。气香，味辛、微苦。

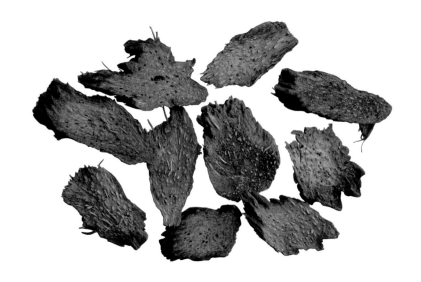

千年健

性味功效

苦、辛，温。祛风湿，壮筋骨。用于风寒湿痹，腰膝冷痛，拘挛麻木，筋骨痿软。

用量用法

5~10g。

千里光

Qianliguang
SENECIONIS SCANDENTIS HERBA

本品为菊科植物千里光 *Senecio scandens* Buch.-Ham. 的干燥地上部分。

产　地

全国大部分地区均产。

采收加工

全年均可采收，除去杂质，阴干。

药材性状

本品茎呈细圆柱形，稍弯曲，上部有分枝；表面灰绿色、黄棕色或紫褐色，具纵棱，密被灰白色柔毛。叶互生，多皱缩破碎，完整叶片展平后呈卵状披针形或长三角形，有时具 1~6 侧裂片，边缘有不规则锯齿，基部戟形或截形，两面有细柔毛。头状花序；总苞钟形；花黄色至棕色，冠毛白色。气微，味苦。

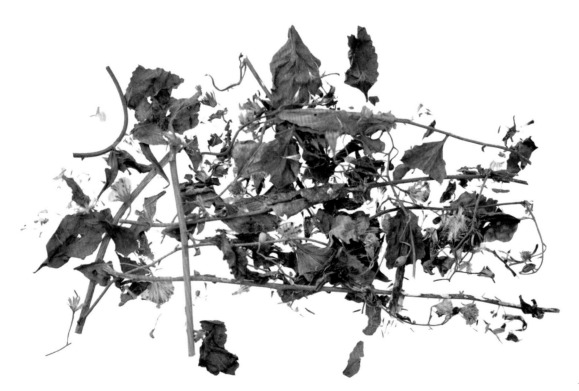

1cm

千里光

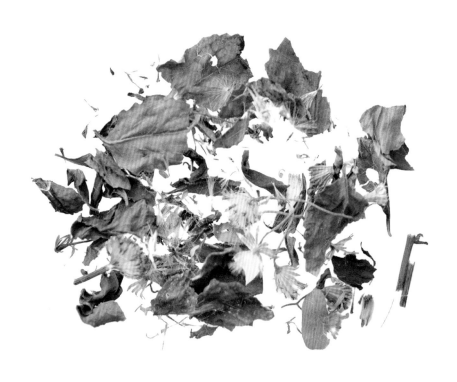

千里光（断片）

性味功效

苦，寒。清热解毒，明目，利湿。用于痈肿疮毒，感冒发热，目赤肿痛，泄泻痢疾，皮肤湿疹。

用量用法

15~30g。外用适量，煎水熏洗。

千金子

Qianjinzi
EUPHORBIAE SEMEN

本品为大戟科植物续随子 *Euphorbia lathyris* L. 的干燥成熟种子。

产　地

主产于浙江杭州，河南禹州、温县、孟州。

采收加工

夏、秋二季果实成熟时采收，除去杂质，干燥。

药材性状

本品呈椭圆形或倒卵形，长约 5mm，直径约 4mm。表面灰棕色或灰褐色，具不规则网状皱纹，网孔凹陷处灰黑色，形成细斑点。一侧有纵沟状种脊，顶端为突起的合点，下端为线形种脐，基部有类白色突起的种阜或具脱落后的疤痕。种皮薄脆，种仁白色或黄白色，富油质。气微，味辛。

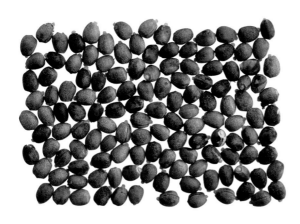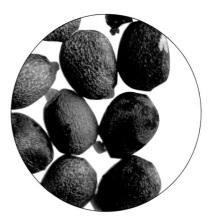

千金子

炮制规范

除去杂质，筛去泥沙，洗净，捞出，干燥，用时打碎。

饮片性状

同药材。

性味功效

辛，温；有毒。泻下逐水，破血消癥；外用疗癣蚀疣。用于二便不通，水肿，痰饮，积滞胀满，血瘀经闭；外治顽癣，赘疣。

用量用法

1~2g，去壳，去油用，多入丸散服。外用适量，捣烂敷患处。孕妇禁用；以免中毒。

千金子霜

Qianjinzishuang
EUPHORBIAE SEMEN PULVERATUM

本品为千金子的炮制加工品。

炮制规范

　　取千金子，去皮取净仁，碾碎如泥状，经微热后，压榨除去大部分油脂后，取残渣研制成符合规定要求的松散粉末。

饮片性状

　　本品为均匀、疏松的淡黄色粉末，微显油性。味辛辣。

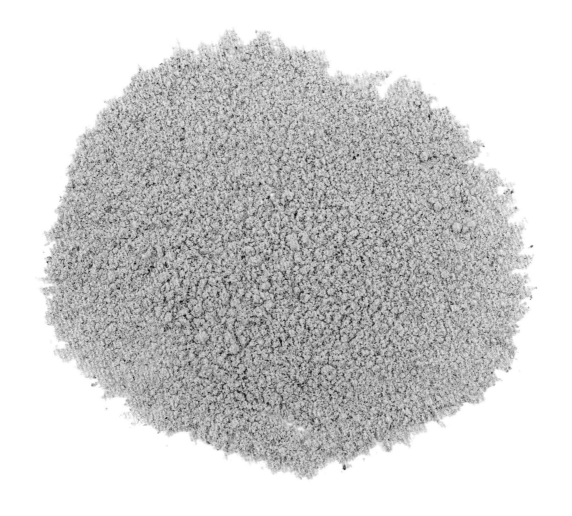

千金子霜

性味功效

辛，温；有毒。泻下逐水，破血消癥；外用疗癣蚀疣。用于二便不通，水肿，痰饮，积滞胀满，血瘀经闭；外治顽癣，赘疣。

用量用法

0.5~1g，多入丸散服。外用适量。孕妇禁用。

川木香

Chuanmuxiang
VLADIMIRIAE RADIX

本品为菊科植物川木香 *Vladimiria souliei* (Franch.) Ling 或灰毛川木香 *Vladimiria souliei* (Franch.) Ling var. *cinerea* Ling 的干燥根。

产　地

川木香　产于四川、西藏。主产于四川阿坝、甘孜、凉山。

灰毛川木香　产于四川、西藏、云南。主产于四川阿坝、甘孜、凉山。

采收加工

秋季采挖，除去须根、泥沙及根头上的胶状物，干燥。

药材性状

本品呈圆柱形或有纵槽的半圆柱形，稍弯曲，长 10~30cm，直径 1~3cm。表面黄褐色或棕褐色，具纵皱纹，外皮脱落处可见丝瓜络状细筋脉；根头偶有黑色发黏的胶状物，习称"油头"。体较轻，质硬脆，易折断，断面黄白色或黄色，有深黄色稀疏油点及裂隙，木部宽广，有放射状纹理；有的中心呈枯朽状。气微香，味苦，嚼之粘牙。

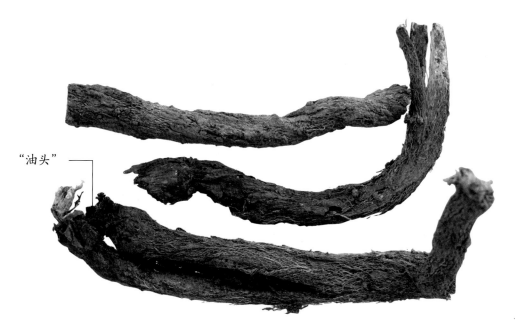

"油头"

1cm

川木香（川木香）

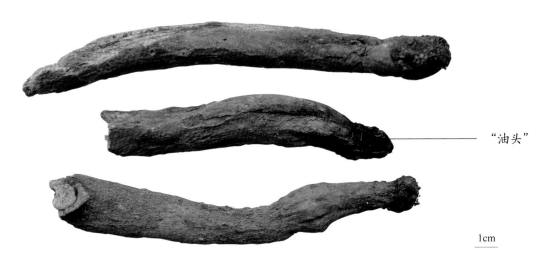

"油头"

1cm

川木香（灰毛川木香）

炮制规范

　　川木香　　除去根头部的黑色"油头"和杂质，洗净，润透，切厚片，晾干或低温干燥。

　　煨川木香　　取净川木香片，在铁丝匾中，用一层草纸，一层川木香片，间隔平铺数层，置炉火旁或烘干室内，烘煨至川木香中所含的挥发油渗至纸上，取出，放凉。

饮片性状

　　川木香　　本品呈类圆形切片，直径 1.5~3cm。外皮黄褐色至棕褐色。切面黄白色至黄棕色，有深棕色稀疏油点，木部显菊花心状的放射纹理，有的中心呈枯朽状，周边有一明显的环纹，体较轻，质硬脆。气微香，味苦，嚼之粘牙。

　　煨川木香　　本品形如川木香片，气微香，味苦，嚼之粘牙。

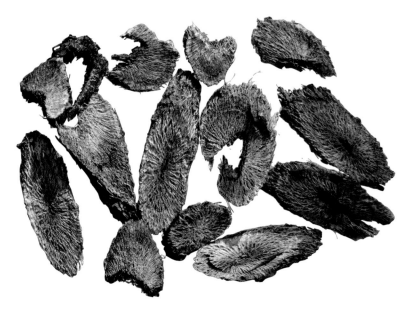

川木香（川木香）

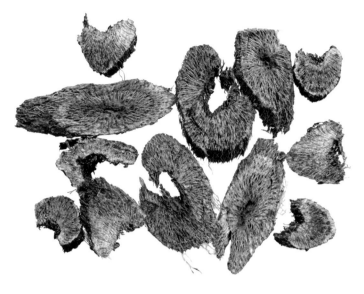

川木香（灰毛川木香）

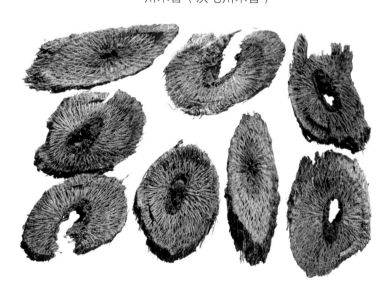

煨川木香（川木香）

性味功效

辛、苦，温。行气止痛。用于胸胁、脘腹胀痛，肠鸣腹泻，里急后重。

用量用法

3~9g。

对比鉴别

参见"木香"项。

川木通

Chuanmutong
CLEMATIDIS ARMANDII CAULIS

本品为毛茛科植物小木通 *Clematis armandii* Franch. 或绣球藤 *Clematis montana* Buch.-Ham. 的干燥藤茎。

产　地

小木通　产于甘肃、陕西、江西、湖北、湖南、浙江、福建、广东、广西、四川、贵州、云南、西藏。主产于四川温江、都江堰、彭州、万源，贵州铜仁、遵义。以四川温江、都江堰、彭州、万源为道地产区。

绣球藤　产于宁夏、青海、甘肃、陕西、河南、湖北、湖南、江西、浙江、安徽、福建、台湾、广西、贵州、四川、西藏、云南。主产于四川温江、都江堰、彭州、万源，且以主产区为道地产区。

采收加工

春、秋二季采收，除去粗皮，晒干，或趁鲜切厚片，晒干。

药材性状

本品呈长圆柱形，略扭曲，长 50~100cm，直径 2~3.5cm。表面黄棕色或黄褐色，有纵向凹沟及棱线；节处多膨大，有叶痕及侧枝痕。残存皮部易撕裂。质坚硬，不易折断。切片厚 2~4mm，边缘不整齐，残存皮部黄棕色，木部浅黄棕色或浅黄色，有黄白色放射状纹理及裂隙，其间布满导管孔，髓部较小，类白色或黄棕色，偶有空腔。气微，味淡。

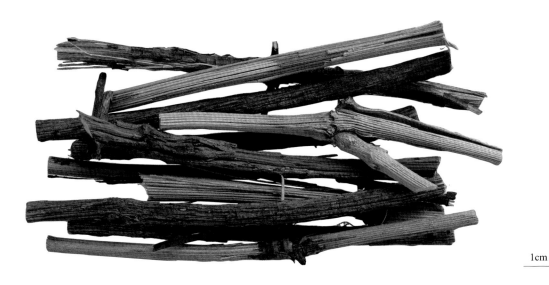

1cm

川木通（小木通）

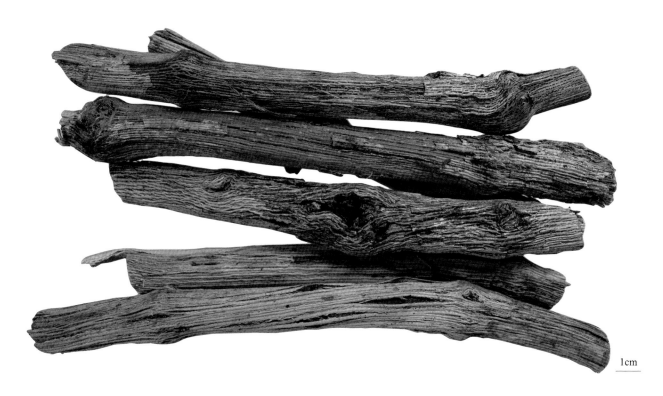

川木通（绣球藤）

炮制规范

未切片者，略泡，润透，切厚片，干燥。

饮片性状

本品呈类圆形厚片。切面边缘不整齐，残存皮部黄棕色，木部浅黄棕色或浅黄色，有黄白色放射状纹理及裂隙，其间密布细孔状导管，髓部较小，类白色或黄棕色，偶有空腔。气微，味淡。

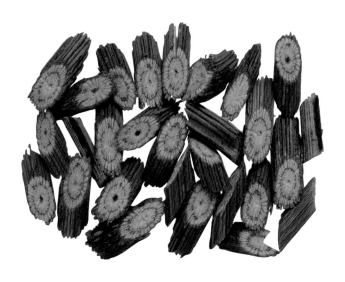

川木通（小木通）

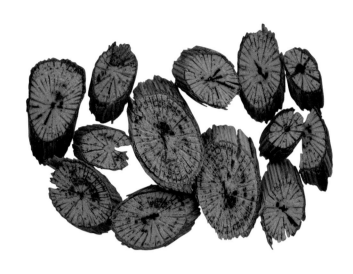

川木通（绣球藤）

性味功效

苦，寒。利尿通淋，清心除烦，通经下乳。用于淋证，水肿，心烦尿赤，口舌生疮，经闭乳少，湿热痹痛。

用量用法

3~6g。

对比鉴别

参见"木通"项。

川贝母

Chuanbeimu
FRITILLARIAE CIRRHOSAE BULBUS

本品为百合科植物川贝母 *Fritillaria cirrhosa* D. Don、暗紫贝母 *Fritillaria unibracteata* Hsiao et K. C. Hsia、甘肃贝母 *Fritillaria przewalskii* Maxim.、梭砂贝母 *Fritillaria delavayi* Franch.、太白贝母 *Fritillaria taipaiensis* P. Y. Li 或瓦布贝母 *Fritillaria unibracteata* Hsiao et K. C. Hsia var. *wabuensis* (S. Y. Tang et S. C. Yue) Z. D. Liu, S. Wang et S. C. Chen 的干燥鳞茎。按性状不同分别习称"松贝"、"青贝"、"炉贝"和"栽培品"。

产　　地

川贝母　产于甘肃、青海、四川、西藏、云南。主产于四川。以四川康定、雅江、九龙、丹巴、稻城、得荣、乡城、小金、金川为道地产区。

暗紫贝母　产于四川、青海、甘肃。主产于四川、青海。以四川红原、若尔盖、松潘、九寨沟、茂县、黑水、理县、平武、马尔康为道地产区。

甘肃贝母　产于甘肃、青海、四川。

梭砂贝母　产于青海、四川、西藏、云南。以四川石渠、德格、甘孜、色达、白玉、新龙、炉霍、道孚、理塘、阿坝、壤塘、宝兴、芦山为道地产区。

太白贝母　产于山西、陕西南部、甘肃南部、四川、湖北西部、河南西部。

瓦布贝母　产于四川北川、黑水、茂县、松潘。

采收加工

夏、秋二季或积雪融化后采挖，除去须根、粗皮及泥沙，晒干或低温干燥。

药材性状

松贝　本品呈类圆锥形或近球形，高 0.3~0.8cm，直径 0.3~0.9cm。表面类白色。外层鳞叶 2 瓣，大小悬殊，大瓣紧抱小瓣，未抱部分呈新月形，习称"怀中抱月"；顶部闭合，内有类圆柱形、顶端稍尖的心芽和小鳞叶 1~2 枚；先端钝圆或稍尖，底部平，微凹入，中心有一灰褐色的鳞茎盘，偶有残存须根。质硬而脆，断面白色，富粉性。气微，味微苦。

青贝　本品呈类扁球形，高 0.4~1.4cm，直径 0.4~1.6cm。外层鳞叶 2 瓣，大小相近，相对抱合，顶部开裂，内有心芽和小鳞叶 2~3 枚及细圆柱形的残茎。

炉贝　本品呈长圆锥形，高 0.7~2.5cm，直径 0.5~2.5cm。表面类白色或浅棕黄色，有的具棕色斑点。外层鳞叶 2 瓣，大小相近，顶部开裂而略尖，基部稍尖或较钝。

栽培品　本品呈类扁球形或短圆柱形，高 0.5~2cm，直径 1~2.5cm。表面类白色或浅棕黄色，稍粗糙，有的具浅黄色斑点。外层鳞叶 2 瓣，大小相近，顶部开裂而较平。

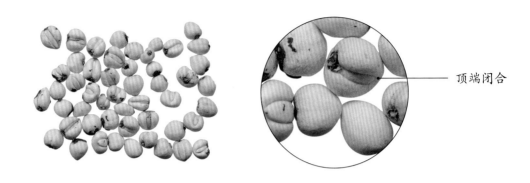

　　　　　　　　　　　　　　　　　　　　　　　　　　　　顶端闭合

松贝（川贝母）

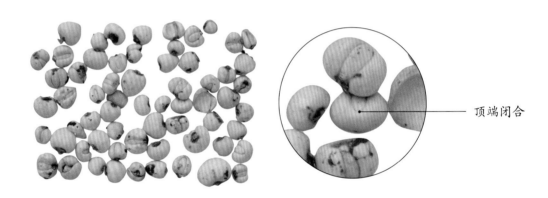

　　　　　　　　　　　　　　　　　　　　　　　　　　　　顶端闭合

松贝（暗紫贝母）

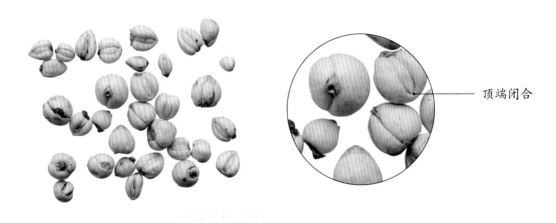

　　　　　　　　　　　　　　　　　　　　　　　　　　　　顶端闭合

松贝（甘肃贝母）

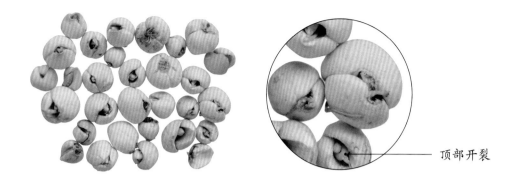

顶部开裂

青贝（川贝母）

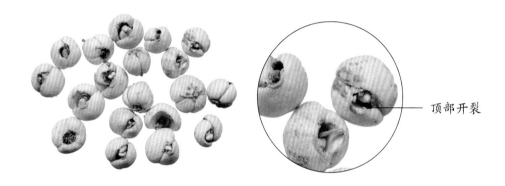

顶部开裂

青贝（暗紫贝母）

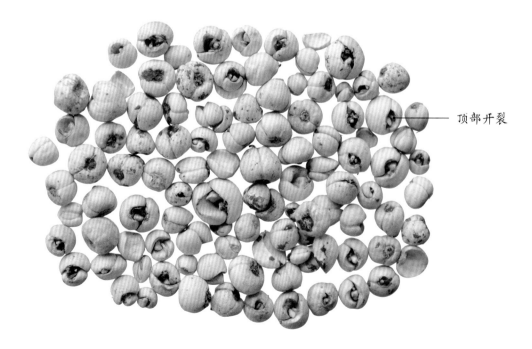

顶部开裂

青贝（甘肃贝母）

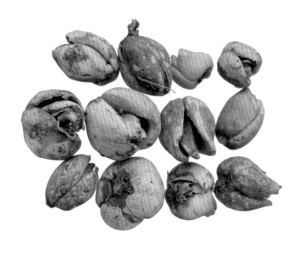

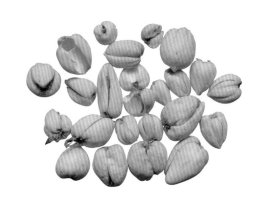

炉贝（梭砂贝母）　　　　　　　栽培品（太白贝母）

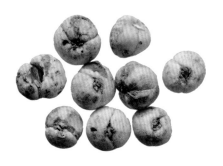

栽培品（瓦布贝母）

性味功效

　　苦、甘，微寒。清热润肺，化痰止咳，散结消痈。用于肺热燥咳，干咳少痰，阴虚劳嗽，痰中带血，瘰疬，乳痈，肺痈。

用量用法

　　3~10g；研粉冲服，一次 1~2g。不宜与川乌、制川乌、草乌、制草乌、附子同用。

对比鉴别

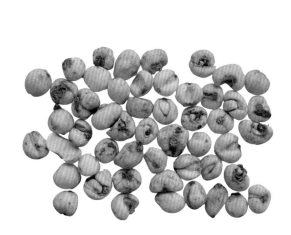

平贝母 *Fritillaria ussuriensis* Maxim. 的鳞茎（平贝母）

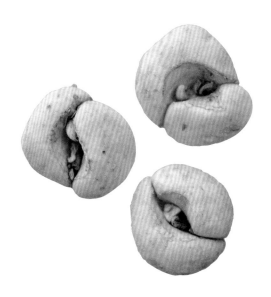

浙贝母 *Fritillaria thunbergii* Miq. 的鳞茎（珠贝）

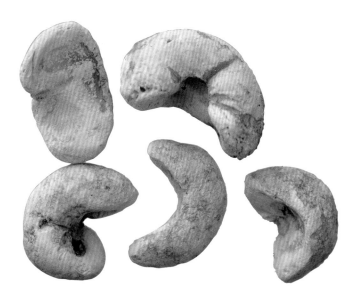

浙贝母 *Fritillaria thunbergii* Miq. 的鳞茎（大贝）

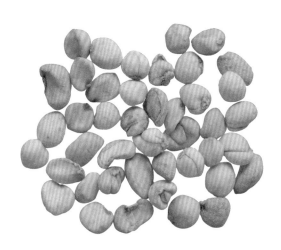

安徽贝母 *Fritillaria anhuiensis* S. C. Chen & S. F. Yin 的鳞茎（皖贝母）

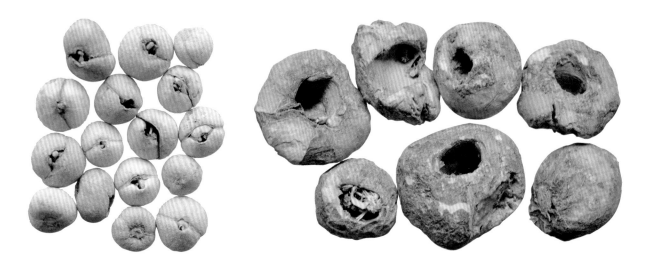

新疆贝母 *Fritillaria walujewii* Regel 的鳞茎
（伊贝母）

伊犁贝母 *Fritillaria pallidiflora* Schrenk 的鳞茎
（伊贝母）

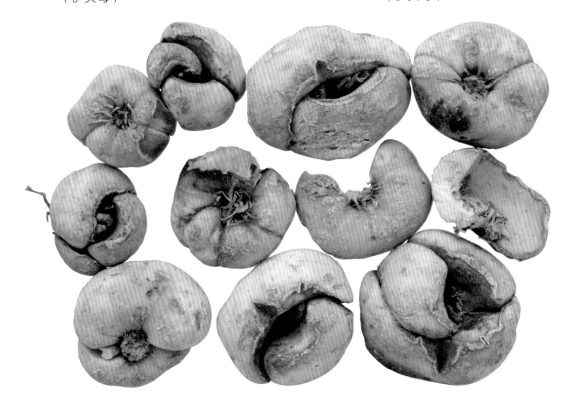

湖北贝母 *Fritillaria hupehensis* Hsiao et K. C. Hsia 的鳞茎（湖北贝母）

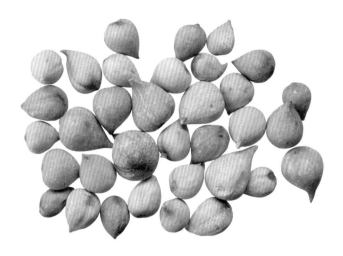

老鸦瓣 *Amana edulis* (Miq.) Honda 的鳞茎（光慈姑）

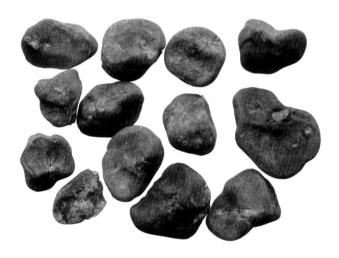

土贝母 *Bolbostemma paniculatum* (Maxim.) Franquet 的鳞茎（土贝母）

川牛膝

Chuanniuxi
CYATHULAE RADIX

本品为苋科植物川牛膝 *Cyathula officinalis* Kuan 的干燥根。

产　地

产于四川、云南、贵州等地。主产于四川雅安、凉山，湖北五峰。以四川天全、洪雅为道地产区。

采收加工

秋、冬二季采挖，除去芦头、须根及泥沙，烘或晒至半干，堆放回润，再烘干或晒干。

药材性状

本品呈近圆柱形，微扭曲，向下略细或有少数分枝，长30~60cm，直径0.5~3cm。表面黄棕色或灰褐色，具纵皱纹、支根痕和多数横长的皮孔样突起。质韧，不易折断，断面浅黄色或棕黄色，维管束点状，排列成数轮同心环。气微，味甜。

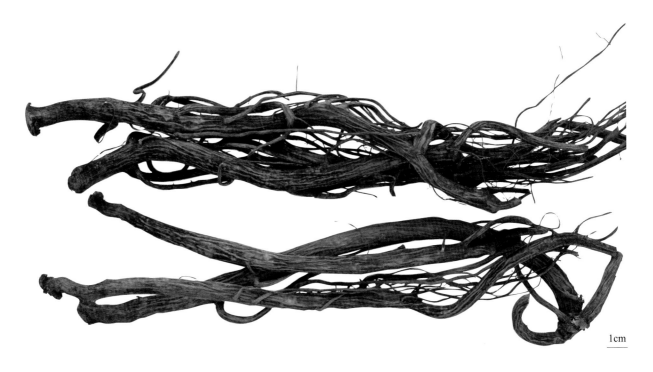

1cm

川牛膝

炮制规范

川牛膝　除去杂质及芦头，洗净，润透，切薄片，干燥。

酒川牛膝　取净川牛膝片，加酒拌匀，闷透，置锅内，用文火炒干，取出，放凉。每 100kg 川牛膝，用黄酒 10kg。

饮片性状

川牛膝　本品呈圆形或椭圆形薄片。外表皮黄棕色或灰褐色。切面浅黄色至棕黄色。可见多数排列成数轮同心环的黄色点状维管束。气微，味甜。

酒川牛膝　本品形如川牛膝片，表面棕黑色。微有酒香气，味甜。

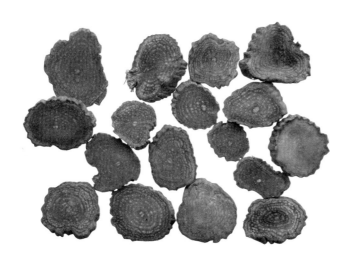

川牛膝

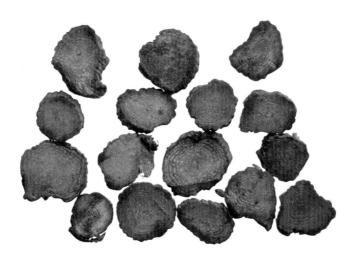

酒川牛膝

性味功效

　　甘、微苦，平。逐瘀通经，通利关节，利尿通淋。用于经闭癥瘕，胞衣不下，跌扑损伤，风湿痹痛，足痿筋挛，尿血血淋。

用量用法

　　5~10g。孕妇慎用。

对比鉴别

　　参见"牛膝"项。

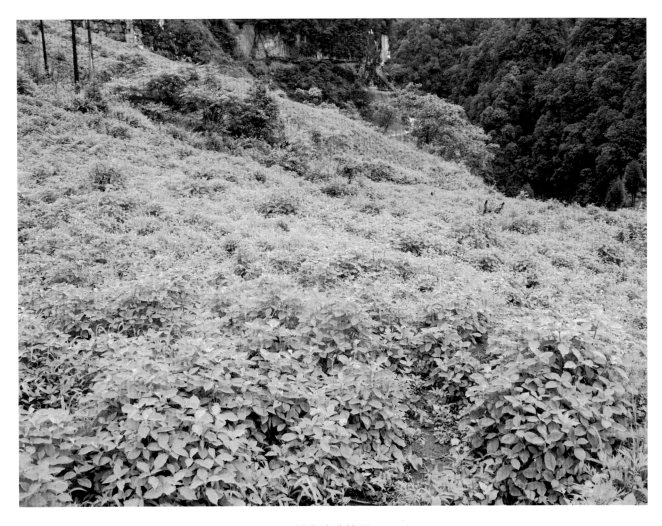

川牛膝种植园

川 乌

Chuanwu
ACONITI RADIX

本品为毛茛科植物乌头 *Aconitum carmichaelii* Debx. 的干燥母根。

产　　地

主产于四川绵阳、陕西汉中。以四川江油为道地产区。

采收加工

6月下旬至8月上旬采挖，除去子根、须根及泥沙，晒干。

药材性状

本品呈不规则的圆锥形，稍弯曲，顶端常有残茎，中部多向一侧膨大，长 2~7.5cm，直径 1.2~2.5cm。表面棕褐色或灰棕色，皱缩，有小瘤状侧根及子根脱离后的痕迹。质坚实，断面类白色或浅灰黄色，形成层环纹呈多角形。气微，味辛辣、麻舌。

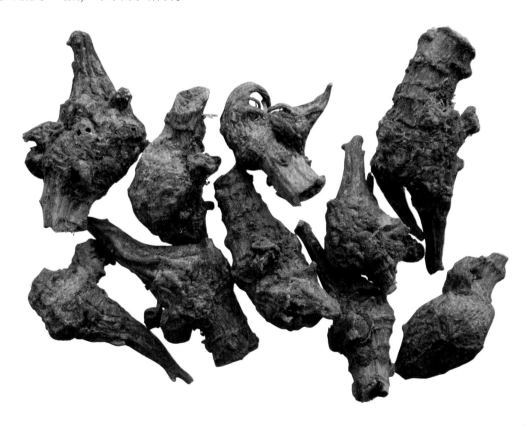

川乌

炮制规范

生川乌　除去杂质。用时捣碎。

饮片性状

同药材。

性味功效

辛、苦，热；有大毒。祛风除湿，温经止痛。用于风寒湿痹，关节疼痛，心腹冷痛，寒疝作痛及麻醉止痛。

用量用法

一般炮制后用。生品内服宜慎；孕妇禁用；不宜与半夏、瓜蒌、瓜蒌子、瓜蒌皮、天花粉、川贝母、浙贝母、平贝母、伊贝母、湖北贝母、白蔹、白及同用。

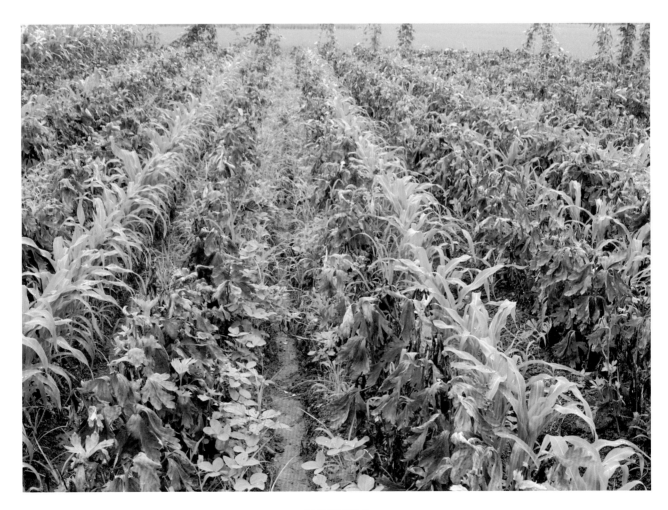

乌头种植园

制川乌

Zhichuanwu
ACONITI RADIX COCTA

本品为川乌的炮制加工品。

炮制规范

取川乌，大小个分开，用水浸泡至内无干心，取出，加水煮沸 4~6 小时（或蒸 6~8 小时）至取大个及实心者切开内无白心，口尝微有麻舌感时，取出，晾至六成干，切片，干燥。

饮片性状

本品为不规则或长三角形的片。表面黑褐色或黄褐色，有灰棕色形成层环纹。体轻，质脆，断面有光泽。气微，微有麻舌感。

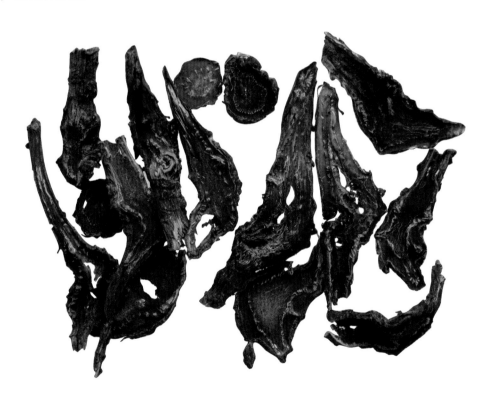

制川乌

性味功效

辛、苦,热;有毒。祛风除湿,温经止痛。用于风寒湿痹,关节疼痛,心腹冷痛,寒疝作痛及麻醉止痛。

用量用法

1.5~3g,先煎,久煎。孕妇慎用;不宜与半夏、瓜蒌、瓜蒌子、瓜蒌皮、天花粉、川贝母、浙贝母、平贝母、伊贝母、湖北贝母、白蔹、白及同用。

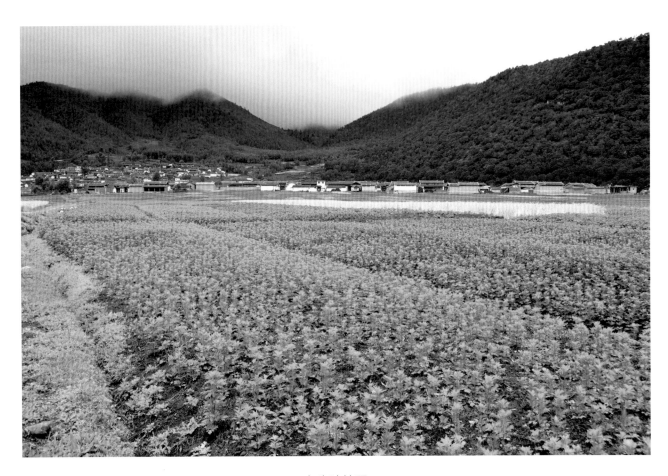

乌头种植园

川芎

Chuanxiong
CHUANXIONG RHIZOMA

本品为伞形科植物川芎 *Ligusticum chuanxiong* Hort. 的干燥根茎。

产　　地

主产于四川都江堰、崇州、新都、苍溪、渠县、彭州。以四川都江堰、崇州为道地产区。

采收加工

夏季当茎上的节盘显著突出，并略带紫色时采挖，除去泥沙，晒后烘干，再去须根。

药材性状

本品为不规则结节状拳形团块，直径 2~7cm。表面灰褐色或褐色，粗糙皱缩，有多数平行隆起的轮节，顶端有凹陷的类圆形茎痕，下侧及轮节上有多数小瘤状根痕。质坚实，不易折断，断面黄白色或灰黄色，散有黄棕色的油室，形成层环呈波状。气浓香，味苦、辛，稍有麻舌感，微回甜。

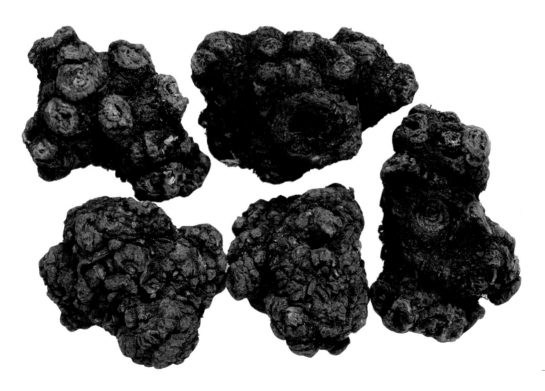

1cm

川芎

炮制规范

除去杂质，分开大小，洗净，润透，切厚片，干燥。

饮片性状

本品为不规则厚片，外表皮灰褐色或褐色，有皱缩纹。切面黄白色或灰黄色，具有明显波状环纹或多角形纹理，散生黄棕色油点。质坚实。气浓香，味苦、辛，微甜。

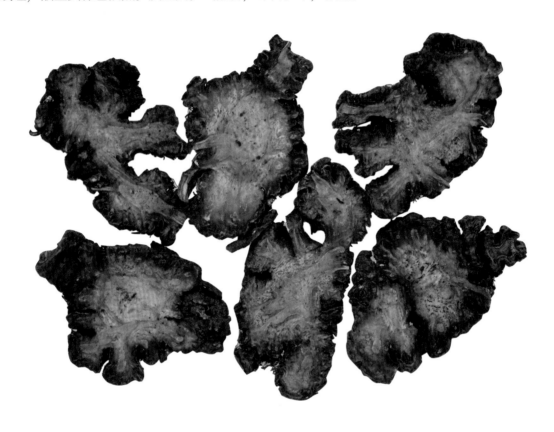

川芎

性味功效

辛，温。活血行气，祛风止痛。用于胸痹心痛，胸胁刺痛，跌扑肿痛，月经不调，经闭痛经，癥瘕腹痛，头痛，风湿痹痛。

用量用法

3~10g。

川射干

Chuanshegan
IRIDIS TECTORI RHIZOMA

本品为鸢尾科植物鸢尾 *Iris tectorum* Maxim. 的干燥根茎。

产　地

产于山西、陕西、甘肃、湖北、湖南、江西、江苏、浙江、安徽、福建、广东、广西、西藏、云南、四川、贵州。主产于四川。

采收加工

全年均可采挖，除去须根及泥沙，干燥。

药材性状

本品呈不规则条状或圆锥形，略扁，有分枝，长 3~10cm，直径 1~2.5cm。表面灰黄褐色或棕色，有环纹和纵沟。常有残存的须根及凹陷或圆点状突起的须根痕。质松脆，易折断，断面黄白色或黄棕色。气微，味甘、苦。

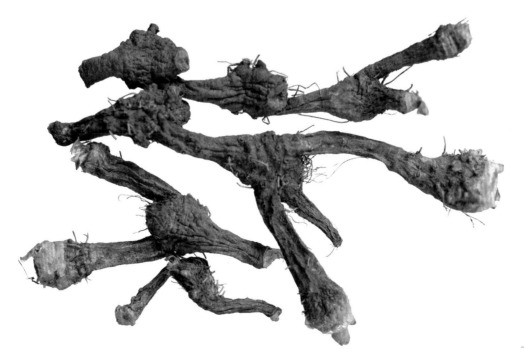

1cm

川射干

炮制规范

除去杂质，洗净，润透，切薄片，干燥。

饮片性状

本品为不规则薄片。外表皮灰黄褐色或棕色，有时可见环纹，或凹陷或圆点状突起的须根痕。切面黄白色或黄棕色。气微，味甘、苦。

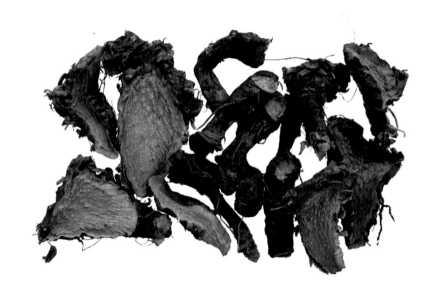

川射干

性味功效

苦，寒。清热解毒，祛痰，利咽。用于热毒痰火郁结，咽喉肿痛，痰涎壅盛，咳嗽气喘。

用量用法

6~10g。

对比鉴别

参见"射干"项。

川楝子

Chuanlianzi
TOOSENDAN FRUCTUS

本品为楝科植物川楝 *Melia toosendan* Sieb. et Zucc. 的干燥成熟果实。

产　地

产于陕西、甘肃、河南、湖北、湖南、贵州、四川、云南、重庆、安徽、江苏等地。主产于四川达川，重庆巴南，湖北恩施、宜昌、孝感，安徽芜湖、蚌埠、六安，江苏南京，河南新乡，贵州安顺等地。

采收加工

冬季果实成熟时采收，除去杂质，干燥。

药材性状

本品呈类球形，直径 2~3.2cm。表面金黄色至棕黄色，微有光泽，少数凹陷或皱缩，具深棕色小点。顶端有花柱残痕，基部凹陷，有果梗痕。外果皮革质，与果肉间常成空隙，果肉松软，淡黄色，遇水润湿显黏性。果核球形或卵圆形，质坚硬，两端平截，有 6~8 条纵棱，内分 6~8 室，每室含黑棕色长圆形的种子 1 粒。气特异，味酸、苦。

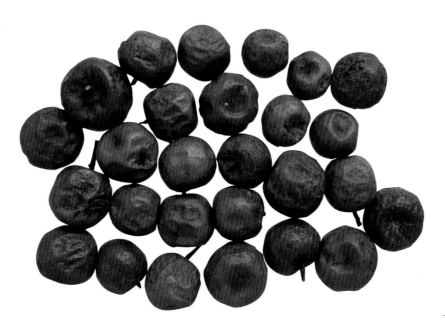

1cm

川楝子

炮制规范

川楝子　除去杂质。用时捣碎。

炒川楝子　取净川楝子，切厚片或碾碎后置热锅中，用文火炒至表面焦黄色时，取出，放凉。

饮片性状

川楝子　同药材。

炒川楝子　本品呈半球状、厚片或不规则的碎块，表面焦黄色，偶见焦斑。气焦香，味酸、苦。

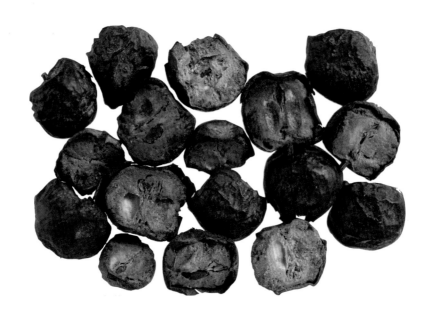

炒川楝子

性味功效

苦，寒；有小毒。疏肝泄热，行气止痛，杀虫。用于肝郁化火，胸胁、脘腹胀痛，疝气疼痛，虫积腹痛。

用量用法

5~10g。外用适量，研末调涂。

对比鉴别

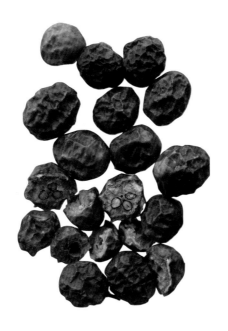

楝 *Melia azedarach* L. 的果实

广东紫珠

Guangdongzizhu
CALLICARPAE CAULIS ET FOLIUM

本品为马鞭草科植物广东紫珠 *Callicarpa kwangtungensis* Chun 的干燥茎枝和叶。

产　地

产于福建、江西、湖北、湖南、广东、广西、贵州。

采收加工

夏、秋二季采收，切成 10~20cm 的段，干燥。

药材性状

本品茎呈圆柱形，分枝少，长 10~20cm，直径 0.2~1.5cm；表面灰绿色或灰褐色，有的具灰白色花斑，有细纵皱纹及多数长椭圆形稍突起的黄白色皮孔；嫩枝可见对生的类三角形叶柄痕，腋芽明显。质硬，切面皮部呈纤维状，中部具较大类白色髓。叶片多已脱落或皱缩、破碎，完整者呈狭椭圆状披针形，顶端渐尖，基部楔形，边缘具锯齿，下表面有黄色腺点；叶柄长 0.5~1.2cm。气微，味微苦涩。

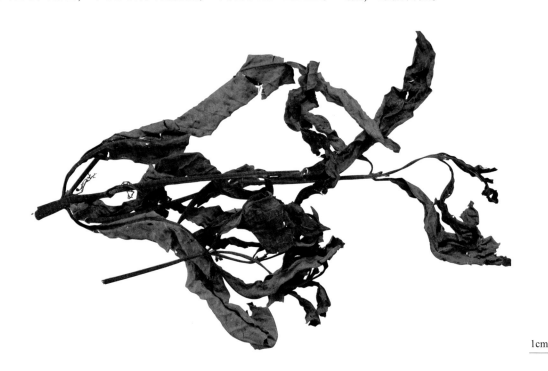

1cm

广东紫珠

性味功效

苦、涩，凉。收敛止血，散瘀，清热解毒。用于衄血，咯血，吐血，便血，崩漏，外伤出血，肺热咳嗽，咽喉肿痛，热毒疮疡，水火烫伤。

用量用法

9~15g。外用适量，研粉敷患处。

对比鉴别

参见"紫珠叶"项。

广 枣

Guangzao
CHOEROSPONDIATIS FRUCTUS

本品系蒙古族习用药材。为漆树科植物南酸枣 *Choerospondias axillaris* (Roxb.) Burtt et Hill 的干燥成熟果实。

产　地

产于浙江、福建、湖北、湖南、广东、广西、贵州、四川、云南等地。主产于广东。

采收加工

秋季果实成熟时采收，除去杂质，干燥。

药材性状

本品呈椭圆形或近卵形，长 2~3cm，直径 1.4~2cm。表面黑褐色或棕褐色，稍有光泽，具不规则的皱褶，基部有果梗痕。果肉薄，棕褐色，质硬而脆。核近卵形，黄棕色，顶端有 5 个（偶有 4 个或 6 个）明显的小孔，每孔内各含种子 1 枚。气微，味酸。

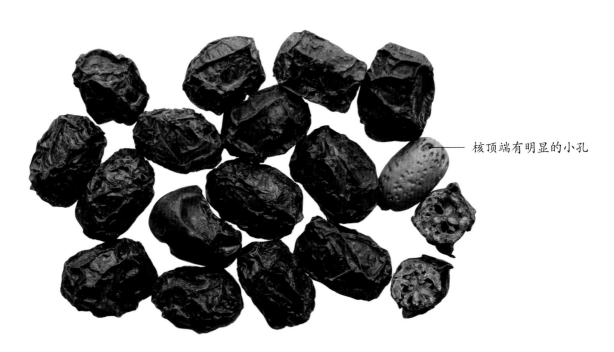

核顶端有明显的小孔

广枣

性味功效

甘、酸，平。行气活血，养心，安神。用于气滞血瘀，胸痹作痛，心悸气短，心神不安。

用量用法

1.5~2.5g。

广金钱草

Guangjinqiancao

DESMODII STYRACIFOLII HERBA

本品为豆科植物广金钱草 *Desmodium styracifolium* (Osb.) Merr. 的干燥地上部分。

产　　地

产于福建、湖南、广西、广东等地。主产于广西、广东。

采收加工

夏、秋二季采割，除去杂质，晒干。

药材性状

本品茎呈圆柱形，长可达 1m；密被黄色伸展的短柔毛；质稍脆，断面中部有髓。叶互生，小叶 1 或 3，圆形或矩圆形，直径 2~4cm；先端微凹，基部心形或钝圆，全缘；上表面黄绿色或灰绿色，无毛，下表面具灰白色紧贴的绒毛，侧脉羽状；叶柄长 1~2cm，托叶 1 对，披针形，长约 0.8cm。气微香，味微甘。

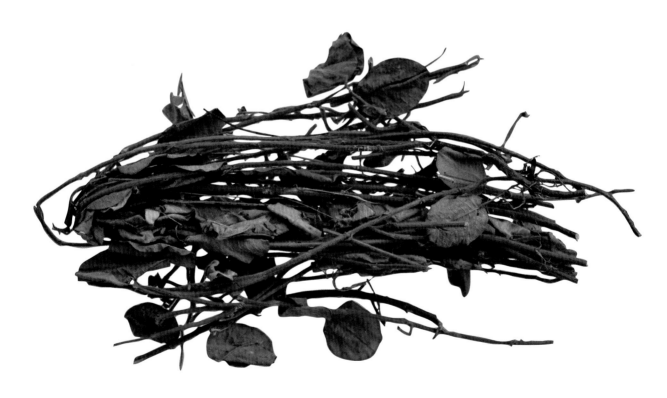

广金钱草

炮制规范

除去杂质，切段，晒干。

饮片性状

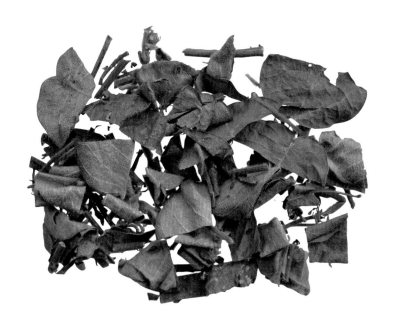

广金钱草

性味功效

甘、淡，凉。利湿退黄，利尿通淋。用于黄疸尿赤，热淋，石淋，小便涩痛，水肿尿少。

用量用法

15~30g。

对比鉴别

参见"金钱草"项。

广藿香

Guanghuoxiang
POGOSTEMONIS HERBA

本品为唇形科植物广藿香 *Pogostemon cablin* (Blanco) Benth. 的干燥地上部分。

产　地

主产于广东高要、海南万宁。

采收加工

枝叶茂盛时采割，日晒夜闷，反复至干。

药材性状

本品茎略呈方柱形，多分枝，枝条稍曲折，长 30~60cm，直径 0.2~0.7cm；表面被柔毛；质脆，易折断，断面中部有髓；老茎类圆柱形，直径 1~1.2cm，被灰褐色栓皮。叶对生，皱缩成团，展平后叶片呈卵形或椭圆形，长 4~9cm，宽 3~7cm；两面均被灰白色绒毛；先端短尖或钝圆，基部楔形或钝圆，边缘具大小不规则的钝齿；叶柄细，长 2~5cm，被柔毛。气香特异，味微苦。

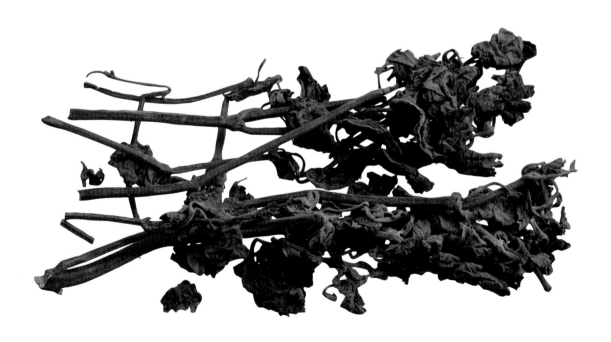

广藿香

炮制规范

除去残根和杂质，先抖下叶，筛净另放；茎洗净，润透，切段，晒干，再与叶混匀。

饮片性状

本品呈不规则的段。茎略呈方柱形，表面灰褐色、灰黄色或带红棕色，被柔毛。切面有白色髓。叶破碎或皱缩成团，完整者展平后呈卵形或椭圆形，两面均被灰白色绒毛；基部楔形或钝圆，边缘具大小不规则的钝齿；叶柄细，被柔毛。气香特异，味微苦。

茎表面被柔毛———

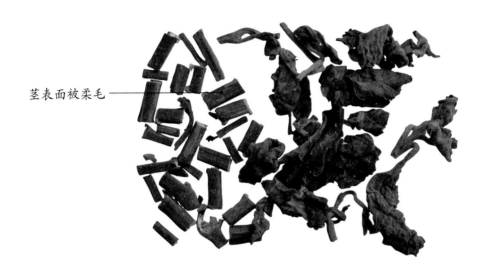

广藿香

性味功效

辛，微温。芳香化浊，和中止呕，发表解暑。用于湿浊中阻，脘痞呕吐，暑湿表证，湿温初起，发热倦怠，胸闷不舒，寒湿闭暑，腹痛吐泻，鼻渊头痛。

用量用法

3~10g。

对比鉴别

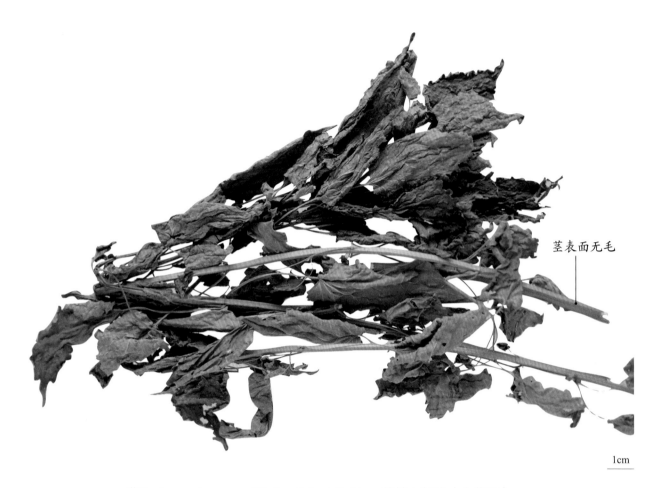

茎表面无毛

1cm

藿香 *Agastache rugosa* (Fisch. et Mey.) O. Ktze. 的地上部分（土藿香）

对比鉴别

女贞子

Nüzhenzi

LIGUSTRI LUCIDI FRUCTUS

本品为木犀科植物女贞 *Ligustrum lucidum* Ait. 的干燥成熟果实。

产　地

产于全国大部分地区。主产于浙江金华，江苏淮阴、镇江，湖南衡阳、邵东、乐安，福建浦城、莆田、闽侯，广西桂林、柳州等地。

采收加工

冬季果实成熟时采收，除去枝叶，稍蒸或置沸水中略烫后，干燥；或直接干燥。

药材性状

本品呈卵形、椭圆形或肾形，长 6~8.5mm，直径 3.5~5.5mm。表面黑紫色或灰黑色，皱缩不平，基部有果梗痕或具宿萼及短梗。体轻。外果皮薄，中果皮较松软，易剥离，内果皮木质，黄棕色，具纵棱，破开后种子通常为 1 粒，肾形，紫黑色，油性。气微，味甘、微苦涩。

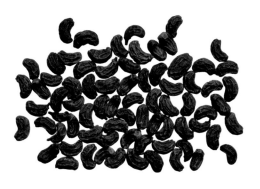 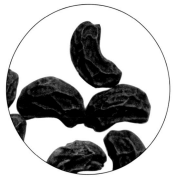

女贞子

炮制规范

女贞子　除去杂质，洗净，干燥。

酒女贞子　取净女贞子，加酒拌匀，置适宜的容器内，密闭，隔水加热，炖或蒸至酒吸尽，放凉，取出，干燥。每 100kg 女贞子，用黄酒 20kg。

饮片性状

女贞子　同药材。

酒女贞子　本品形如女贞子，表面黑褐色或灰黑色，常附有白色粉霜。微有酒香气。

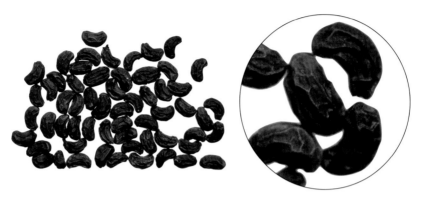

酒女贞子

性味功效

甘、苦，凉。滋补肝肾，明目乌发。用于肝肾阴虚，眩晕耳鸣，腰膝酸软，须发早白，目暗不明，内热消渴，骨蒸潮热。

用量用法

6~12g。

小叶莲

Xiaoyelian
SINOPODOPHYLLI FRUCTUS

本品系藏族习用药材。为小檗科植物桃儿七 *Sinopodophyllum hexandrum* (Royle) Ying 的干燥成熟果实。

产　　地

产于陕西、甘肃、青海、四川、云南、西藏。主产于陕西、甘肃、西藏。

采收加工

秋季果实成熟时采摘，除去杂质，干燥。

药材性状

本品呈椭圆形或近球形，多压扁，长 3~5.5cm，直径 2~4cm。表面紫红色或紫褐色，皱缩，有的可见露出的种子。顶端稍尖，果梗黄棕色，多脱落。果皮与果肉粘连成薄片，易碎，内具多数种子。种子近卵形，长约 4mm；表面红紫色，具细皱纹，一端有小突起；质硬；种仁白色，有油性。气微，味酸甜、涩；种子味苦。

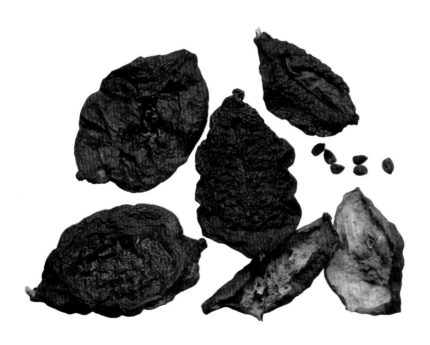

小叶莲

性味功效

甘，平；有小毒。调经活血。用于血瘀经闭，难产，死胎、胎盘不下。

用量用法

3~9g，多入丸散服。

小驳骨

Xiaobogu
GENDARUSSAE HERBA

本品为爵床科植物小驳骨 *Gendarussa vulgaris* Nees 的干燥地上部分。

产　地

产于台湾、福建、广东、香港、海南、广西、云南。主产于广东、广西。

采收加工

全年均可采收，除去杂质，晒干。

药材性状

本品茎呈圆柱形，有分枝，长 40~90cm，直径 0.2~3cm。茎表面黄绿色、淡绿褐色或褐绿色，有稀疏的黄色小皮孔；小枝微具四棱线，节膨大。质脆，易折断，断面黄白色。叶对生，卷缩破碎，展平后呈狭披针形或条状披针形，长 4~14cm，宽 1~2cm；先端渐尖，基部楔形，全缘，叶脉略带紫色。有的可见穗状花序，顶生或生于上部叶腋，苞片窄细，花冠二唇形。气微，味微辛、酸。

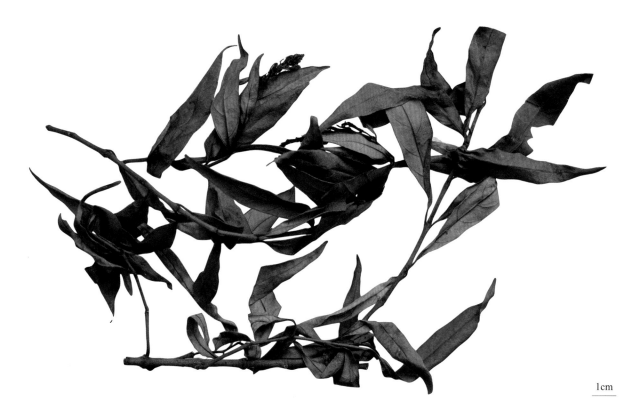

1cm

小驳骨

炮制规范

除去杂质，切段。

饮片性状

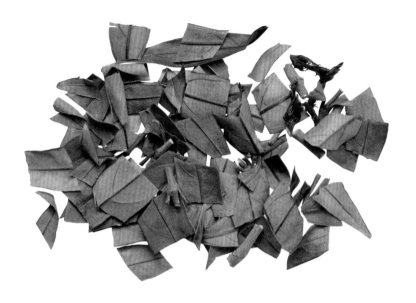

小驳骨

性味功效

辛，温。祛瘀止痛，续筋接骨。用于跌打损伤，筋伤骨折，风湿骨痛，血瘀经闭，产后腹痛。

用量用法

9~15g。外用适量。孕妇慎用。

小茴香

Xiaohuixiang
FOENICULI FRUCTUS

本品为伞形科植物茴香 *Foeniculum vulgare* Mill. 的干燥成熟果实。

产　地

产于全国各地。主产于山西太原、榆次、阳泉，内蒙古，甘肃。

采收加工

秋季果实初熟时采割植株，晒干，打下果实，除去杂质。

药材性状

本品为双悬果，呈圆柱形，有的稍弯曲，长 4~8mm，直径 1.5~2.5mm。表面黄绿色或淡黄色，两端略尖，顶端残留有黄棕色突起的柱基，基部有时有细小的果梗。分果呈长椭圆形，背面有纵棱 5 条，接合面平坦而较宽。横切面略呈五边形，背面的四边约等长。有特异香气，味微甜、辛。

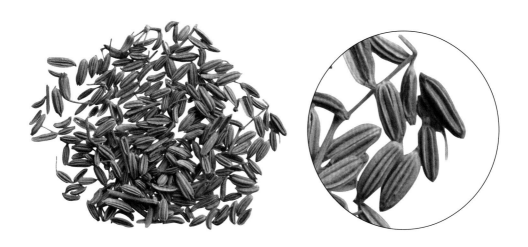

小茴香

炮制规范

小茴香　除去杂质。

盐小茴香　取净小茴香，加盐水拌匀，闷透，置锅内，以文火加热，炒至微黄色时，取出，放凉。每 100kg 小茴香，用食盐 2kg。

饮片性状

小茴香　同药材。

盐小茴香　本品形如小茴香，微鼓起，色泽加深，偶有焦斑。味微咸。

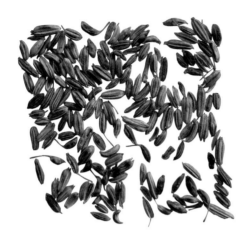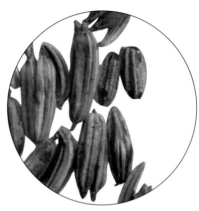

盐小茴香

性味功效

小茴香　辛，温。散寒止痛，理气和胃。用于寒疝腹痛，睾丸偏坠，痛经，少腹冷痛，脘腹胀痛，食少吐泻。

盐小茴香　暖肾散寒止痛。用于寒疝腹痛，睾丸偏坠，经寒腹痛。

用量用法

3~6g。

对比鉴别

参见"八角茴香"项。

小通草

Xiaotongcao
STACHYURI MEDULLA
HELWINGIAE MEDULLA

本品为旌节花科植物喜马山旌节花 *Stachyurus himalaicus* Hook. f. et Thoms.、中国旌节花 *Stachyurus chinensis* Franch. 或山茱萸科植物青荚叶 *Helwingia japonica* (Thunb.) Dietr. 的干燥茎髓。

产地

喜马山旌节花 主产于四川、贵州、湖南、湖北、云南、广西。
中国旌节花 主产于陕西、四川、贵州、湖南、安徽、甘肃、河南、湖北。
青荚叶 主产于四川、贵州、陕西、广西、湖北、江西。

采收加工

秋季割取茎，截成段，趁鲜取出髓部，理直，晒干。

药材性状

旌节花 本品呈圆柱形，长 30~50cm，直径 0.5~1cm。表面白色或淡黄色，无纹理。体轻，质松软，捏之能变形，有弹性，易折断，切面平坦，无空心，显银白色光泽。水浸后有黏滑感。气微，味淡。
青荚叶 本品表面有浅纵条纹。质较硬，捏之不易变形。水浸后无黏滑感。

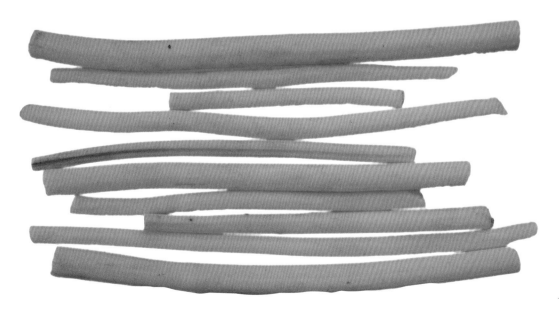

1cm

小通草（喜马山旌节花）

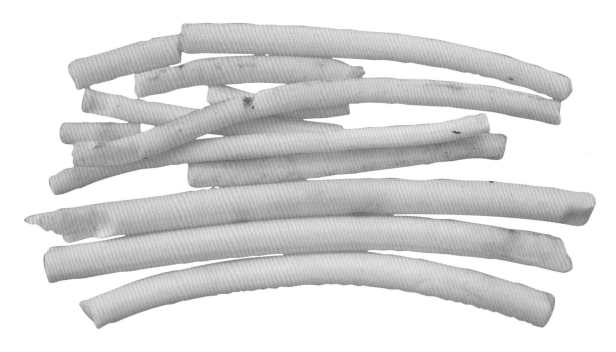

小通草（中国旌节花）

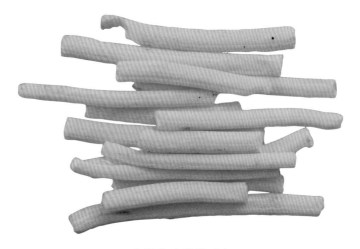

小通草（青荚叶）

炮制规范

　　除去杂质，切段。

饮片性状

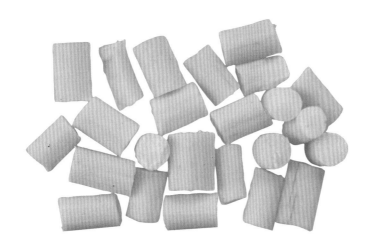

小通草（喜马山旌节花）

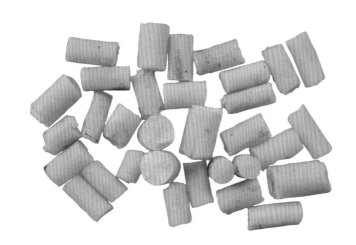

小通草（中国旌节花）

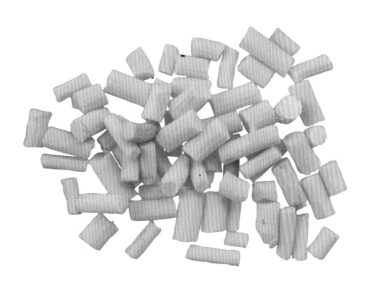

小通草（青荚叶）

性味功效

甘、淡，寒。清热，利尿，下乳。用于小便不利，淋证，乳汁不下。

用量用法

3~6g。

对比鉴别

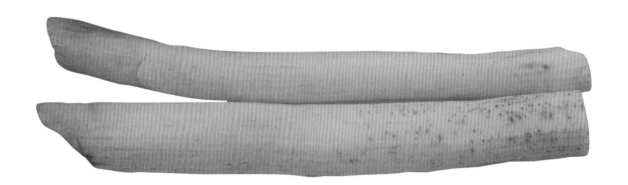

通脱木 *Tetrapanax papyrifer* (Hook.) K. Koch 的茎髓（通草）

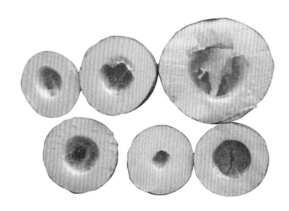

通脱木 *Tetrapanax papyrifer* (Hook.) K. Koch 的茎髓（通草，饮片）

小 蓟

Xiaoji

CIRSII HERBA

本品为菊科植物刺儿菜 *Cirsium setosum* (Willd.) MB. 的干燥地上部分。

产　地

产于全国大部分地区，自产自销。

采收加工

夏、秋二季花开时采割，除去杂质，晒干。

药材性状

本品茎呈圆柱形，有的上部分枝，长 5~30cm，直径 0.2~0.5cm；表面灰绿色或带紫色，具纵棱及白色柔毛；质脆，易折断，断面中空。叶互生，无柄或有短柄；叶片皱缩或破碎，完整者展平后呈长椭圆形或长圆状披针形，长 3~12cm，宽 0.5~3cm；全缘或微齿裂至羽状深裂，齿间具针刺；上表面绿褐色，下表面灰绿色，两面均具白色柔毛。头状花序单个或数个顶生；总苞钟状，苞片 5~8 层，黄绿色；花紫红色。气微，味微苦。

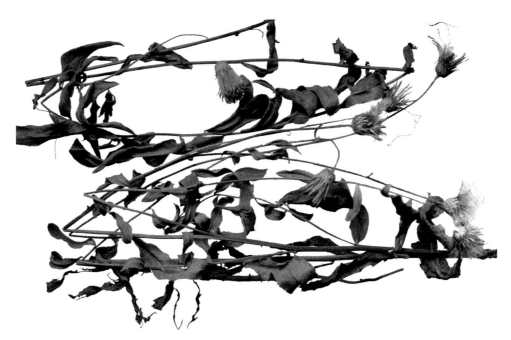

1cm

小蓟

炮制规范

小蓟　除去杂质，洗净，稍润，切段，干燥。

小蓟炭　取净小蓟段，置热锅内，用武火炒至黑褐色时，喷淋清水少许，熄灭火星，取出，晾干。

饮片性状

小蓟　本品呈不规则的段。茎呈圆柱形，表面灰绿色或带紫色，具纵棱和白色柔毛。切面中空。叶片多皱缩或破碎，叶齿尖具针刺；两面均具白色柔毛。头状花序，总苞钟状；花紫红色。气微，味苦。

小蓟炭　本品形如小蓟段。表面黑褐色，内部焦褐色。

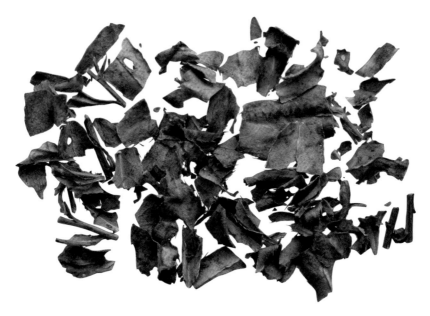

小蓟

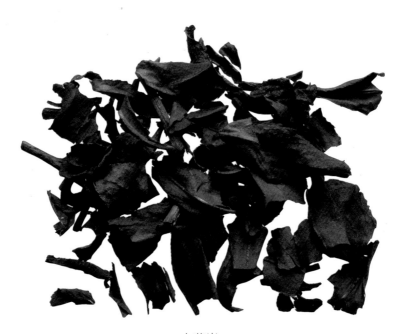

小蓟炭

性味功效

甘、苦，凉。凉血止血，散瘀解毒消痈。用于衄血，吐血，尿血，血淋，便血，崩漏，外伤出血，痈肿疮毒。

用量用法

5~12g。

飞扬草

Feiyangcao
EUPHORBIAE HIRTAE HERBA

本品为大戟科植物飞扬草 *Euphorbia hirta* L. 的干燥全草。

产　　地

产于浙江、江西、广东、广西、福建、台湾、湖南、云南等地，自产自销。

采收加工

夏、秋二季采收，洗净，晒干。

药材性状

本品茎呈近圆柱形，长 15~50cm，直径 1~3mm。表面黄褐色或浅棕红色；质脆，易折断，断面中空；地上部分被长粗毛。叶对生，皱缩，展平后叶片椭圆状卵形或略近菱形，长 1~4cm，宽 0.5~1.3cm；绿褐色，先端急尖或钝，基部偏斜，边缘有细锯齿，有 3 条较明显的叶脉。聚伞花序密集成头状，腋生。蒴果卵状三棱形。气微，味淡、微涩。

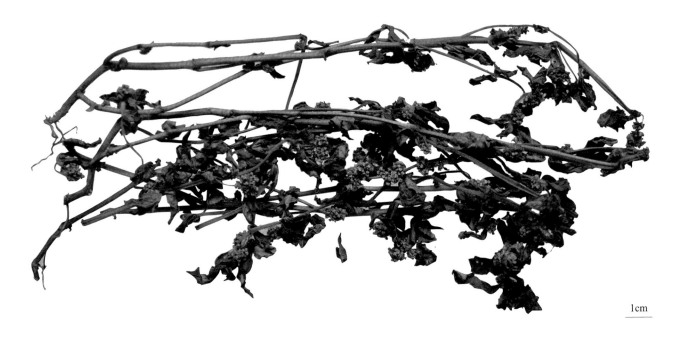

1cm

飞扬草

炮制规范

除去杂质，洗净，稍润，切段，干燥。

饮片性状

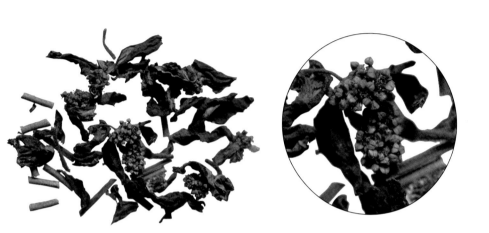

飞扬草

性味功效

辛、酸，凉；有小毒。清热解毒，利湿止痒，通乳。用于肺痈，乳痈，疔疮肿毒，牙疳，痢疾，泄泻，热淋，血尿，湿疹，脚癣，皮肤瘙痒，产后少乳。

用量用法

6~9g。外用适量，煎水洗。孕妇慎用。

马齿苋

Machixian
PORTULACAE HERBA

本品为马齿苋科植物马齿苋 *Portulaca oleracea* L. 的干燥地上部分。

产　　地

全国大部分地区均产，自产自销。

采收加工

夏、秋二季采收，除去残根和杂质，洗净，略蒸或烫后晒干。

药材性状

本品多皱缩卷曲，常结成团。茎圆柱形，长可达 30cm，直径 0.1~0.2cm，表面黄褐色，有明显纵沟纹。叶对生或互生，易破碎，完整叶片倒卵形，长 1~2.5cm，宽 0.5~1.5cm；绿褐色，先端钝平或微缺，全缘。花小，3~5 朵生于枝端，花瓣 5，黄色。蒴果圆锥形，长约 5mm，内含多数细小种子。气微，味微酸。

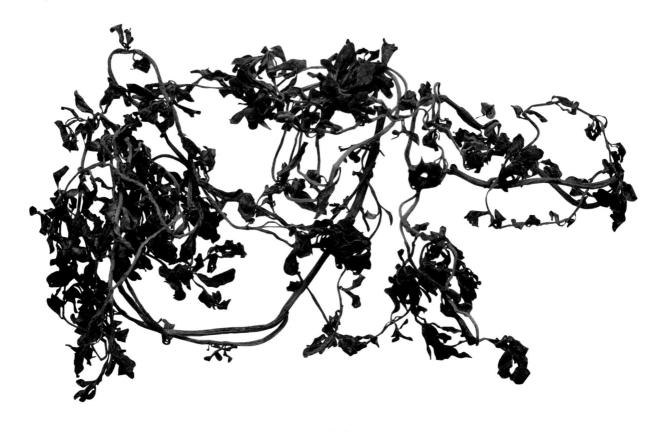

马齿苋

炮制规范

除去杂质，洗净，稍润，切段，干燥。

饮片性状

本品呈不规则的段。茎圆柱形，表面黄褐色，有明显纵沟纹。叶多破碎，完整者展平后呈倒卵形，先端钝平或微缺，全缘。蒴果圆锥形，内含多数细小种子。气微，味微酸。

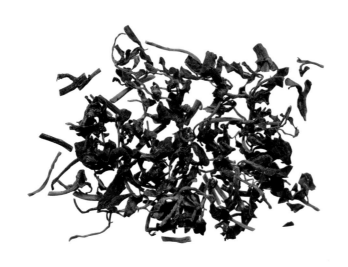

马齿苋

性味功效

酸，寒。清热解毒，凉血止血，止痢。用于热毒血痢，痈肿疔疮，湿疹，丹毒，蛇虫咬伤，便血，痔血，崩漏下血。

用量用法

9~15g。外用适量，捣敷患处。

马 勃

Mabo
LASIOSPHAERA CALVATIA

本品为灰包科真菌脱皮马勃 *Lasiosphaera fenzlii* Reich.、大马勃 *Calvatia gigantea* (Batsch ex Pers.) Lloyd 或紫色马勃 *Calvatia lilacina* (Mont. et Berk.) Lloyd 的干燥子实体。

产 地

脱皮马勃 主产于内蒙古、河北、陕西、甘肃。

大马勃 主产于内蒙古、辽宁、河北。

紫色马勃 主产于河北、青海、新疆、四川、安徽。

采收加工

夏、秋二季子实体成熟时及时采收，除去泥沙，干燥。

药材性状

脱皮马勃 本品呈扁球形或类球形，无不孕基部，直径 15~20cm。包被灰棕色至黄褐色，纸质，常破碎呈块片状，或已全部脱落。孢体灰褐色或浅褐色，紧密，有弹性，用手撕之，内有灰褐色棉絮状的丝状物。触之则孢子呈尘土样飞扬，手捻有细腻感。臭似尘土，无味。

大马勃 本品不孕基部小或无。残留的包被由黄棕色的膜状外包被和较厚的灰黄色的内包被所组成，光滑，质硬而脆，成块脱落。孢体浅青褐色，手捻有润滑感。

紫色马勃 本品呈陀螺形，或已压扁呈扁圆形，直径 5~12cm，不孕基部发达。包被薄，两层，紫褐色，粗皱，有圆形凹陷，外翻，上部常裂成小块或已部分脱落。孢体紫色。

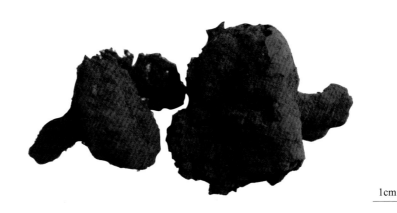

1cm

马勃（脱皮马勃）

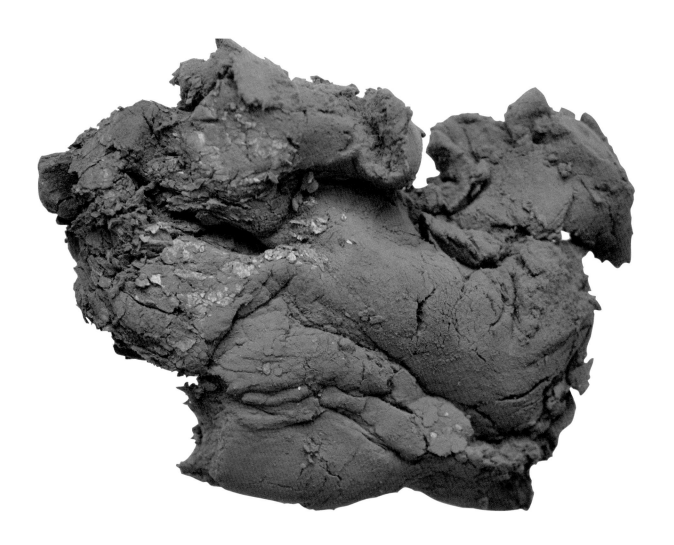

马勃（大马勃）

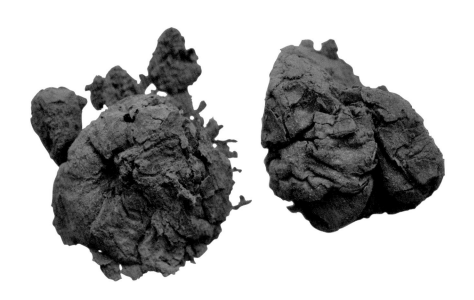

马勃（紫色马勃）

炮制规范

除去杂质，剪成小块。

饮片性状

脱皮马勃　本品呈不规则的小块。其余同药材。

大马勃　本品呈不规则的小块。其余同药材。

紫色马勃　本品呈不规则的小块。其余同药材。

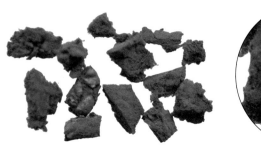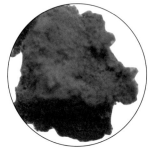

马勃（大马勃）

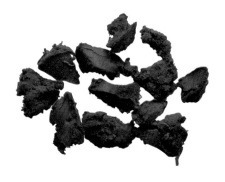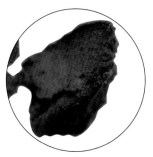

马勃（紫色马勃）

性味功效

辛，平。清肺利咽，止血。用于风热郁肺咽痛，音哑，咳嗽；外治鼻衄，创伤出血。

用量用法

2~6g。外用适量，敷患处。

马钱子

Maqianzi
STRYCHNI SEMEN

本品为马钱科植物马钱 *Strychnos nux-vomica* L. 的干燥成熟种子。

产　　地

商品药材多系印度、越南、缅甸、泰国、斯里兰卡等地进口。

采收加工

冬季采收成熟果实，取出种子，晒干。

药材性状

本品呈纽扣状圆板形，常一面隆起，一面稍凹下，直径 1.5~3cm，厚 0.3~0.6cm。表面密被灰棕色或灰绿色绢状茸毛，自中间向四周呈辐射状排列，有丝样光泽。边缘稍隆起，较厚，有突起的珠孔，底面中心有突起的圆点状种脐。质坚硬，平行剖面可见淡黄白色胚乳，角质状，子叶心形，叶脉 5~7 条。气微，味极苦。

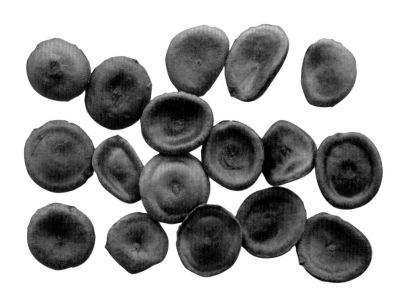

马钱子

炮制规范

生马钱子　除去杂质。

制马钱子　取河砂置锅内，用武火炒热后，加入净马钱子，不断翻动，烫至鼓起并显棕褐色或深棕色时，取出，筛去辅料，放凉。

饮片性状

生马钱子　同药材。

制马钱子　本品形如马钱子，两面均膨胀鼓起，边缘较厚。表面棕褐色或深棕色，质坚脆，平行剖面可见棕褐色或深棕色的胚乳。微有香气，味极苦。

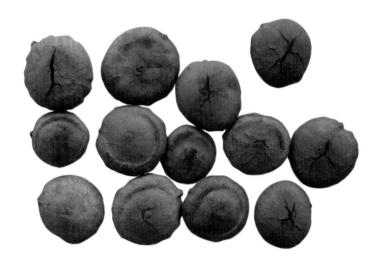

制马钱子

性味功效

苦，温；有大毒。通络止痛，散结消肿。用于跌打损伤，骨折肿痛，风湿顽痹，麻木瘫痪，痈疽疮毒，咽喉肿痛。

用量用法

0.3~0.6g，炮制后入丸散用。孕妇禁用；不宜多服久服及生用；运动员慎用；有毒成分能经皮肤吸收，外用不宜大面积涂敷。

马钱子粉

Maqianzi Fen

STRYCHNI SEMEN PULVERATUM

本品为马钱子的炮制加工品。

炮制规范

取制马钱子，粉碎成细粉，照《中国药典》"马钱子"条目下〔含量测定〕项下的方法测定士的宁含量后，加适量淀粉，使含量符合规定，混匀，即得。

饮片性状

本品为黄褐色粉末。气微香，味极苦。

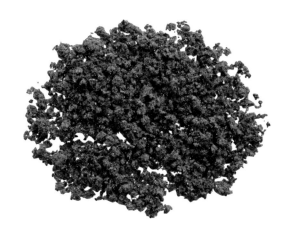

马钱子粉

性味功效

苦，温；有大毒。通络止痛，散结消肿。用于跌打损伤，骨折肿痛，风湿顽痹，麻木瘫痪，痈疽疮毒，咽喉肿痛。

用量用法

0.3~0.6g，入丸散用。孕妇禁用；不宜多服久服及生用；运动员慎用；有毒成分能经皮肤吸收，外用不宜大面积涂敷。

马鞭草

Mabiancao
VERBENAE HERBA

本品为马鞭草科植物马鞭草 *Verbena officinalis* L. 的干燥地上部分。

产　　地

产于全国各地，多自产自销。

采收加工

6~8 月花开时采割，除去杂质，晒干。

药材性状

本品茎呈方柱形，多分枝，四面有纵沟，长 0.5~1m；表面绿褐色，粗糙；质硬而脆，断面有髓或中空。叶对生，皱缩，多破碎，绿褐色，完整者展平后叶片 3 深裂，边缘有锯齿。穗状花序细长，有小花多数。气微，味苦。

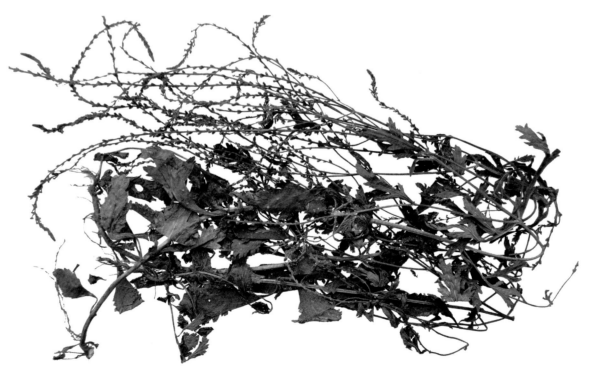

1cm

马鞭草

炮制规范

除去残根及杂质,洗净,稍润,切段,干燥。

饮片性状

本品呈不规则的段。茎方柱形,四面有纵沟,表面绿褐色,粗糙。切面有髓或中空。叶多破碎,绿褐色,完整者展平后叶片3深裂,边缘有锯齿。穗状花序,有小花多数。气微,味苦。

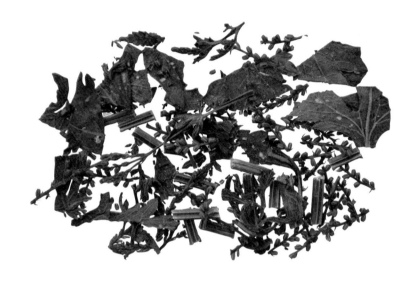

马鞭草

性味功效

苦,凉。活血散瘀,解毒,利水,退黄,截疟。用于癥瘕积聚,痛经经闭,喉痹,痈肿,水肿,黄疸,疟疾。

用量用法

5~10g。

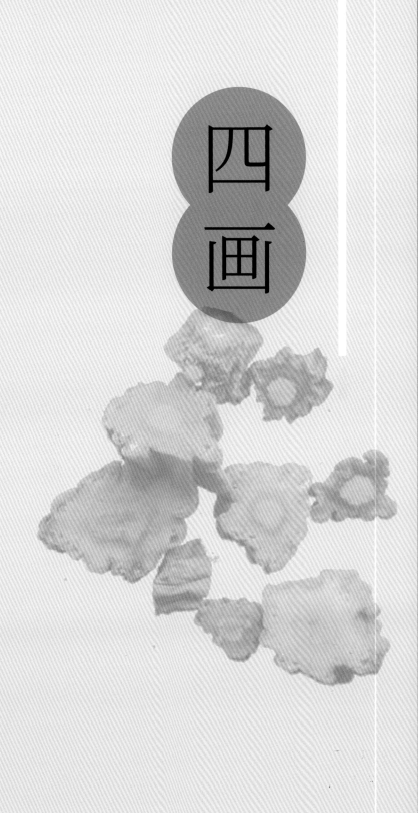

四画

8

王不留行

Wangbuliuxing
VACCARIAE SEMEN

本品为石竹科植物麦蓝菜 *Vaccaria segetalis* (Neck.) Garcke 的干燥成熟种子。

产　　地

产于全国大部分地区。主产于河北邢台、保定，辽宁凤城、海城、绥中，山东章丘、长清、梁山，黑龙江依安、依兰、绥棱，山西翼城，湖北襄阳。

采收加工

夏季果实成熟、果皮尚未开裂时采割植株，晒干，打下种子，除去杂质，再晒干。

药材性状

本品呈球形，直径约 2mm。表面黑色，少数红棕色，略有光泽，有细密颗粒状突起，一侧有 1 凹陷的纵沟。质硬。胚乳白色，胚弯曲成环，子叶 2。气微，味微涩、苦。

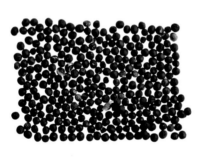 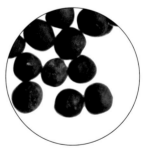

王不留行

炮制规范

王不留行　除去杂质。

炒王不留行　取净王不留行置热锅中，用文火炒至大多数爆开白花时，取出，放凉。

饮片性状

王不留行　同药材。

炒王不留行　本品呈类球形爆花状，表面白色，质松脆。

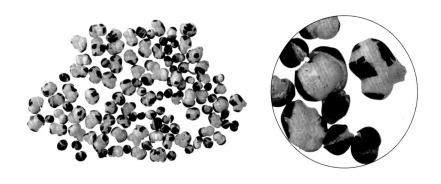

炒王不留行

苦，平。活血通经，下乳消肿，利尿通淋。用于经闭，痛经，乳汁不下，乳痈肿痛，淋证涩痛。

5~10g。孕妇慎用。

对比鉴别

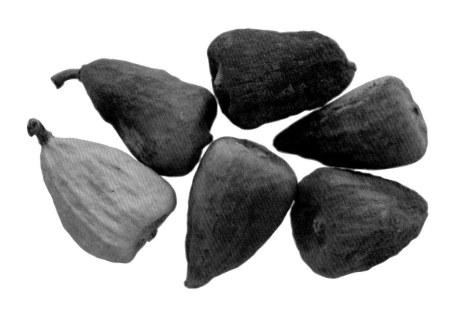

薜荔 *Ficus pumila* L. 的成熟果序托（果壳）

天山雪莲

Tianshanxuelian
SAUSSUREAE INVOLUCRATAE HERBA

本品系维吾尔族习用药材。为菊科植物天山雪莲 *Saussurea involucrata* (Kar. et Kir.) Sch.-Bip. 的干燥地上部分。

产　地

产于新疆。

采收加工

夏、秋二季花开时采收，阴干。

药材性状

本品茎呈圆柱形，长 2~48cm，直径 0.5~3cm；表面黄绿色或黄棕色，有的微带紫色，具纵棱，断面中空。茎生叶密集排列，无柄，或脱落留有残基，完整叶片呈卵状长圆形或广披针形，两面被柔毛，边缘有锯齿和缘毛，主脉明显。头状花序顶生，10~42 个密集成圆球形，无梗。苞叶长卵形或卵形，无柄，中部凹陷呈舟状，膜质，半透明。总苞片 3~4 层，披针形，等长，外层多呈紫褐色，内层棕黄色或黄白色。花管状，紫红色，柱头 2 裂。瘦果圆柱形，具纵棱，羽状冠毛 2 层。体轻，质脆。气微香，味微苦。

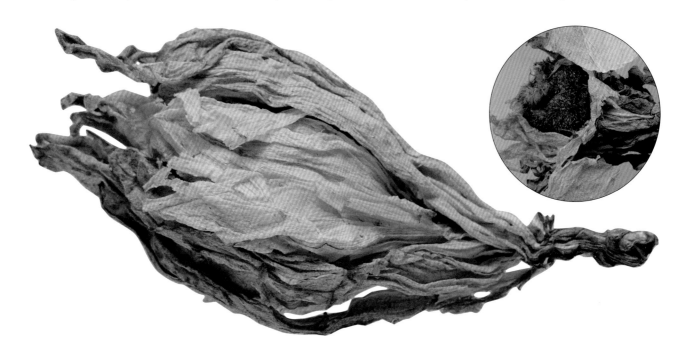

天山雪莲

性味功效

维吾尔医：性质，二级湿热。补肾活血，强筋骨，营养神经，调节异常体液。用于风湿性关节炎，关节疼痛，肺寒咳嗽，肾与小腹冷痛，白带过多等。

中医：微苦，温。温肾助阳，祛风胜湿，通经活血。用于风寒湿痹痛、类风湿关节炎，小腹冷痛，月经不调。

用量用法

3~6g，水煎或酒浸服。外用适量。孕妇忌用。

天仙子

Tianxianzi
HYOSCYAMI SEMEN

本品为茄科植物莨菪 *Hyoscyamus niger* L. 的干燥成熟种子。

产　　地

产于全国大部分地区。主产于黑龙江、吉林、辽宁、内蒙古、河北、河南、甘肃、青海、新疆。

采收加工

夏、秋二季果皮变黄色时，采摘果实，暴晒，打下种子，筛去果皮、枝梗，晒干。

药材性状

本品呈类扁肾形或扁卵形，直径约 1mm。表面棕黄色或灰黄色，有细密的网纹，略尖的一端有点状种脐。切面灰白色，油质，有胚乳，胚弯曲。气微，味微辛。

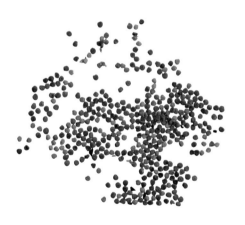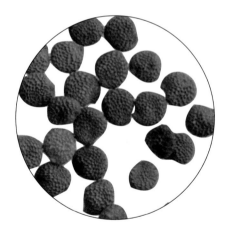

天仙子

性味功效

苦、辛，温；有大毒。解痉止痛，平喘，安神。用于胃脘挛痛，喘咳，癫狂。

用量用法

0.06~0.6g。心脏病、心动过速、青光眼患者及孕妇禁用。

天 冬

Tiandong
ASPARAGI RADIX

本品为百合科植物天冬 *Asparagus cochinchinensis* (Lour.) Merr. 的干燥块根。

产　　地

主产于贵州遵义、兴义、安顺，重庆涪陵，四川泸州、宜宾，广西玉林。以贵州遵义、兴义、安顺为道地产区。

采收加工

秋、冬二季采挖，洗净，除去茎基和须根，置沸水中煮或蒸至透心，趁热除去外皮，洗净，干燥。

药材性状

本品呈长纺锤形，略弯曲，长 5~18cm，直径 0.5~2cm。表面黄白色至淡黄棕色，半透明，光滑或具深浅不等的纵皱纹，偶有残存的灰棕色外皮。质硬或柔润，有黏性，断面角质样，中柱黄白色。气微，味甜、微苦。

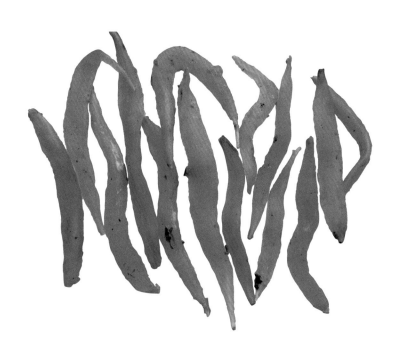

天冬

炮制规范

除去杂质，迅速洗净，切薄片，干燥。

饮片性状

本品呈类圆形或不规则形的片。外表面黄白色至淡黄棕色，半透明，光滑或具深浅不等的纵皱纹，偶有残存的灰棕色外皮。质硬或柔润，有黏性。切面角质样，中柱黄白色。气微，味甜、微苦。

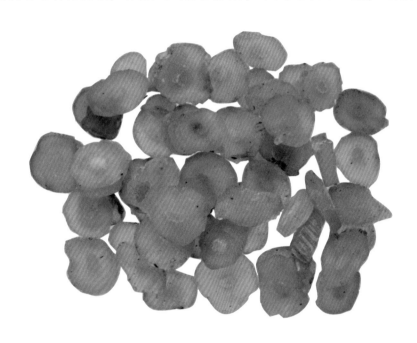

天冬

性味功效

甘、苦，寒。养阴润燥，清肺生津。用于肺燥干咳，顿咳痰黏，腰膝酸痛，骨蒸潮热，内热消渴，热病津伤，咽干口渴，肠燥便秘。

用量用法

6~12g。

天花粉

Tianhuafen
TRICHOSANTHIS RADIX

本品为葫芦科植物栝楼 *Trichosanthes kirilowii* Maxim. 或双边栝楼 *Trichosanthes rosthornii* Harms 的干燥根。

产　地

栝楼　主产于河南新乡、安阳，河北邯郸，山东长清、肥城、宁阳。
双边栝楼　主产于四川绵阳、德阳、简阳、乐山。

采收加工

秋、冬二季采挖，洗净，除去外皮，切段或纵剖成瓣，干燥。

药材性状

本品呈不规则圆柱形、纺锤形或瓣块状，长 8~16cm，直径 1.5~5.5cm。表面黄白色或淡棕黄色，有纵皱纹、细根痕及略凹陷的横长皮孔，有的有黄棕色外皮残留。质坚实，断面白色或淡黄色，富粉性，横切面可见黄色木质部，略呈放射状排列，纵切面可见黄色条纹状木质部。气微，味微苦。

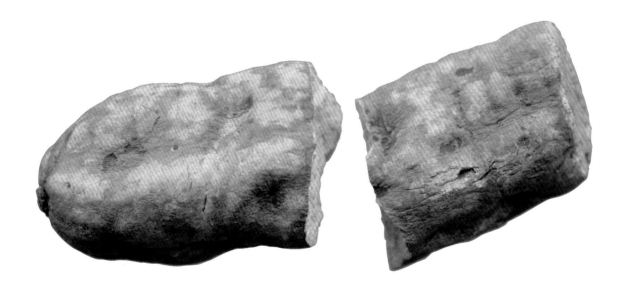

天花粉（栝楼）

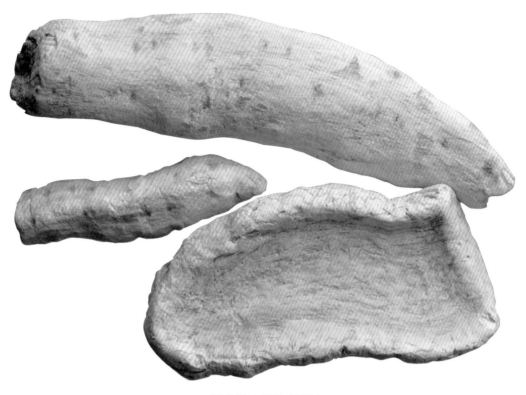

天花粉（双边栝楼）

炮制规范

略泡，润透，切厚片，干燥。

饮片性状

本品呈类圆形、半圆形或不规则形的厚片。外表皮黄白色或淡棕黄色。切面可见黄色木质部小孔，略呈放射状排列。气微，味微苦。

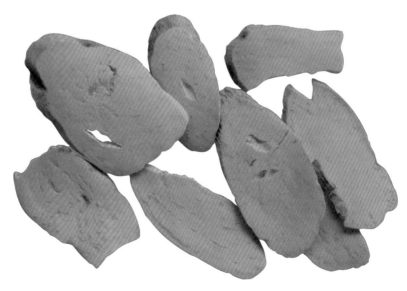

天花粉（栝楼）

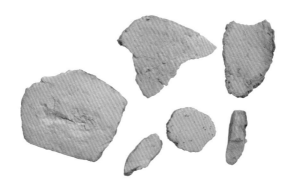

天花粉（双边栝楼）

性味功效

甘、微苦，微寒。清热泻火，生津止渴，消肿排脓。用于热病烦渴，肺热燥咳，内热消渴，疮疡肿毒。

用量用法

10~15g。孕妇慎用；不宜与川乌、制川乌、草乌、制草乌、附子同用。

对比鉴别

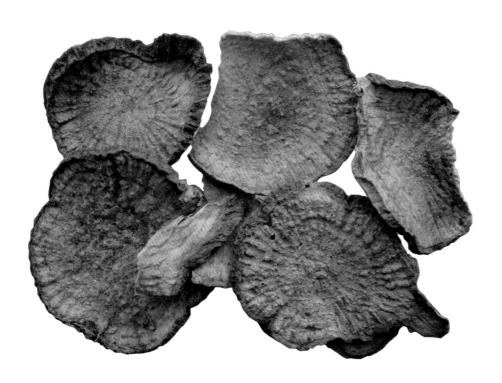

长萼栝楼（湖北栝楼）*Trichosanthes laceribractea* Hayata 的根

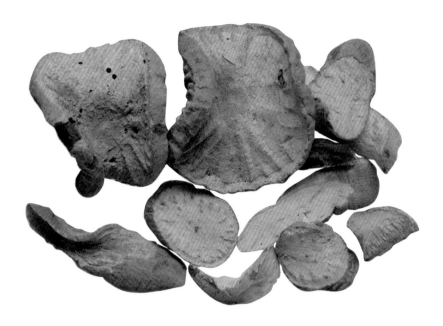

牛皮消 *Cynanchum auriculatum* Royle ex Wight 的块根

天竺黄

Tianzhuhuang
BAMBUSAE CONCRETIO SILICEA

本品为禾本科植物青皮竹 *Bambusa textilis* McClure 或华思劳竹 *Schizostachyum chinense* Rendle 等秆内的分泌液干燥后的块状物。

产　地

青皮竹　主产于广东、广西。
华思劳竹　主产于云南。

采收加工

秋、冬二季采收。

药材性状

本品为不规则的片块或颗粒，大小不一。表面灰蓝色、灰黄色或灰白色，有的洁白色，半透明，略带光泽。体轻，质硬而脆，易破碎，吸湿性强。气微，味淡。

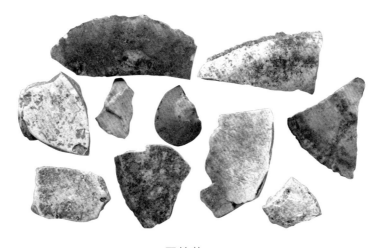

天竺黄

性味功效

甘，寒。清热豁痰，凉心定惊。用于热病神昏，中风痰迷，小儿痰热惊痫、抽搐、夜啼。

用量用法

3~9g。

天南星

Tiannanxing
ARISAEMATIS RHIZOMA

本品为天南星科植物天南星 *Arisaema erubescens* (Wall.) Schott、异叶天南星 *Arisaema heterophyllum* Bl. 或东北天南星 *Arisaema amurense* Maxim. 的干燥块茎。

产　　地

天南星　主产于四川、湖北、甘肃、贵州、云南。
异叶天南星　主产于四川、湖北、甘肃、贵州、云南。
东北天南星　主产于黑龙江、吉林、辽宁、河北、山西、陕西。

采收加工

秋、冬二季茎叶枯萎时采挖，除去须根及外皮，干燥。

药材性状

本品呈扁球形，高 1~2cm，直径 1.5~6.5cm。表面类白色或淡棕色，较光滑，顶端有凹陷的茎痕，周围有麻点状根痕，有的块茎周边有小扁球状侧芽。质坚硬，不易破碎，断面不平坦，白色，粉性。气微辛，味麻辣。

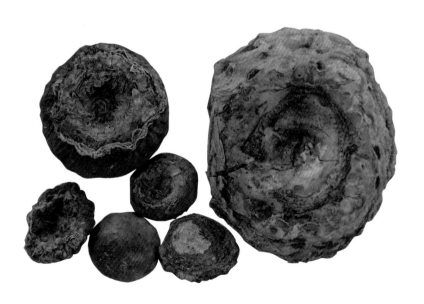

天南星（天南星）

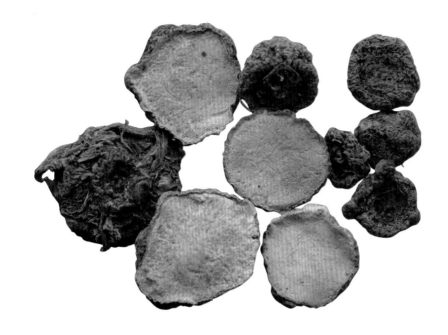

天南星（异叶天南星）

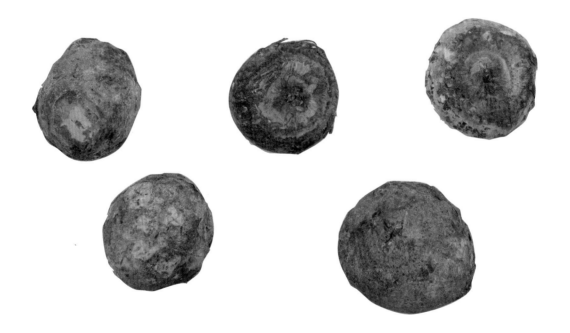

天南星（东北天南星）

炮制规范

生天南星　除去杂质，洗净，干燥。

饮片性状

同药材。

性味功效

苦、辛，温；有毒。散结消肿。外用治痈肿，蛇虫咬伤。

用量用法

外用生品适量，研末以醋或酒调敷患处。孕妇慎用；生品内服宜慎。

对比鉴别

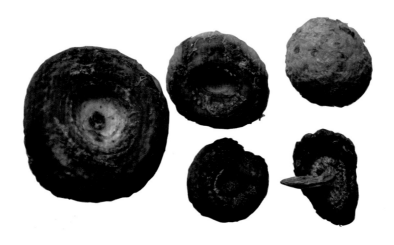

细齿南星（朝鲜南星）*Arisaema peninsulae* Nakai 的块茎

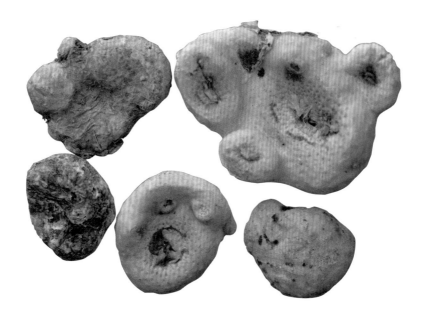

虎掌（掌状半夏）*Pinellia pedatisecta* Schott 的块茎

制天南星

Zhitiannanxing
ARISAEMATIS RHIZOMA PREPARATUM

本品为天南星的炮制加工品。

炮制规范

取净天南星，按大小分别用水浸泡，每日换水 2~3 次，如起白沫时，换水后加白矾（每 100kg 天南星，加白矾 2kg），泡一日后，再进行换水，至切开口尝微有麻舌感时取出。将生姜片、白矾置锅内加适量水煮沸后，倒入天南星共煮至无干心时取出，除去姜片，晾至四至六成干，切薄片，干燥。

每 100kg 天南星，用生姜、白矾各 12.5kg。

饮片性状

本品呈类圆形或不规则形的薄片。黄色或淡棕色，质脆易碎，断面角质状。气微，味涩，微麻。

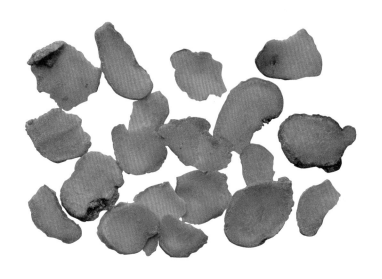

制天南星

性味功效

苦、辛，温；有毒。燥湿化痰，祛风止痉，散结消肿。用于顽痰咳嗽，风痰眩晕，中风痰壅，口眼㖞斜，半身不遂，癫痫，惊风，破伤风；外治痈肿，蛇虫咬伤。

用量用法

3~9g。孕妇慎用。

天　麻

Tianma

GASTRODIAE RHIZOMA

本品为兰科植物天麻 *Gastrodia elata* Bl. 的干燥块茎。

产　地

产于全国大部分地区。主产于陕西汉中、石泉、镇坪，四川宜宾、乐山，重庆万州，贵州毕节、安顺、遵义，湖北恩施、利川，云南昭通。

采收加工

立冬后至次年清明前采挖，立即洗净，蒸透，敞开低温干燥。

药材性状

本品呈椭圆形或长条形，略扁，皱缩而稍弯曲，长 3~15cm，宽 1.5~6cm，厚 0.5~2cm。表面黄白色至黄棕色，有纵皱纹及由潜伏芽排列而成的横环纹多轮，有时可见棕褐色菌索。顶端有红棕色至深棕色鹦嘴状的芽或残留茎基；另端有圆脐形疤痕。质坚硬，不易折断，断面较平坦，黄白色至淡棕色，角质样。气微，味甘。

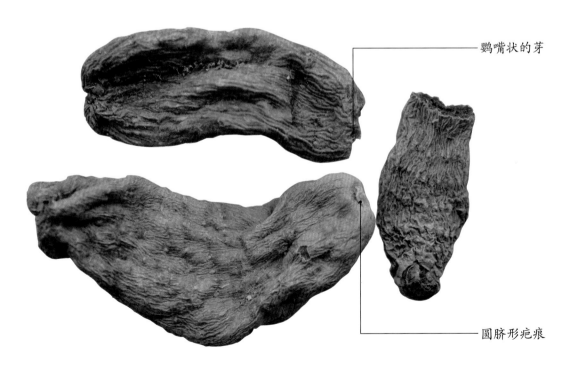

鹦嘴状的芽

圆脐形疤痕

天麻

炮制规范

洗净，润透或蒸软，切薄片，干燥。

饮片性状

本品呈不规则的薄片。外表皮淡黄色至黄棕色，有时可见点状排成的横环纹。切面黄白色至淡棕色，角质样，半透明。气微，味甘。

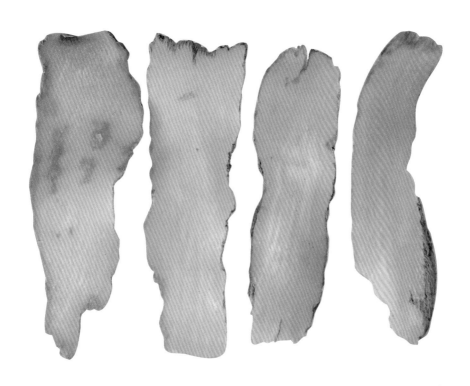

天麻

性味功效

甘，平。息风止痉，平抑肝阳，祛风通络。用于小儿惊风，癫痫抽搐，破伤风，头痛眩晕，手足不遂，肢体麻木，风湿痹痛。

用量用法

3~10g。

对比鉴别

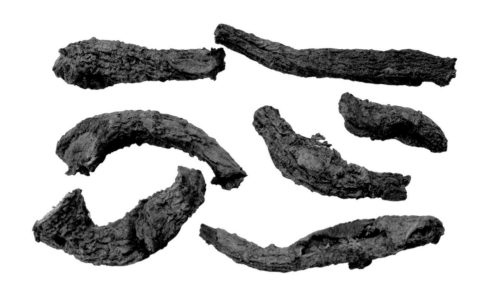

羊角天麻 *Dobinea delavayi* (Baill.) Baill. 的块茎

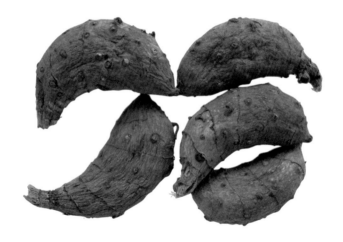

华蟹甲 *Sinacalia tangutica* (Maxim.) B. Nord. 的块茎

天葵子

Tiankuizi
SEMIAQUILEGIAE RADIX

本品为毛茛科植物天葵 *Semiaquilegia adoxoides* (DC.) Makino 的干燥块根。

产　　地

主产于湖南邵阳、长沙，湖北恩施、宣恩，江苏吴江等地，贵州、安徽亦产。

采收加工

夏初采挖，洗净，干燥，除去须根。

药材性状

本品呈不规则短柱状、纺锤状或块状，略弯曲，长 1~3cm，直径 0.5~1cm。表面暗褐色至灰黑色，具不规则的皱纹及须根或须根痕。顶端常有茎叶残基，外被数层黄褐色鞘状鳞片。质较软，易折断，断面皮部类白色，木部黄白色或黄棕色，略呈放射状。气微，味甘、微苦辛。

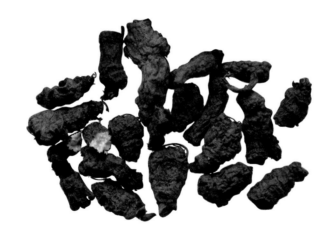

天葵子

性味功效

甘、苦，寒。清热解毒，消肿散结。用于痈肿疔疮，乳痈，瘰疬，蛇虫咬伤。

用量用法

9~15g。

天然冰片

Tianranbingpian
BORNEOLUM

本品为樟科植物樟 *Cinnamomum camphora* (L.) Presl 的新鲜枝、叶经提取加工制成。

药材性状

本品为白色结晶性粉末或片状结晶。气清香，味辛、凉。具挥发性，点燃时有浓烟，火焰呈黄色。

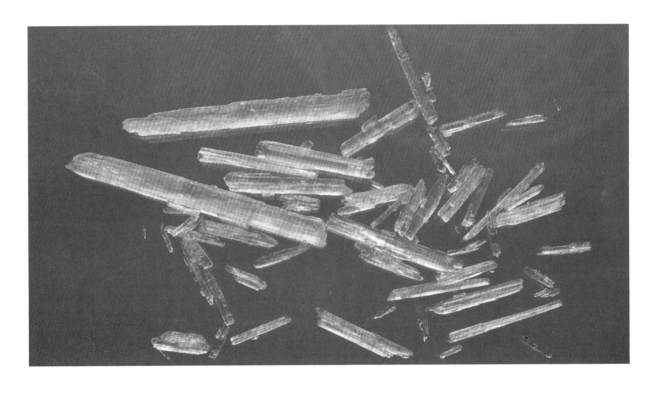

天然冰片

性味功效

辛、苦，凉。开窍醒神，清热止痛。用于热病神昏、惊厥，中风痰厥，气郁暴厥，中恶昏迷，胸痹心痛，目赤，口疮，咽喉肿痛，耳道流脓。

用量用法

0.3~0.9g，入丸散服。外用适量，研粉点敷患处。孕妇慎用。

云芝

Yunzhi
CORIOLUS

本品为多孔菌科真菌彩绒革盖菌 *Coriolus versicolor* (L. ex Fr.) Quel 的干燥子实体。

产地

产于全国各地。

采收加工

全年均可采收，除去杂质，晒干。

药材性状

本品菌盖单个呈扇形、半圆形或贝壳形，常数个叠生成覆瓦状或莲座状；直径 1~10cm，厚 1~4mm。表面密生灰、褐、蓝、紫黑等颜色的绒毛（菌丝），构成多色的狭窄同心性环带，边缘薄；腹面灰褐色、黄棕色或淡黄色，无菌管处呈白色，菌管密集，管口近圆形至多角形，部分管口开裂成齿。革质，不易折断，断面菌肉类白色，厚约 1mm；菌管单层，长 0.5~2mm，多为浅棕色，管口近圆形至多角形，每 1mm 有 3~5 个。气微，味淡。

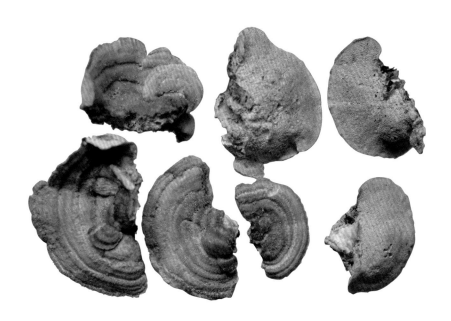

云芝

炮制规范

除去杂质，洗净，干燥。

性味功效

甘，平。健脾利湿，清热解毒。用于湿热黄疸，胁痛，纳差，倦怠乏力。

用量用法

9~27g。

木 瓜

Mugua
CHAENOMELIS FRUCTUS

本品为蔷薇科植物贴梗海棠 *Chaenomeles speciosa* (Sweet) Nakai 的干燥近成熟果实。

产　　地

主产于四川都江堰，重庆江津、綦江，湖北长阳、资丘，湖南桑植，安徽宣城、涡阳、六安，浙江淳安、昌化、开化。以安徽宣城为道地产区。

采收加工

夏、秋二季果实绿黄时采收，置沸水中烫至外皮灰白色，对半纵剖，晒干。

药材性状

本品呈长圆形，多纵剖成两半，长 4~9cm，宽 2~5cm，厚 1~2.5cm。外表面紫红色或红棕色，有不规则的深皱纹；剖面边缘向内卷曲，果肉红棕色，中心部分凹陷，棕黄色；种子扁长三角形，多脱落。质坚硬。气微清香，味酸。

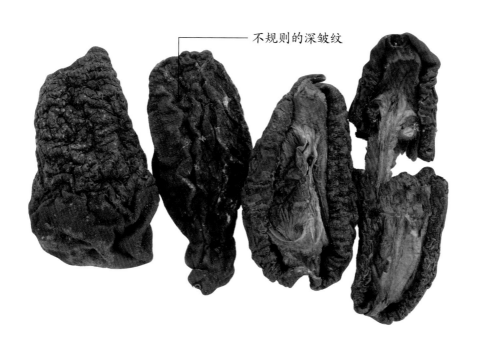

不规则的深皱纹

木瓜

炮制规范

洗净，润透或蒸透后切薄片，晒干。

饮片性状

本品呈类月牙形薄片。外表紫红色或红棕色，有不规则的深皱纹。切面棕红色。气微清香，味酸。

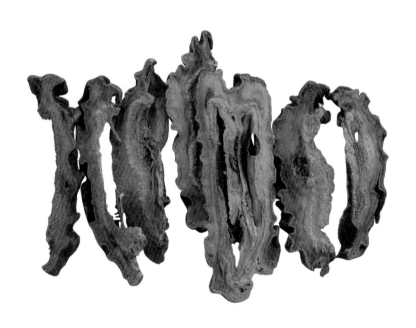

木瓜

性味功效

酸，温。舒筋活络，和胃化湿。用于湿痹拘挛，腰膝关节酸重疼痛，暑湿吐泻，转筋挛痛，脚气水肿。

用量用法

6~9g。

对比鉴别

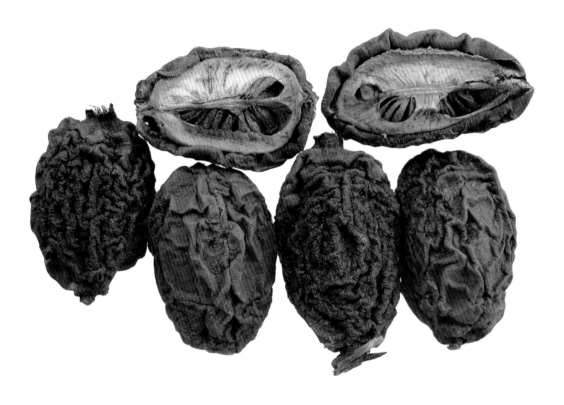

毛叶木瓜 *Chaenomeles cathayensis* (Hemsl.) Schneid. 的果实

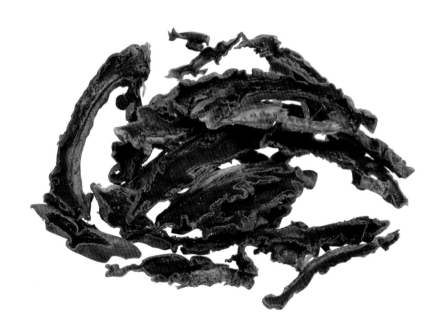

毛叶木瓜 *Chaenomeles cathayensis* (Hemsl.) Schneid. 的果实（断片）

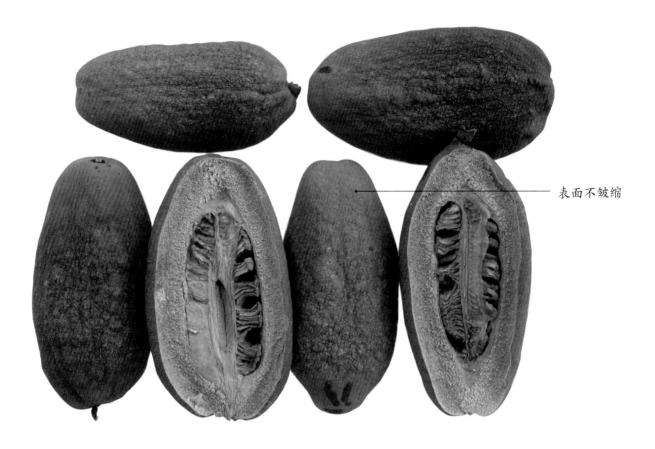

表面不皱缩

木瓜 *Chaenomeles cathayensis* (Hemsl.) Schneid. 的果实

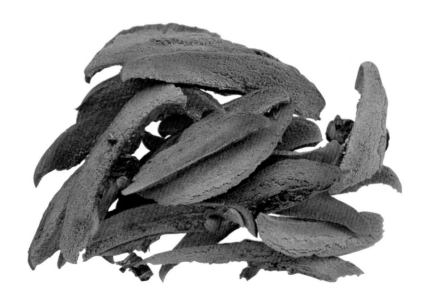

木瓜 *Chaenomeles cathayensis* (Hemsl.) Schneid. 的果实（断片）

木芙蓉叶

Mufurongye

HIBISCI MUTABILIS FOLIUM

本品为锦葵科植物木芙蓉 *Hibiscus mutabilis* L. 的干燥叶。

产　地

产于陕西、河南及长江以南各地。

采收加工

夏、秋二季采收，干燥。

药材性状

本品多卷缩、破碎，全体被毛。完整叶片展平后呈卵圆状心形，宽 10~20cm，掌状 3~7 浅裂，裂片三角形，边缘有钝齿。上表面暗黄绿色，下表面灰绿色，叶脉 7~11 条，于两面突起。叶柄长 5~20cm。气微，味微辛。

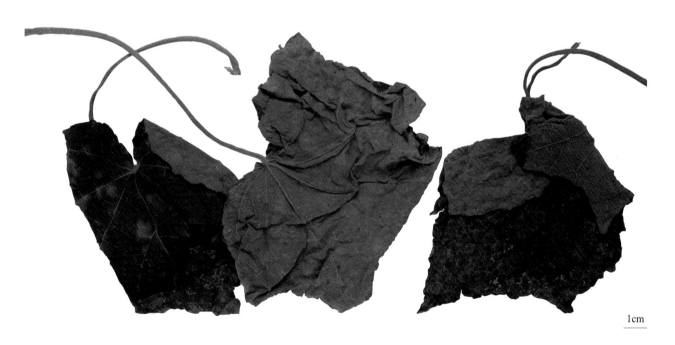

1cm

木芙蓉叶

炮制规范

除去杂质，喷淋清水，稍润，切丝或切碎，干燥；或研粉。

饮片性状

本品呈不规则的片状或丝条状，多卷缩，上表面暗绿色，下表面黄绿色，密被短柔毛及星状毛，叶脉于两面突起。质脆易碎。气微，味微辛。

性味功效

辛，平。凉血，解毒，消肿，止痛。用于痈疽燃肿，缠身蛇丹，烫伤，目赤肿痛，跌打损伤。

用量用法

10~30g。外用适量。

木 香

Muxiang
AUCKLANDIAE RADIX

本品为菊科植物木香 *Aucklandia lappa* Decne. 的干燥根。

产　地

主产于湖北、甘肃、四川、云南。以云南丽江、迪庆为道地产区。

采收加工

秋、冬二季采挖，除去泥沙和须根，切段，大的再纵剖成瓣，干燥后撞去粗皮。

药材性状

本品呈圆柱形或半圆柱形，长 5~10cm，直径 0.5~5cm。表面黄棕色至灰褐色，有明显的皱纹、纵沟及侧根痕。质坚，不易折断，断面灰褐色至暗褐色，周边灰黄色或浅棕黄色，形成层环棕色，有放射状纹理及散在的褐色点状油室。气香特异，味微苦。

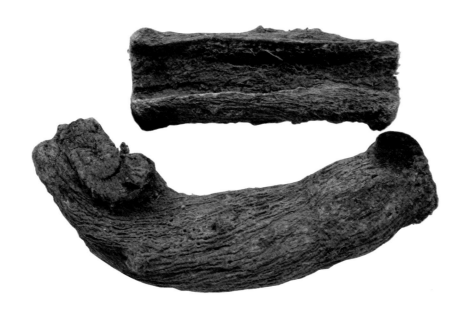

木香

木香　除去杂质，洗净，闷透，切厚片，干燥。

煨木香　取未干燥的木香片，在铁丝匾中，用一层草纸，一层木香片，间隔平铺数层，置炉火旁或烘干室内，烘煨至木香中所含的挥发油渗至纸上，取出。

木香　本品呈类圆形或不规则的厚片。外表皮黄棕色至灰褐色，有纵皱纹。切面棕黄色至棕褐色，中部有明显菊花心状的放射纹理，形成层环棕色，褐色油点（油室）散在。气香特异，味微苦。

煨木香　本品形如木香片。气微香，味微苦。

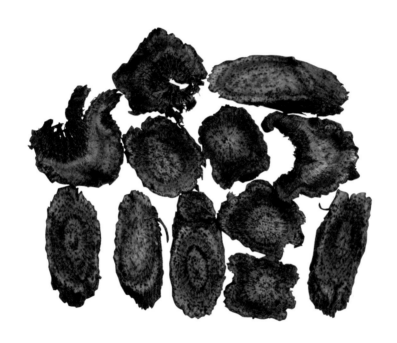

木香

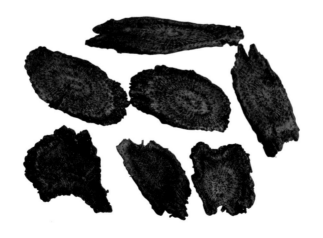

煨木香

性味功效

木香 辛、苦，温。行气止痛，健脾消食。用于胸胁、脘腹胀痛，泻痢后重，食积不消，不思饮食。

煨木香 辛、苦，温。实肠止泻。用于泄泻腹痛。

用量用法

3~6g。

对比鉴别

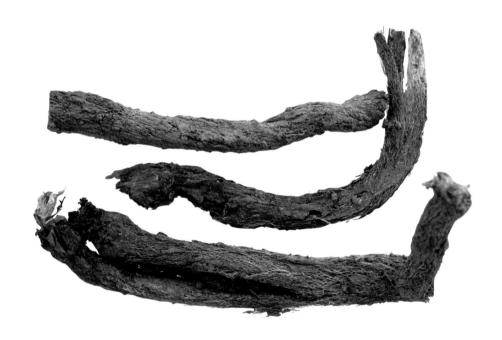

川木香 *Vladimiria souliei* (Franch.) Ling 的根（川木香）

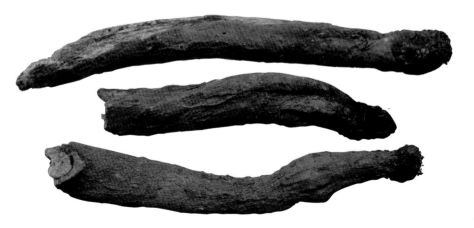

1cm

灰毛川木香 *Vladimiria souliei* (Franch.) Ling var. *cinerea* Ling 的根（川木香）

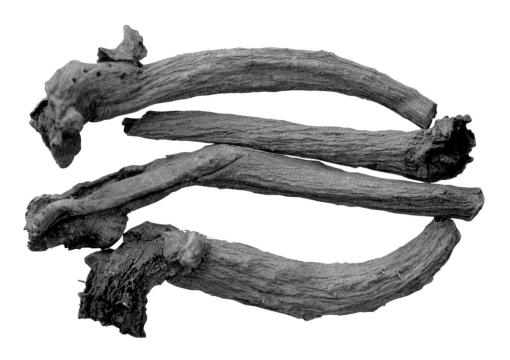

1cm

土木香 *Inula helenium* L. 的根（土木香）

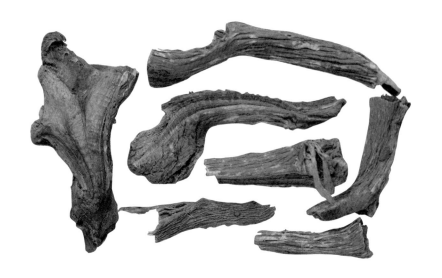

总状土木香 *Inula racemosa* Hook. f. 的根

木 贼

Muzei
EQUISETI HIEMALIS HERBA

本品为木贼科植物木贼 *Equisetum hyemale* L. 的干燥地上部分。

产　　地

主产于陕西凤县，吉林通化、靖宇，辽宁清原、本溪，湖北兴山、竹溪，黑龙江等地。

采收加工

夏、秋二季采割，除去杂质，晒干或阴干。

药材性状

本品呈长管状，不分枝，长 40~60cm，直径 0.2~0.7cm。表面灰绿色或黄绿色，有 18~30 条纵棱，棱上有多数细小光亮的疣状突起；节明显，节间长 2.5~9cm，节上着生筒状鳞叶，叶鞘基部和鞘齿黑棕色，中部淡棕黄色。体轻，质脆，易折断，断面中空，周边有多数圆形的小空腔。气微，味甘淡、微涩，嚼之有沙粒感。

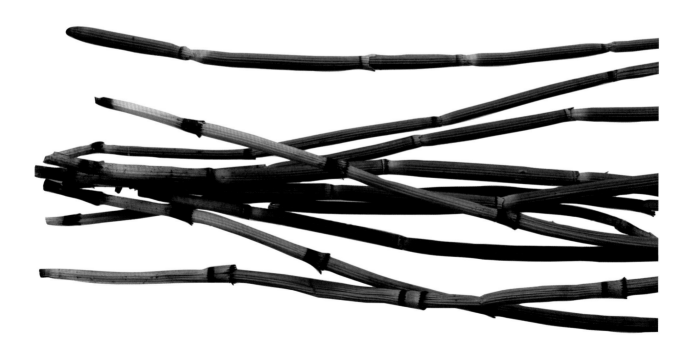

木贼

炮制规范

除去枯茎及残根，喷淋清水，稍润，切段，干燥。

饮片性状

本品呈管状的段。表面灰绿色或黄绿色，有18~30条纵棱，棱上有多数细小光亮的疣状突起；节明显，节上着生筒状鳞叶，叶鞘基部和鞘齿黑棕色，中部淡棕黄色。切面中空，周边有多数圆形的小空腔。气微，味甘淡、微涩，嚼之有沙粒感。

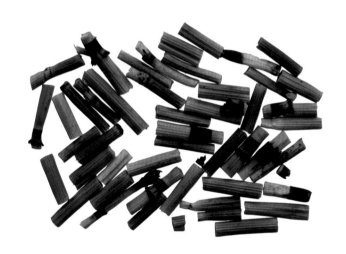

木贼

性味功效

甘、苦，平。疏散风热，明目退翳。用于风热目赤，迎风流泪，目生云翳。

用量用法

3~9g。

木 通

Mutong
AKEBIAE CAULIS

本品为木通科植物木通 *Akebia quinata* (Thunb.) Decne.、三叶木通 *Akebia trifoliata* (Thunb.) Koidz. 或白木通 *Akebia trifoliata* (Thunb.) Koidz. var. *australis* (Diels) Rehd. 的干燥藤茎。

产　地

木通　产于陕西、河南、山东、安徽、江苏、江西、湖北、湖南、广东、广西、四川等地。

三叶木通　产于河南、江苏、江西、湖北、湖南、广东、海南、陕西、四川、河北、山西、山东、安徽、甘肃、云南、贵州。

白木通　产于河南、山西、陕西、江苏、浙江、江西、福建、湖北、湖南、贵州、四川、云南、广东、海南。

采收加工

秋季采收，截取茎部，除去细枝，阴干。

药材性状

本品呈圆柱形，常稍扭曲，长 30~70cm，直径 0.5~2cm。表面灰棕色至灰褐色，外皮粗糙而有许多不规则的裂纹或纵沟纹，具突起的皮孔。节部膨大或不明显，具侧枝断痕。体轻，质坚实，不易折断，断面不整齐，皮部较厚，黄棕色，可见淡黄色颗粒状小点，木部黄白色，射线呈放射状排列，髓小或有时中空，黄白色或黄棕色。气微，味微苦而涩。

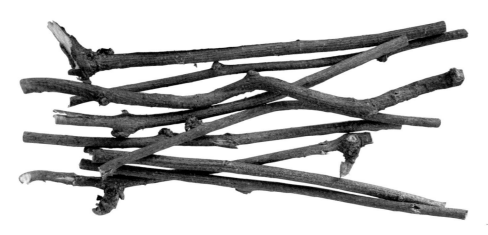

1cm

木通（木通）

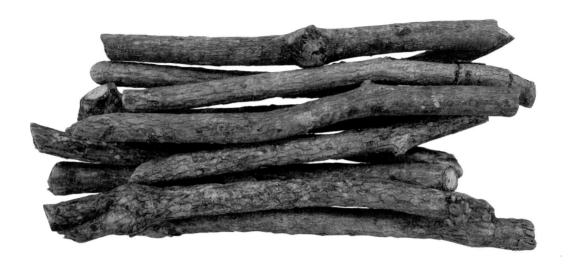

1cm

木通（三叶木通）

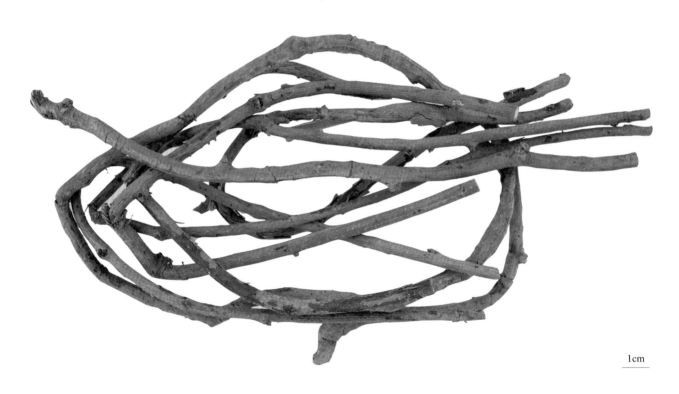

1cm

木通（白木通）

炮制规范

除去杂质，用水浸泡，泡透后捞出，切片，干燥。

饮片性状

本品呈圆形、椭圆形或不规则形片。外表皮灰棕色或灰褐色。切面射线呈放射状排列，髓小或有时中空。气微，味微苦而涩。

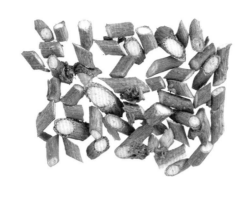

木通（木通）

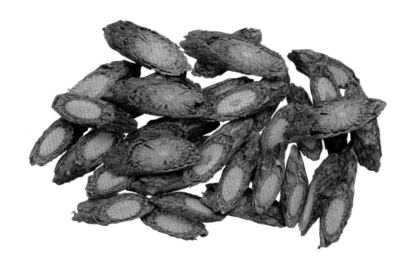

木通（三叶木通）

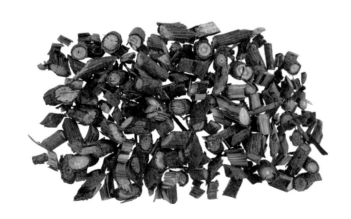

木通（白木通）

性味功效

苦，寒。利尿通淋，清心除烦，通经下乳。用于淋证，水肿，心烦尿赤，口舌生疮，经闭乳少，湿热痹痛。

用量用法

3~6g。

对比鉴别

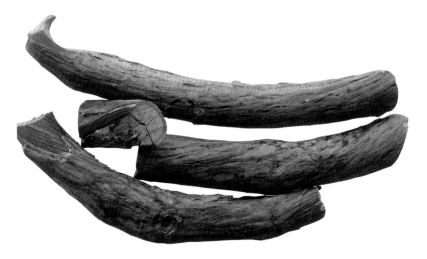

1cm

东北马兜铃 *Aristolochia manshuriensis* Kom. 的藤茎（关木通）

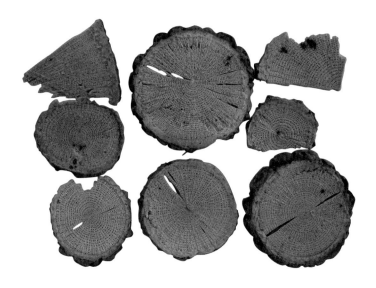

东北马兜铃 *Aristolochia manshuriensis* Kom. 的藤茎（关木通，断片）

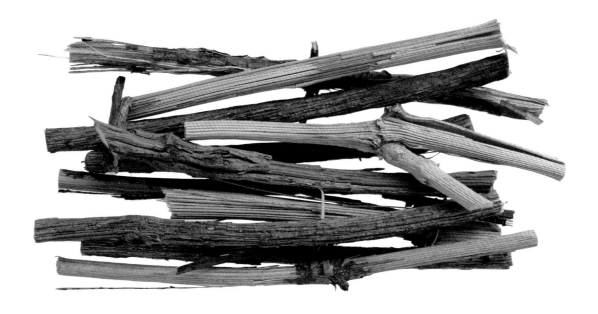

小木通 *Clematis armandii* Franch. 的藤茎（川木通）

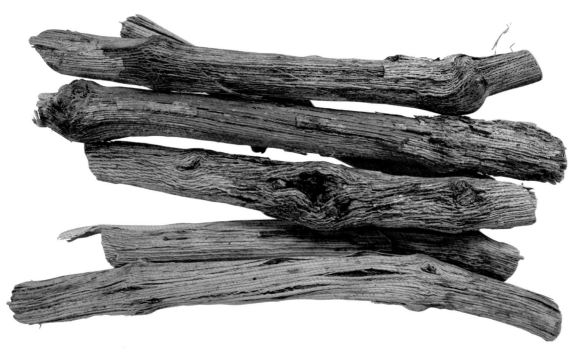

1cm

绣球藤 *Clematis montana* Buch.-Ham. 的藤茎（川木通）

木棉花

Mumianhua
GOSSAMPINI FLOS

本品为木棉科植物木棉 *Gossampinus malabarica* (DC.) Merr. 的干燥花。

产　　地

产于福建、台湾、广东、海南、广西、贵州、四川、云南等地。

采收加工

春季花盛开时采收，除去杂质，晒干。

药材性状

本品常皱缩成团。花萼杯状，厚革质，长 2~4cm，直径 1.5~3cm，顶端 3 或 5 裂，裂片钝圆形，反曲；外表面棕褐色，有纵皱纹，内表面被棕黄色短绒毛。花瓣 5 片，椭圆状倒卵形或披针状椭圆形，长 3~8cm，宽 1.5~3.5cm；外表面浅棕黄色或浅棕褐色，密被星状毛，内表面紫棕色，有疏毛。雄蕊多数，基部合生呈筒状，最外轮集生成 5 束，柱头 5 裂。气微，味淡、微甘、涩。

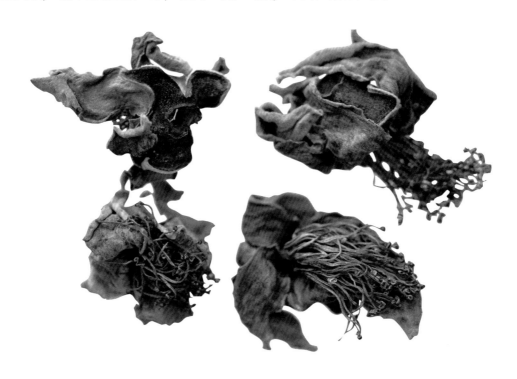

木棉花

性味功效

甘、淡，凉。清热利湿，解毒。用于泄泻，痢疾，痔疮出血。

用量用法

6~9g。

木蝴蝶

Muhudie
OROXYLI SEMEN

本品为紫葳科植物木蝴蝶 *Oroxylum indicum* (L.) Vent. 的干燥成熟种子。

产　　地

产于福建、广东、广西、云南、贵州、四川。主产于云南普洱，广西百色、宁明、龙州，贵州安龙、望谟、罗甸。

采收加工

秋、冬二季采收成熟果实，暴晒至果实开裂，取出种子，晒干。

药材性状

本品为蝶形薄片，除基部外三面延长成宽大菲薄的翅，长 5~8cm，宽 3.5~4.5cm。表面浅黄白色，翅半透明，有绢丝样光泽，上有放射状纹理，边缘多破裂。体轻，剥去种皮，可见一层薄膜状的胚乳紧裹于子叶之外。子叶 2，蝶形，黄绿色或黄色，长径 1~1.5cm。气微，味微苦。

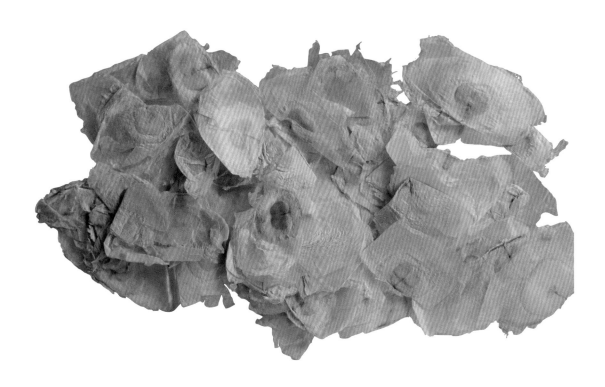

木蝴蝶

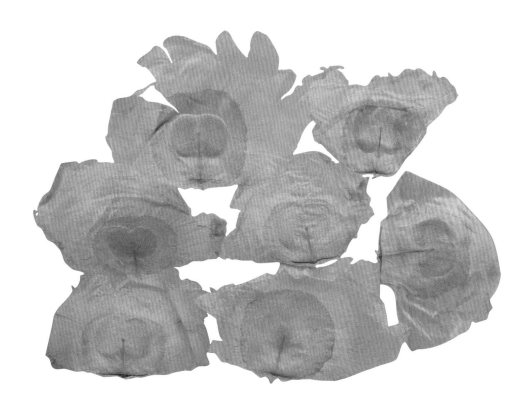

木蝴蝶（续）

性味功效

苦、甘，凉。清肺利咽，疏肝和胃。用于肺热咳嗽，喉痹，音哑，肝胃气痛。

用量用法

1~3g。

木鳖子

Mubiezi
MOMORDICAE SEMEN

本品为葫芦科植物木鳖 *Momordica cochinchinensis* (Lour.) Spreng. 的干燥成熟种子。

产　地

产于四川、江西、湖南、广东、广西、海南、湖北。主产于广西南宁、桂平、靖西、博白、凌云、贵港，四川丹棱、夹江、都江堰，湖北恩施、孝感等地。

采收加工

冬季采收成熟果实，剖开，晒至半干，除去果肉，取出种子，干燥。

药材性状

本品呈扁平圆板状，中间稍隆起或微凹陷，直径 2~4cm，厚约 0.5cm。表面灰棕色至黑褐色，有网状花纹，在边缘较大的一个齿状突起上有浅黄色种脐。外种皮质硬而脆，内种皮灰绿色，绒毛样。子叶 2，黄白色，富油性。有特殊的油腻气，味苦。

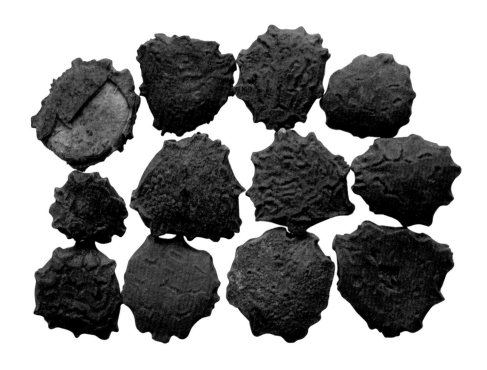

木鳖子

炮制规范

木鳖子仁　去壳取仁，用时捣碎。

木鳖子霜　取净木鳖子仁，炒热，研末，用纸包裹，加压去油。

饮片性状

木鳖子仁　本品内种皮灰绿色，绒毛样。子叶2，黄白色，富油性。有特殊的油腻气，味苦。

木鳖子霜　本品为白色或灰白色的松散粉末。有特殊的油腻气，味苦。

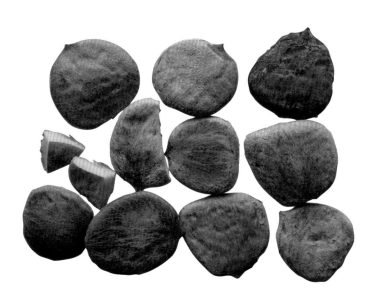

木鳖子仁

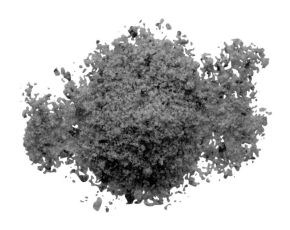

木鳖子霜

性味功效

苦、微甘，凉；有毒。散结消肿，攻毒疗疮。用于疮疡肿毒，乳痈，瘰疬，痔瘘，干癣，秃疮。

用量用法

0.9~1.2g。外用适量，研末，用油或醋调涂患处。孕妇慎用。

五加皮

Wujiapi
ACANTHOPANACIS CORTEX

本品为五加科植物细柱五加 *Acanthopanax gracilistylus* W. W. Smith 的干燥根皮。

产　地

产于山西、陕西、山东、河南、湖北、安徽及长江以南各地。主产于湖北、河南、安徽等。

采收加工

夏、秋二季采挖根部，洗净，剥取根皮，晒干。

药材性状

本品呈不规则卷筒状，长 5~15cm，直径 0.4~1.4cm，厚约 0.2cm。外表面灰褐色，有稍扭曲的纵皱纹和横长皮孔样斑痕；内表面淡黄色或灰黄色，有细纵纹。体轻，质脆，易折断，断面不整齐，灰白色。气微香，味微辣而苦。

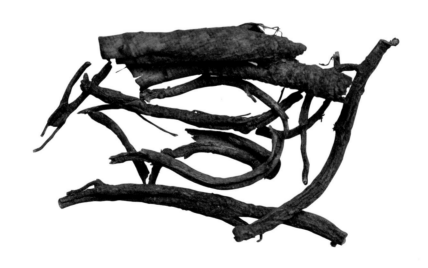

五加皮

炮制规范

除去杂质，洗净，润透，切厚片，干燥。

饮片性状

本品呈不规则的厚片。外表面灰褐色，有稍扭曲的纵皱纹及横长皮孔样斑痕；内表面淡黄色或灰黄色，有细纵纹。切面不整齐，灰白色。气微香，味微辣而苦。

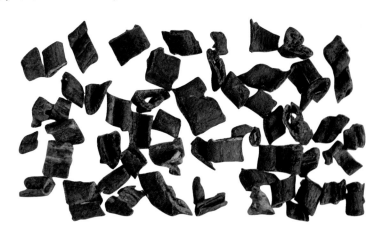

五加皮

性味功效

辛、苦，温。祛风除湿，补益肝肾，强筋壮骨，利水消肿。用于风湿痹病，筋骨痿软，小儿行迟，体虚乏力，水肿，脚气。

用量用法

5~10g。

对比鉴别

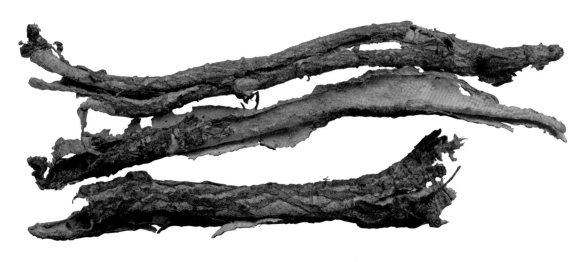

杠柳 *Periploca sepium* Bge. 的根皮（香加皮）

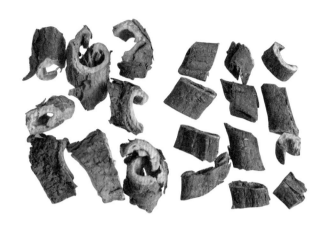

杠柳 *Periploca sepium* Bge. 的根皮（香加皮，饮片）

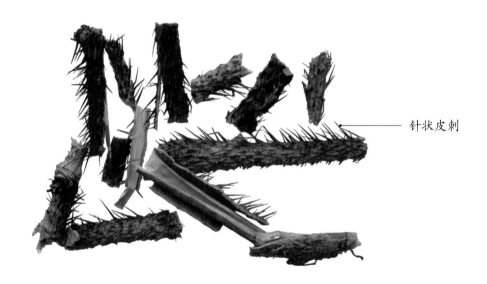

针状皮刺

红毛五加 *Eleutherococcus giraldii* (Harms) Nakai 的茎皮（红毛五加皮）

五味子

Wuweizi
SCHISANDRAE CHINENSIS FRUCTUS

本品为木兰科植物五味子 *Schisandra chinensis* (Turcz.) Baill. 的干燥成熟果实。习称"北五味子"。

产　地

主产于黑龙江、吉林、辽宁。以辽宁本溪、凤城、桓仁、丹东、岫岩，吉林桦甸、蛟河、抚松、柳河、延边、通化，黑龙江阿城、宁安、虎林、富锦、方正、桦川、依兰、五常、尚志为道地产区。

采收加工

秋季果实成熟时采摘，晒干或蒸后晒干，除去果梗和杂质。

药材性状

本品呈不规则的球形或扁球形，直径 5~8mm。表面红色、紫红色或暗红色，皱缩，显油润；有的表面呈黑红色或出现"白霜"。果肉柔软，种子 1~2，肾形，表面棕黄色，有光泽，种皮薄而脆。果肉气微，味酸；种子破碎后，有香气，味辛、微苦。

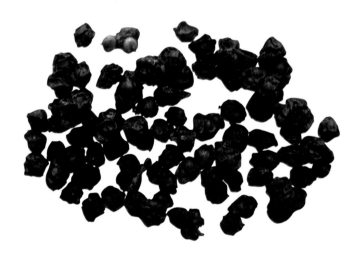

五味子

炮制规范

五味子　除去杂质。用时捣碎。

醋五味子　取净五味子，加醋拌匀，置适宜的容器内，加热蒸至黑色时，取出，干燥。用时捣碎。每100kg 五味子，用醋 20kg。

饮片性状

五味子　同药材。

醋五味子　本品形如五味子，表面乌黑色，油润，稍有光泽。有醋香气。

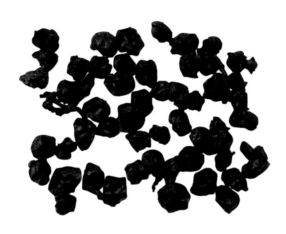

醋五味子

性味功效

酸、甘，温。收敛固涩，益气生津，补肾宁心。用于久嗽虚喘，梦遗滑精，遗尿尿频，久泻不止，自汗盗汗，津伤口渴，内热消渴，心悸失眠。

用量用法

2~6g。

对比鉴别

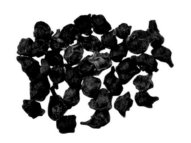
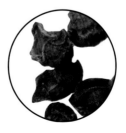

华中五味子 *Schisandra sphenanthera* Rehd. et Wils. 的果实（南五味子）

五倍子

Wubeizi
GALLA CHINENSIS

本品为漆树科植物盐肤木 *Rhus chinensis* Mill.、青麸杨 *Rhus potaninii* Maxim. 或红麸杨 *Rhus punjabensis* Stew. var. *sinica* (Diels) Rehd. et Wils. 叶上的虫瘿，主要由五倍子蚜 *Melaphis chinensis* (Bell) Baker 寄生而形成。按外形不同，分为"肚倍"和"角倍"。

产　　地

　　盐肤木（角倍）　　主产于四川乐山、屏山、叙永，重庆涪陵、石柱、巫溪，贵州毕节、遵义，云南昭通、维西，陕西安康、洋县，湖北恩施、宜昌、襄阳，广西融安、宜州。

　　青麸杨（肚倍）　　主产于陕西商洛、汉中、安康。

　　红麸杨（肚倍）　　主产于陕西汉中、安康，重庆涪陵、石柱。

采收加工

　　秋季采摘，置沸水中略煮或蒸至表面呈灰色，杀死蚜虫，取出，干燥。按外形不同，分为"肚倍"和"角倍"。青麸杨、红麸杨叶上的虫瘿为"肚倍"，盐肤木叶上的虫瘿为"角倍"。

药材性状

　　角倍　　本品呈菱形，具不规则的钝角状分枝，柔毛较明显，壁较薄。

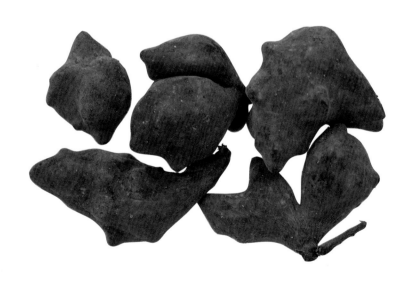

角倍（盐肤木）

肚倍　本品呈长圆形或纺锤形囊状，长 2.5~9cm，直径 1.5~4cm。表面灰褐色或灰棕色，微有柔毛。质硬而脆，易破碎，断面角质样，有光泽，壁厚 0.2~0.3cm，内壁平滑，有黑褐色死蚜虫及灰色粉状排泄物。气特异，味涩。

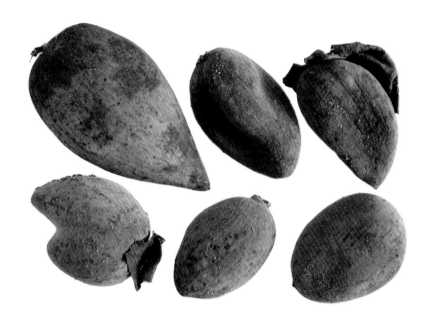

肚倍（青麸杨）

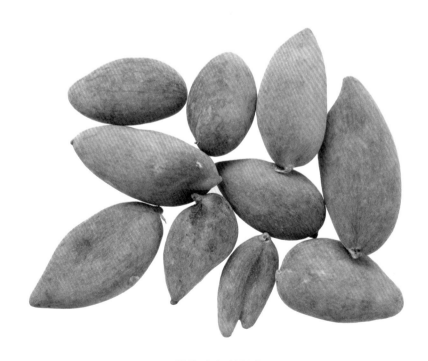

肚倍（红麸杨）

炮制规范

敲开，除去杂质。

饮片性状

本品呈不规则碎片状。表面灰褐色或灰棕色，微有柔毛，内壁光滑。质硬而脆，断面角质样，有光泽。气特异，味涩。

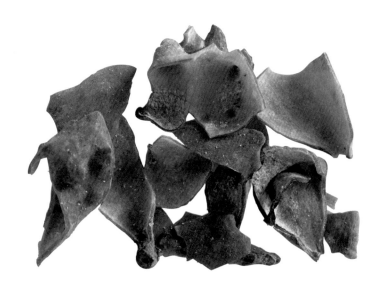

角倍（盐肤木）

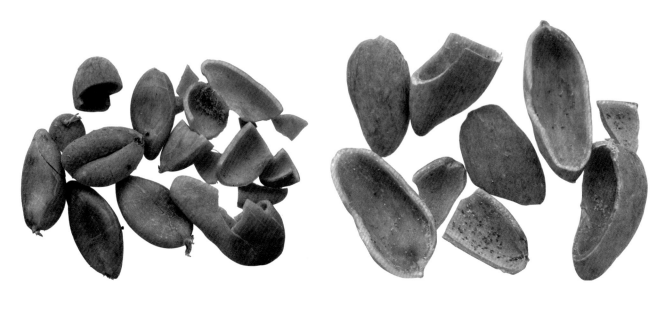

肚倍（青麸杨）   肚倍（红麸杨）

性味功效

酸、涩，寒。敛肺降火，涩肠止泻，敛汗，止血，收湿敛疮。用于肺虚久咳，肺热痰嗽，久泻久痢，自汗盗汗，消渴，便血痔血，外伤出血，痈肿疮毒，皮肤湿烂。

用量用法

3~6g。外用适量。

对比鉴别

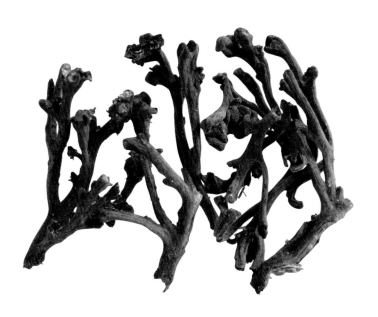

盐肤木 *Rhus chinensis* Mill. 叶上的倍花虫瘿（晒干）

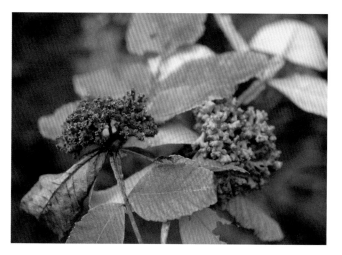

盐肤木 *Rhus chinensis* Mill. 叶上的倍花虫瘿

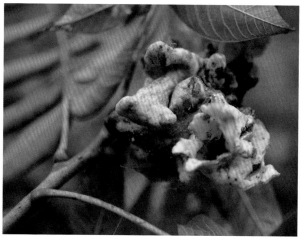

红麸杨 *Rhus punjabensis* Stew. var. *sinica* (Diels) Rehd. et Wils. 叶上的铁倍花虫瘿

太子参

Taizishen
PSEUDOSTELLARIAE RADIX

本品为石竹科植物孩儿参 *Pseudostellaria heterophylla* (Miq.) Pax ex Pax et Hoffm. 的干燥块根。

产　地

主产于江苏、安徽、山东、福建、贵州。以江苏江宁、浦口、句容为道地产区。

采收加工

夏季茎叶大部分枯萎时采挖，洗净，除去须根，置沸水中略烫后晒干或直接晒干。

药材性状

本品呈细长纺锤形或细长条形，稍弯曲，长 3~10cm，直径 0.2~0.6cm。表面灰黄色至黄棕色，较光滑，微有纵皱纹，凹陷处有须根痕。顶端有茎痕。质硬而脆，断面较平坦，周边淡黄棕色，中心淡黄白色，角质样。气微，味微甘。

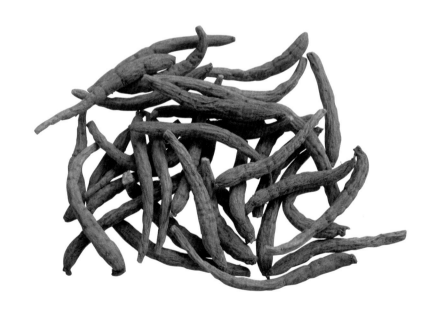

太子参

性味功效

甘、微苦，平。益气健脾，生津润肺。用于脾虚体倦，食欲不振，病后虚弱，气阴不足，自汗口渴，肺燥干咳。

用量用法

9~30g。

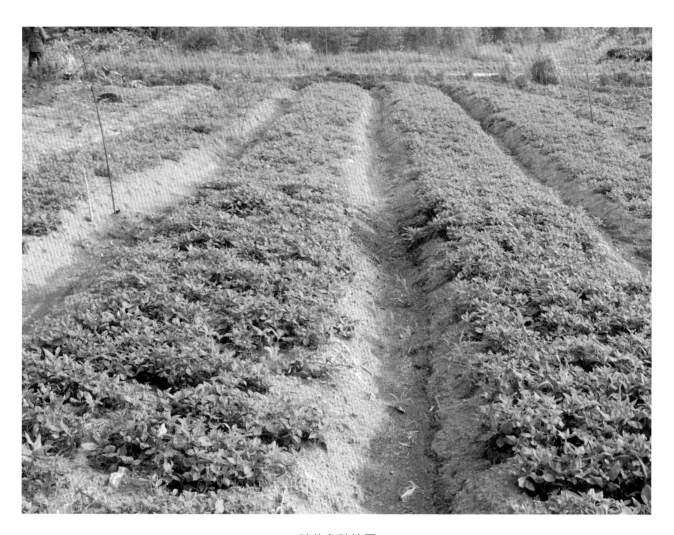

孩儿参种植园

车前子

Cheqianzi
PLANTAGINIS SEMEN

本品为车前科植物车前 *Plantago asiatica* L. 或平车前 *Plantago depressa* Willd. 的干燥成熟种子。

产　　地

车前　主产于江西吉水、吉安，河南许昌、信阳，四川成都。
平车前　主产于黑龙江五常、庆安，辽宁海城、盖州，河北沧州、承德。

采收加工

夏、秋二季种子成熟时采收果穗，晒干，搓出种子，除去杂质。

药材性状

本品呈椭圆形、不规则长圆形或三角状长圆形，略扁，长约 2mm，宽约 1mm。表面黄棕色至黑褐色，有细皱纹，一面有灰白色凹点状种脐。质硬。气微，味淡。

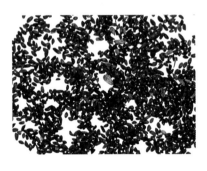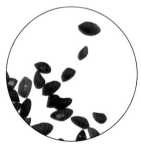

车前子（车前）

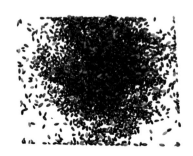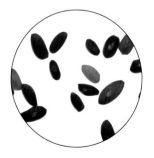

车前子（平车前）

炮制规范

车前子　除去杂质。

盐车前子　取净车前子，置锅内，以文火加热，炒至起爆裂声时，喷洒盐水，炒干，取出，放凉。每100kg车前子，用食盐2kg。

饮片性状

车前子　同药材。

盐车前子　本品形如车前子，表面黑褐色。气微香，味微咸。

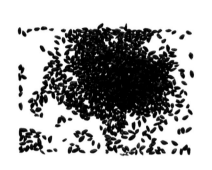 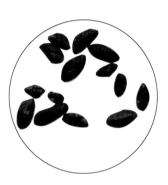

盐车前子（车前）

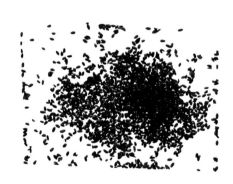 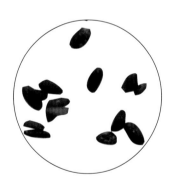

盐车前子（平车前）

性味功效

甘，寒。清热利尿通淋，渗湿止泻，明目，祛痰。用于热淋涩痛，水肿胀满，暑湿泄泻，目赤肿痛，痰热咳嗽。

用量用法

9~15g，包煎。

对比鉴别

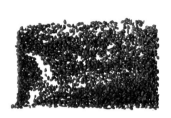
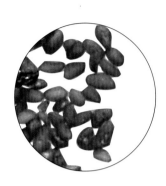

大车前 *Plantago major* L. 的种子

对比鉴别

车前草

Cheqiancao
PLANTAGINIS HERBA

本品为车前科植物车前 *Plantago asiatica* L. 或平车前 *Plantago depressa* Willd. 的干燥全草。

产　地

车前　产于全国各地。

平车前　主产于黑龙江五常、庆安，辽宁海城、盖州，河北沧州、承德。

采收加工

夏季采挖，除去泥沙，晒干。

药材性状

车前　本品根丛生，须状。叶基生，具长柄；叶片皱缩，展平后呈卵状椭圆形或宽卵形，长 6~13cm，宽 2.5~8cm，表面灰绿色或污绿色，具明显弧形脉 5~7 条；先端钝或短尖，基部宽楔形，全缘或有不规则波状浅齿。穗状花序数条，花茎长。蒴果盖裂，萼宿存。气微香，味微苦。

平车前　本品主根直而长。叶片较狭，长椭圆形或椭圆状披针形，长 5~14cm，宽 2~3cm。

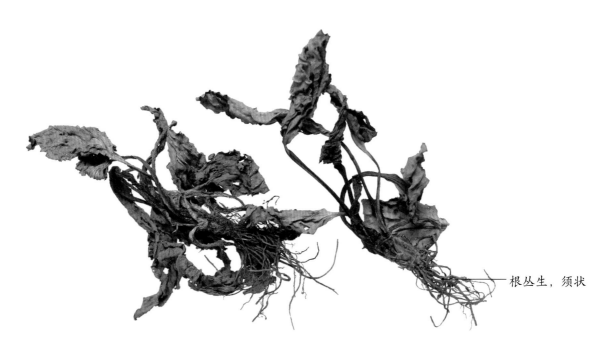

根丛生，须状

车前草（车前）

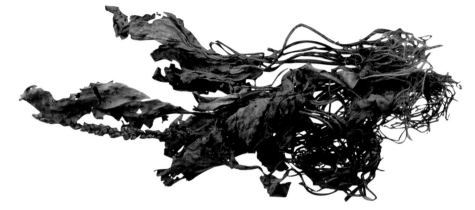

1cm

车前草（车前，续）

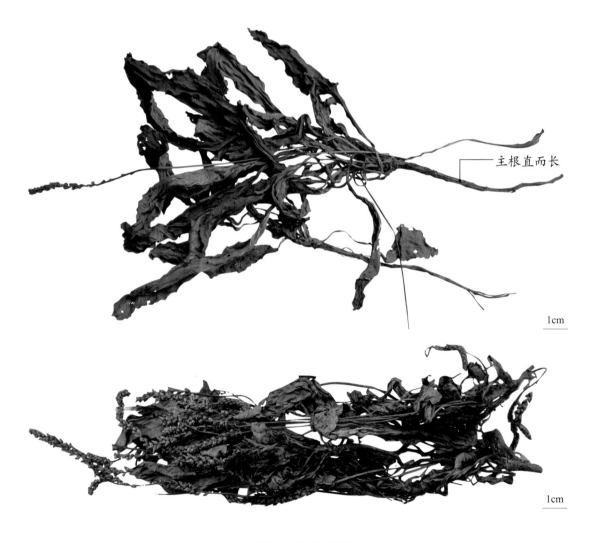

主根直而长

1cm

1cm

车前草（平车前）

炮制规范

除去杂质，洗净，切段，干燥。

饮片性状

本品为不规则的段。根须状或直而长。叶片皱缩，多破碎，表面灰绿色或污绿色，脉明显。可见穗状花序。气微，味微苦。

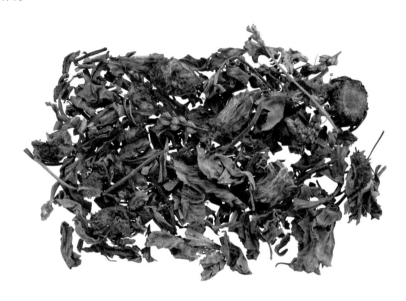

车前草（车前）

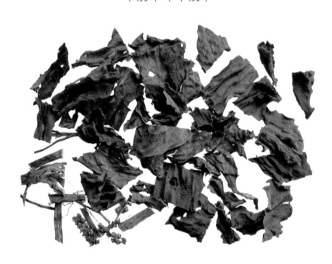

车前草（平车前）

性味功效

甘，寒。清热利尿通淋，祛痰，凉血，解毒。用于热淋涩痛，水肿尿少，暑湿泄泻，痰热咳嗽，吐血衄血，痈肿疮毒。

用量用法

9~30g。

瓦　松

Wasong
OROSTACHYIS FIMBRIATAE HERBA

本品为景天科植物瓦松 *Orostachys fimbriata* (Turcz.) Berg. 的干燥地上部分。

产　地

产于全国各地。

采收加工

夏、秋二季花开时采收，除去根及杂质，晒干。

药材性状

本品茎呈细长圆柱形，长 5~27cm，直径 2~6mm。表面灰棕色，具多数突起的残留叶基，有明显的纵棱线。叶多脱落，破碎或卷曲，灰绿色。圆锥花序穗状，小花白色或粉红色，花梗长约 5mm。体轻，质脆，易碎。气微，味酸。

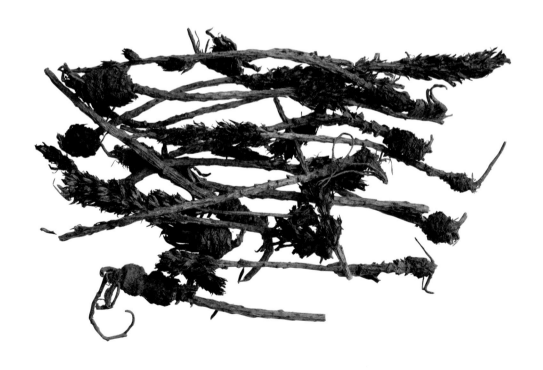

瓦松

炮制规范

除去残根及杂质，切段。

饮片性状

本品形如药材，茎呈圆柱段状，长 0.5~6cm。气微，味酸。

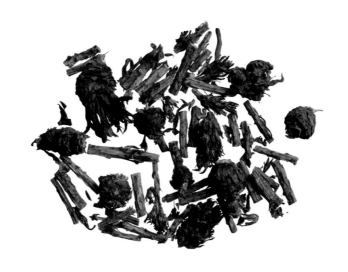

瓦松

性味功效

酸、苦，凉。凉血止血，解毒，敛疮。用于血痢，便血，痔血，疮口久不愈合。

用量用法

3~9g。外用适量，研末涂敷患处。

牛蒡子

Niubangzi
ARCTII FRUCTUS

本品为菊科植物牛蒡 *Arctium lappa* L. 的干燥成熟果实。

产　　地

主产于山东、四川、吉林、辽宁、黑龙江。

采收加工

秋季果实成熟时采收果序，晒干，打下果实，除去杂质，再晒干。

药材性状

本品呈长倒卵形，略扁，微弯曲，长 5~7mm，宽 2~3mm。表面灰褐色，带紫黑色斑点，有数条纵棱，通常中间 1~2 条较明显。顶端钝圆，稍宽，顶面有圆环，中间具点状花柱残迹；基部略窄，着生面色较淡。果皮较硬，子叶 2，淡黄白色，富油性。气微，味苦后微辛而稍麻舌。

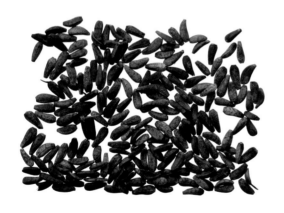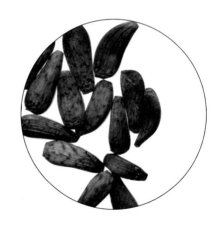

牛蒡子

炮制规范

牛蒡子　除去杂质，洗净，干燥。用时捣碎。

炒牛蒡子　取净牛蒡子置热锅中，用文火炒至略鼓起、微有香气时，取出，放凉。用时捣碎。

饮片性状

牛蒡子 同药材。

炒牛蒡子 本品形如牛蒡子，色泽加深，略鼓起。微有香气。

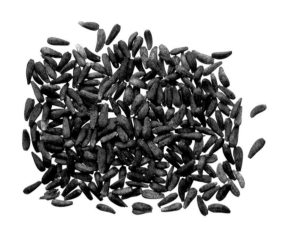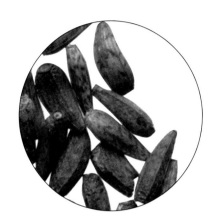

炒牛蒡子

性味功效

辛、苦，寒。疏散风热，宣肺透疹，解毒利咽。用于风热感冒，咳嗽痰多，麻疹，风疹，咽喉肿痛，痄腮，丹毒，痈肿疮毒。

用量用法

6~12g。

牛 膝

Niuxi

ACHYRANTHIS BIDENTATAE RADIX

本品为苋科植物牛膝 *Achyranthes bidentata* Bl. 的干燥根。

产 地

主产于河南武陟、温县、孟州、博爱、沁阳、辉县，河北安国等地。以河南武陟、温县、孟州、博爱、沁阳、辉县为道地产区。

采收加工

冬季茎叶枯萎时采挖，除去须根和泥沙，捆成小把，晒至干皱后，将顶端切齐，晒干。

药材性状

本品呈细长圆柱形，挺直或稍弯曲，长 15~70cm，直径 0.4~1cm。表面灰黄色或淡棕色，有微扭曲的细纵皱纹、排列稀疏的侧根痕和横长皮孔样的突起。质硬脆，易折断，受潮后变软，断面平坦，淡棕色，略呈角质样而油润，中心维管束木质部较大，黄白色，其外周散有多数黄白色点状维管束，断续排列成 2~4 轮。气微，味微甜而稍苦涩。

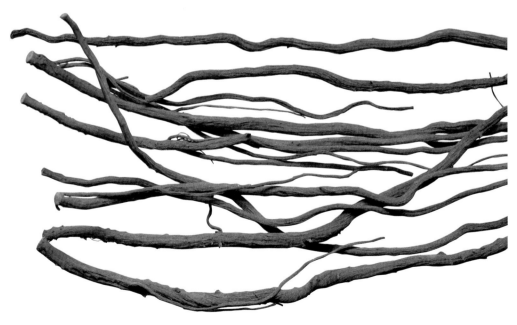

1cm

牛膝

炮制规范

牛膝　除去杂质，洗净，润透，除去残留芦头，切段，干燥。

酒牛膝　取净牛膝段，加酒拌匀，闷透，置锅内，用文火炒干，取出，放凉。每 100kg 牛膝，用黄酒 10kg。

饮片性状

牛膝　本品呈圆柱形的段。外表皮灰黄色或淡棕色，有微细的纵皱纹及横长皮孔。质硬脆，易折断，受潮变软。切面平坦，淡棕色或棕色，略呈角质样而油润，中心维管束木质部较大，黄白色，其外周散有多数黄白色点状维管束，断续排列成 2~4 轮。气微，味微甜而稍苦涩。

酒牛膝　本品形如牛膝段，表面色略深，偶见焦斑。微有酒香气。

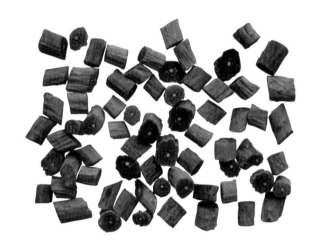

牛膝

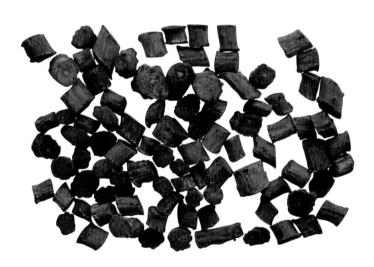

酒牛膝

性味功效

　　苦、甘、酸，平。逐瘀通经，补肝肾，强筋骨，利尿通淋，引血下行。用于经闭，痛经，腰膝酸痛，筋骨无力，淋证，水肿，头痛，眩晕，牙痛，口疮，吐血，衄血。

用量用法

　　5~12g。孕妇慎用。

对比鉴别

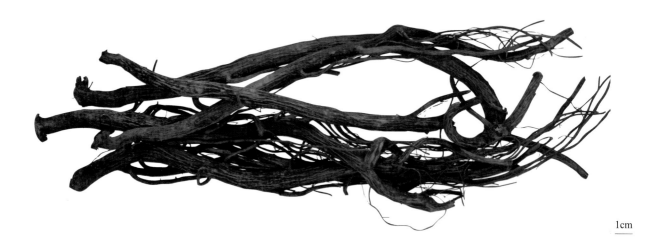

1cm

川牛膝 *Cyathula officinalis* Kuan 的根（川牛膝）

酒川牛膝

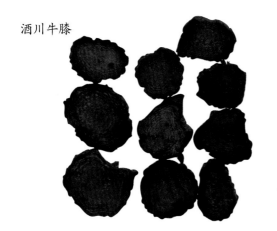

川牛膝

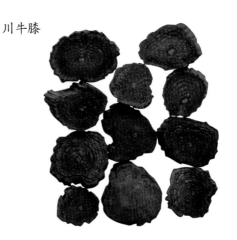

川牛膝 *Cyathula officinalis* Kuan 的根（川牛膝，饮片）

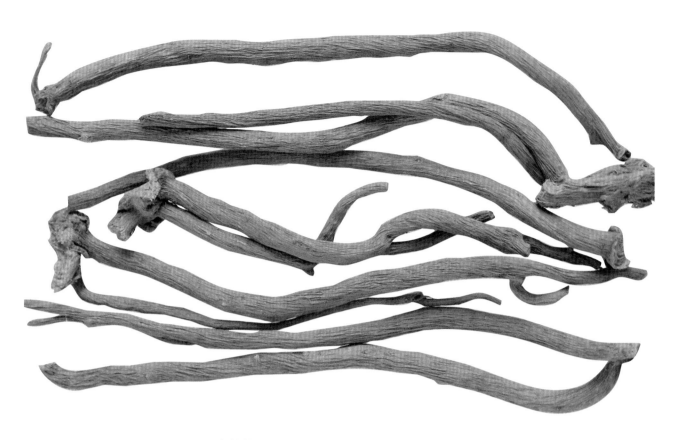

狗筋蔓 *Silene baccifera* (Linnaeus) Roth 的根

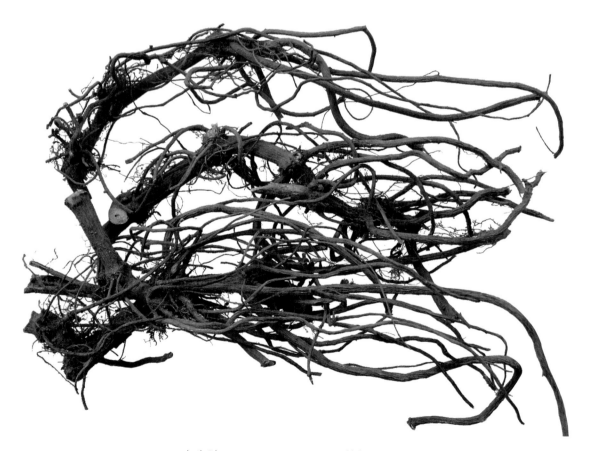

土牛膝 *Achyranthes aspera* L. 的根

毛诃子

Maohezi
TERMINALIAE BELLIRICAE FRUCTUS

本品系藏族习用药材。为使君子科植物毗黎勒 *Terminalia bellirica* (Gaertn.) Roxb. 的干燥成熟果实。

产　地

产于云南。主产于云南西双版纳。

采收加工

冬季果实成熟时采收，除去杂质，晒干。

药材性状

本品呈卵形或椭圆形，长 2~3.8cm，直径 1.5~3cm。表面棕褐色，被细密绒毛，基部有残留果柄或果柄痕。具 5 棱脊，棱脊间平滑或有不规则皱纹。质坚硬。果肉厚 2~5mm，暗棕色或浅绿黄色，果核淡棕黄色。种子 1，种皮棕黄色，种仁黄白色，有油性。气微，味涩、苦。

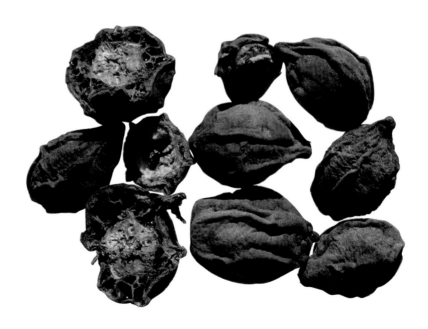

毛诃子

性味功效

甘、涩，平。清热解毒，收敛养血，调和诸药。用于各种热证，泻痢，黄水病，肝胆病，病后虚弱。

用量用法

3~9g，多入丸散服。

升 麻

Shengma
CIMICIFUGAE RHIZOMA

本品为毛茛科植物大三叶升麻 *Cimicifuga heracleifolia* Kom.、兴安升麻 *Cimicifuga dahurica* (Turcz.) Maxim. 或升麻 *Cimicifuga foetida* L. 的干燥根茎。

产　地

大三叶升麻　主产于辽宁本溪、铁岭、凤城，吉林永吉、桦甸，黑龙江。

兴安升麻　主产于辽宁本溪、铁岭、凤城，吉林永吉、桦甸，黑龙江。

升麻　主产于四川九寨沟、西昌、都江堰。

采收加工

秋季采挖，除去泥沙，晒至须根干时，燎去或除去须根，晒干。

药材性状

本品为不规则的长形块状，多分枝，呈结节状，长 10~20cm，直径 2~4cm。表面黑褐色或棕褐色，粗糙不平，有坚硬的细须根残留，上面有数个圆形空洞的茎基痕，洞内壁显网状沟纹；下面凹凸不平，具须根痕。体轻，质坚硬，不易折断，断面不平坦，有裂隙，纤维性，黄绿色或淡黄白色。气微，味微苦而涩。

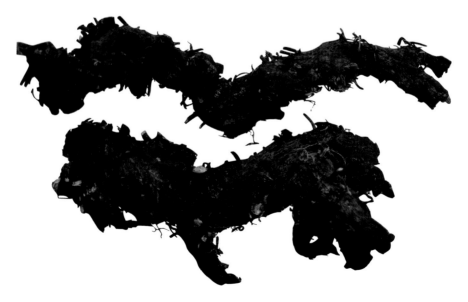

1cm

升麻（大三叶升麻）

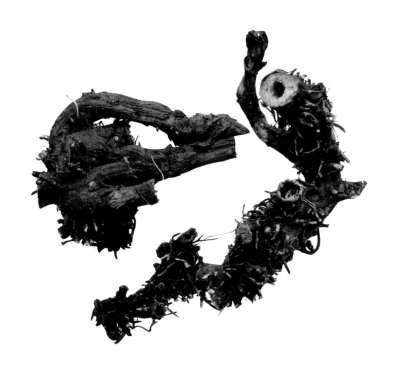

升麻（兴安升麻）

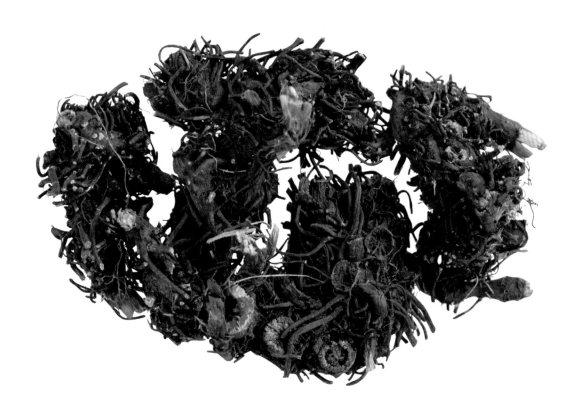

升麻（升麻）

炮制规范

除去杂质，略泡，洗净，润透，切厚片，干燥。

饮片性状

本品为不规则的厚片，厚 2~4mm。外表面黑褐色或棕褐色，粗糙不平，有的可见须根痕或坚硬的细须根残留，切面黄绿色或淡黄白色，具有网状或放射状纹理。体轻，质硬，纤维性。气微，味微苦而涩。

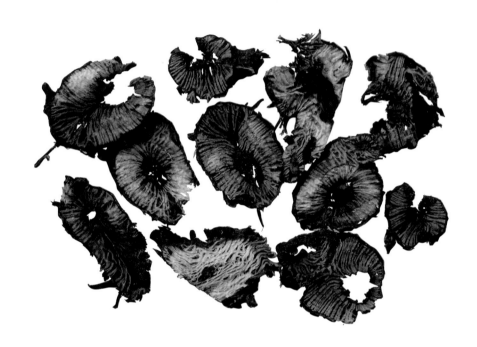

升麻（大三叶升麻）

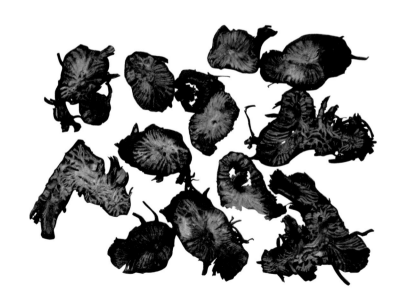

升麻（兴安升麻）

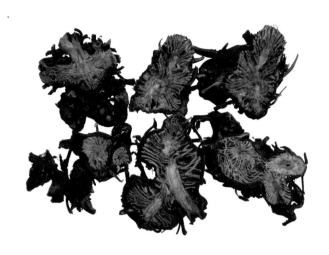

升麻（升麻）

性味功效

辛、微甘，微寒。发表透疹，清热解毒，升举阳气。用于风热头痛，齿痛，口疮，咽喉肿痛，麻疹不透，阳毒发斑，脱肛，子宫脱垂。

用量用法

3~10g。

对比鉴别

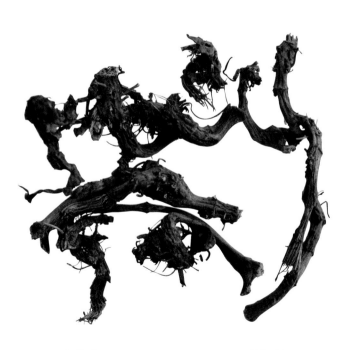

小升麻 *Cimicifuga acerina* Tanaka 的根茎

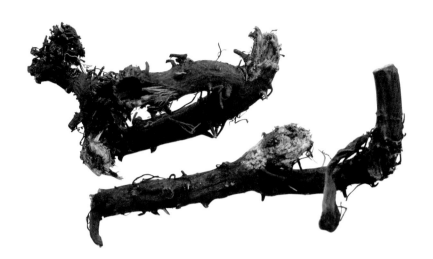

单穗升麻 *Cimicifuga simplex* Wormsk. 的根茎

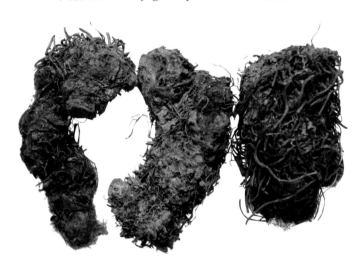

落新妇 *Astilbe chinensis* (Maxim.) Franch. et Savat. 的根茎

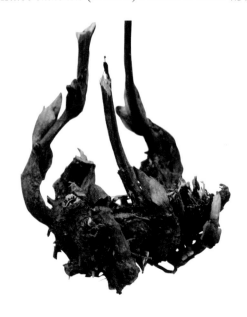

类叶升麻 *Actaea asiatica* Hara 的根茎

片姜黄

Pianjianghuang
WENYUJIN RHIZOMA CONCISUM

本品为姜科植物温郁金 *Curcuma wenyujin* Y. H. Chen et C. Ling 的干燥根茎。

产　　地

主产于浙江。以浙江瑞安为道地产区。

采收加工

冬季茎叶枯萎后采挖，洗净，除去须根，趁鲜纵切厚片，晒干。

药材性状

本品呈长圆形或不规则的片状，大小不一，长 3~6cm，宽 1~3cm，厚 0.1~0.4cm。外皮灰黄色，粗糙皱缩，有时可见环节及须根痕。切面黄白色至棕黄色，有 1 圈环纹及多数筋脉小点。质脆而坚实。断面灰白色至棕黄色，略粉质。气香特异，味微苦而辛凉。

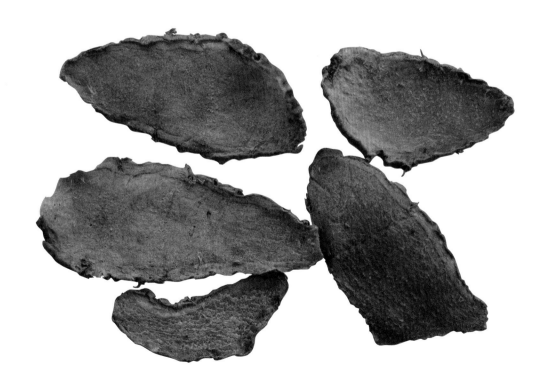

片姜黄

性味功效

辛、苦，温。破血行气，通经止痛。用于胸胁刺痛，胸痹心痛，痛经经闭，癥瘕，风湿肩臂疼痛，跌扑肿痛。

用量用法

3~9g。孕妇慎用。

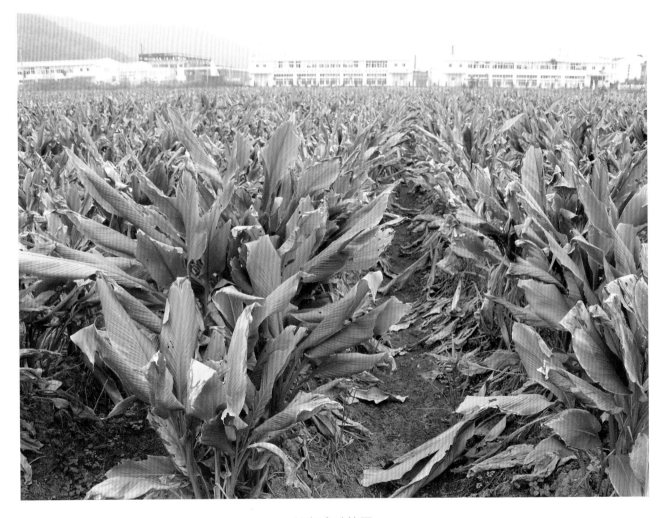

温郁金种植园

化橘红

Huajuhong
CITRI GRANDIS EXOCARPIUM

本品为芸香科植物化州柚 *Citrus grandis* 'Tomentosa' 或柚 *Citrus grandis* (L.) Osbeck 的未成熟或近成熟的干燥外层果皮。前者习称"毛橘红",后者习称"光七瓜""光五瓜"。

产　　地

化州柚　主产于广东化州、陆川、廉江、遂溪、徐闻,广西南宁、博白等地。以广东化州为道地产区。

柚　产于浙江、江西、福建、台湾、湖北、湖南、广东、广西、四川、贵州、云南。主产于广东化州、陆川。

采收加工

夏季果实未成熟时采收,置沸水中略烫后,将果皮割成 5 或 7 瓣,除去果瓤和部分中果皮,压制成形,干燥。

药材性状

化州柚　本品呈对折的七角或展平的五角星状,单片呈柳叶形。完整者展平后直径 15~28cm,厚 0.2~0.5cm。外表面黄绿色,密布茸毛,有皱纹及小油室;内表面黄白色或淡黄棕色,有脉络纹。质脆,易折断,断面不整齐,外缘有 1 列不整齐的下凹的油室,内侧稍柔而有弹性。气芳香,味苦、微辛。

柚　本品外表面黄绿色至黄棕色,无毛。

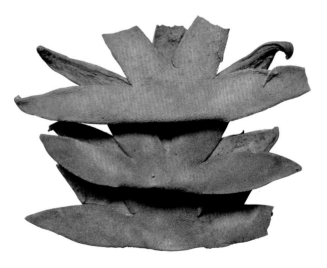

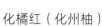

化橘红(化州柚)

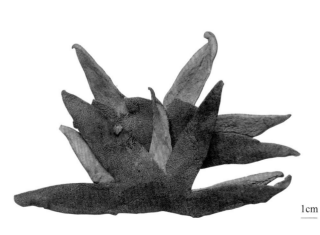

1cm

化橘红(柚)

炮制规范

除去杂质，洗净，闷润，切丝或块，晒干。

饮片性状

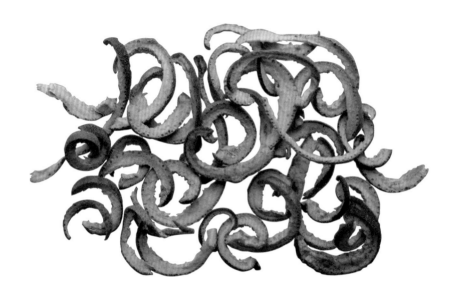

化橘红（化州柚）

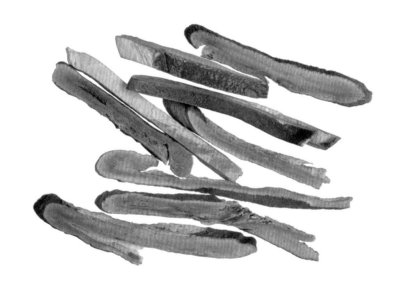

化橘红（柚）

性味功效

辛、苦，温。理气宽中，燥湿化痰。用于咳嗽痰多，食积伤酒，呕恶痞闷。

用量用法

3~6g。

附 注

（1）化州柚 *Citrus grandis* 'Tomentosa' 脱落的幼果干燥后称为"橘红胎"，在产区有很长的药用历史。

（2）橘 *Citrus reticulata* Blanco 及其栽培变种的干燥外层果皮，称"橘红"。

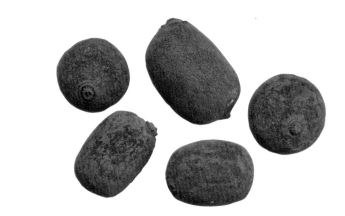

橘红胎

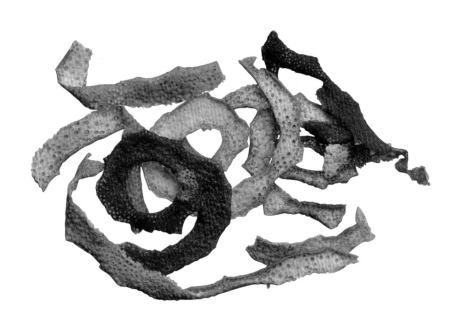

橘红

月季花

Yuejihua
ROSAE CHINENSIS FLOS

本品为蔷薇科植物月季 *Rosa chinensis* Jacq. 的干燥花。

产　地

主产于江苏苏州、南京、无锡、靖江，湖北襄阳，山东长清、历城、菏泽，河北沧州、保定。

采收加工

全年均可采收，花微开时采摘，阴干或低温干燥。

药材性状

本品呈类球形，直径 1.5~2.5cm。花托长圆形，萼片 5，暗绿色，先端尾尖；花瓣呈覆瓦状排列，有的散落，长圆形，紫红色或淡紫红色；雄蕊多数，黄色。体轻，质脆。气清香，味淡、微苦。

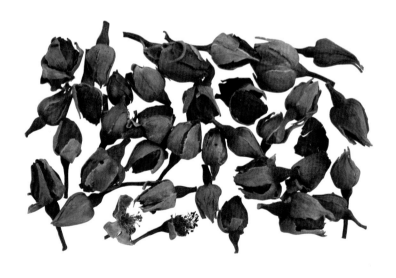

月季花

性味功效

甘，温。活血调经，疏肝解郁。用于气滞血瘀，月经不调，痛经，闭经，胸胁胀痛。

用量用法

3~6g。

对比鉴别

参见"玫瑰花"项。

丹　参

Danshen

SALVIAE MILTIORRHIZAE RADIX ET RHIZOMA

本品为唇形科植物丹参 *Salvia miltiorrhiza* Bge. 的干燥根和根茎。

产　地

主产于河南、山东、江苏、四川、河北、陕西、山西、浙江、湖北。

采收加工

春、秋二季采挖，除去泥沙，干燥。

药材性状

本品根茎短粗，顶端有时残留茎基。根数条，长圆柱形，略弯曲，有的分枝并具须状细根，长10~20cm，直径 0.3~1cm。表面棕红色或暗棕红色，粗糙，具纵皱纹。老根外皮疏松，多显紫棕色，常呈鳞片状剥落。质硬而脆，断面疏松，有裂隙或略平整而致密，皮部棕红色，木部灰黄色或紫褐色，导管束黄白色，呈放射状排列。气微，味微苦涩。

栽培品较粗壮，直径 0.5~1.5cm。表面红棕色，具纵皱，外皮紧贴不易剥落。质坚实，断面较平整，略呈角质样。

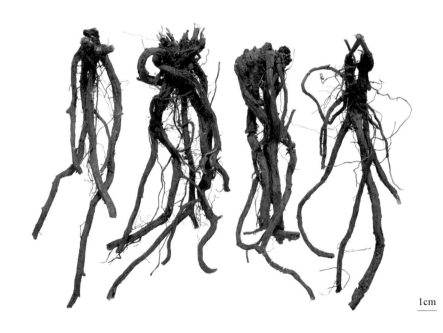

1cm

丹参（野生）

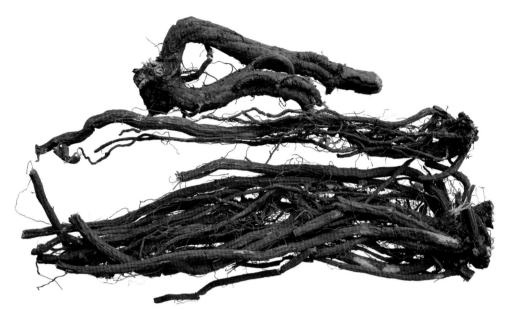

1cm

丹参（栽培）

炮制规范

丹参　除去杂质和残茎，洗净，润透，切厚片，干燥。

酒丹参　取净丹参片，加酒拌匀，闷透，置锅内，用文火炒干，取出，放凉。每 100kg 丹参，用黄酒 10kg。

饮片性状

丹参　本品呈类圆形或椭圆形的厚片。外表皮棕红色或暗棕红色，粗糙，具纵皱纹。切面有裂隙或略平整而致密，有的呈角质样，皮部棕红色，木部灰黄色或紫褐色，有黄白色放射状纹理。气微，味微苦涩。

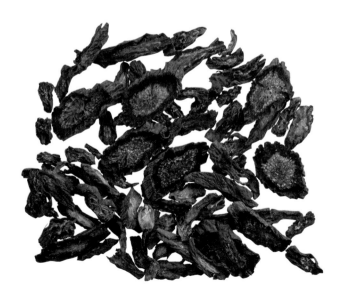

丹参

酒丹参　本品形如丹参片，表面红褐色，略具酒香气。

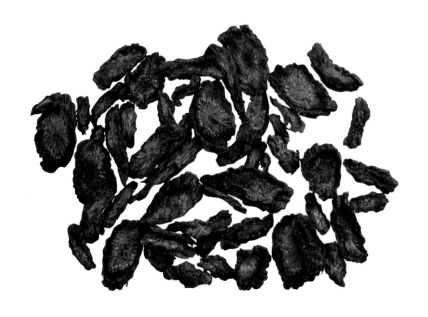

酒丹参

性味功效

苦，微寒。活血祛瘀，通经止痛，清心除烦，凉血消痈。用于胸痹心痛，脘腹胁痛，癥瘕积聚，热痹疼痛，心烦不眠，月经不调，痛经经闭，疮疡肿痛。

用量用法

10~15g。不宜与藜芦同用。

对比鉴别

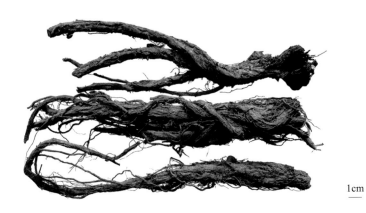

甘西鼠尾草 *Salvia przewalskii* Maxim. 的根和根茎

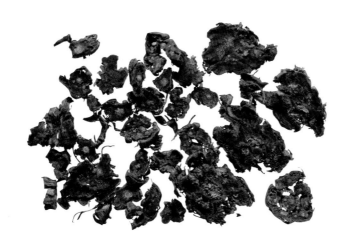

甘西鼠尾草 *Salvia przewalskii* Maxim. 的根和根茎（断片）

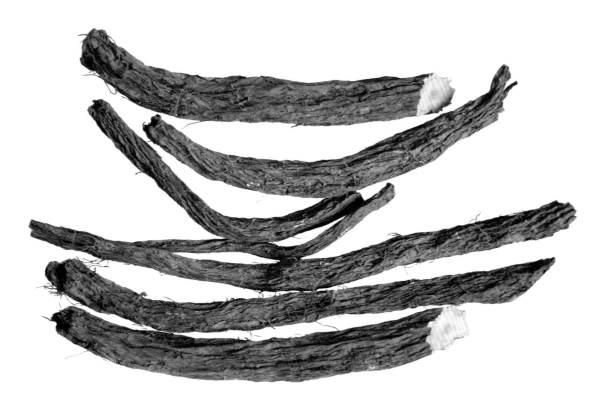

南丹参 *Salvia bowleyana* Dunn 的根和根茎

乌 药

Wuyao
LINDERAE RADIX

本品为樟科植物乌药 *Lindera aggregata* (Sims) Kosterm. 的干燥块根。

产　地

主产于浙江金华，湖南邵东、涟源、邵阳。以浙江金华为道地产区。

采收加工

全年均可采挖，除去细根，洗净，趁鲜切片，晒干，或直接晒干。

药材性状

本品多呈纺锤状，略弯曲，有的中部收缩成连珠状，长 6~15cm，直径 1~3cm。表面黄棕色或黄褐色，有纵皱纹及稀疏的细根痕。质坚硬。切片厚 0.2~2mm，切面黄白色或淡黄棕色，射线放射状，可见年轮环纹，中心颜色较深。气香，味微苦、辛，有清凉感。

质老、不呈纺锤状的直根，不可供药用。

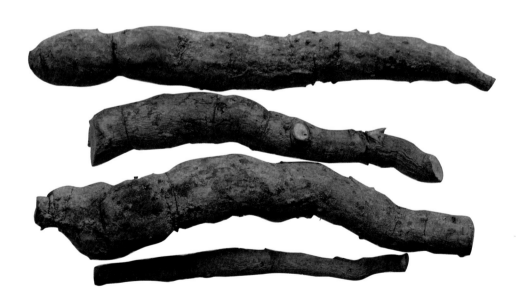

乌药

炮制规范

未切片者，除去细根，大小分开，浸透，切薄片，干燥。

饮片性状

本品呈类圆形的薄片。外表皮黄棕色或黄褐色。切面黄白色或淡黄棕色，射线放射状，可见年轮环纹。质脆。气香，味微苦、辛，有清凉感。

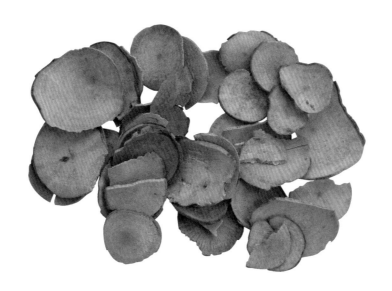

乌药

性味功效

辛，温。行气止痛，温肾散寒。用于寒凝气滞，胸腹胀痛，气逆喘急，膀胱虚冷，遗尿尿频，疝气疼痛，经寒腹痛。

用量用法

6~10g。

乌 梅

Wumei
MUME FRUCTUS

本品为蔷薇科植物梅 *Prunus mume* (Sieb.) Sieb. et Zucc. 的干燥近成熟果实。

产 地

主产于重庆江津、綦江，四川邛崃、岳池，福建永泰、上杭、武夷山，浙江长兴、萧山，云南大理。以福建永泰、上杭、武夷山，浙江长兴、萧山为道地产区。

采收加工

夏季果实近成熟时采收，低温烘干后闷至色变黑。

药材性状

本品呈类球形或扁球形，直径 1.5~3cm。表面乌黑色或棕黑色，皱缩不平，基部有圆形果梗痕。果核坚硬，椭圆形，棕黄色，表面有凹点；种子扁卵形，淡黄色。气微，味极酸。

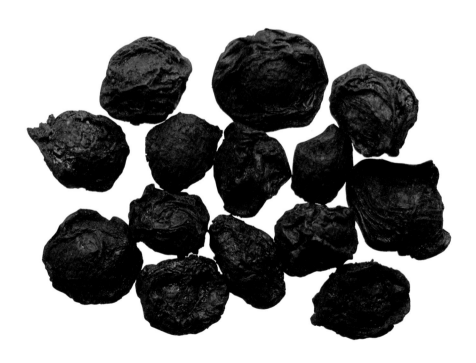

乌梅

炮制规范

乌梅　除去杂质，洗净，干燥。

乌梅肉　取净乌梅，水润使软或蒸软，去核。

乌梅炭　取净乌梅，置热锅内，用武火炒至皮肉鼓起时，喷淋清水少许，熄灭火星，取出，晾干。

饮片性状

乌梅　同药材。

乌梅炭　本品形如乌梅，皮肉鼓起，表面焦黑色。味酸略有苦味。

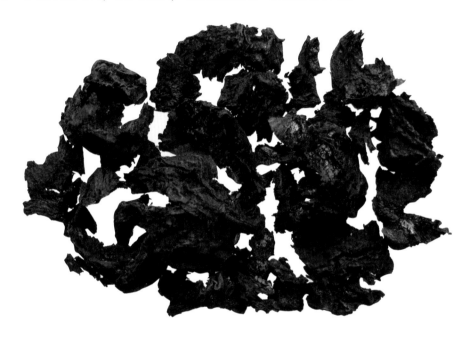

乌梅肉

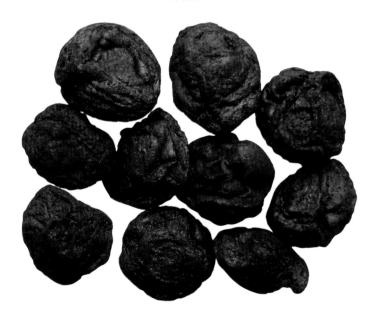

乌梅炭

性味功效

酸、涩，平。敛肺，涩肠，生津，安蛔。用于肺虚久咳，久泻久痢，虚热消渴，蛔厥呕吐腹痛。

用量用法

6~12g。

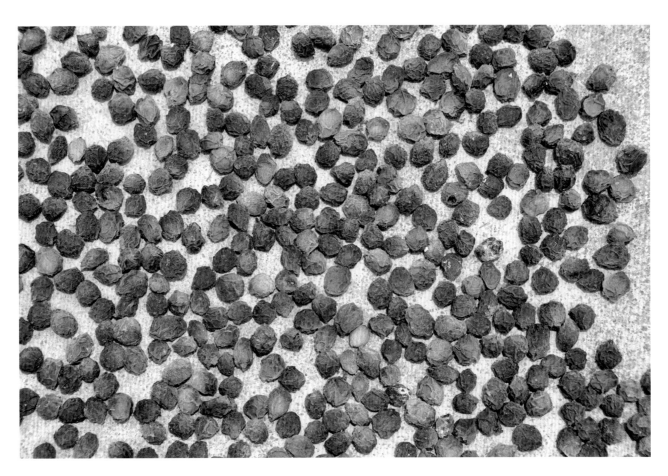

成熟梅果经腌制后晾晒

火麻仁

Huomaren
CANNABIS FRUCTUS

本品为桑科植物大麻 *Cannabis sativa* L. 的干燥成熟果实。

产　　地

主产于山东莱芜、泰安，浙江嘉兴，山西晋城，陕西商洛。

采收加工

秋季果实成熟时采收，除去杂质，晒干。

药材性状

本品呈卵圆形，长 4~5.5mm，直径 2.5~4mm。表面灰绿色或灰黄色，有微细的白色或棕色网纹，两边有棱，顶端略尖，基部有 1 圆形果梗痕。果皮薄而脆，易破碎。种皮绿色，子叶 2，乳白色，富油性。气微，味淡。

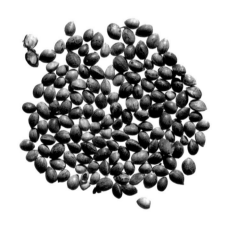

火麻仁

炮制规范

火麻仁　除去杂质及果皮。

炒火麻仁　取净火麻仁置热锅中，用文火炒至微黄色，有香气时，取出，放凉。

饮片性状

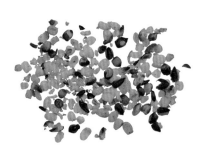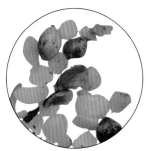

火麻仁

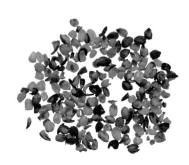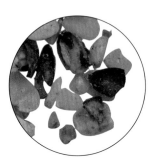

炒火麻仁

性味功效

甘，平。润肠通便。用于血虚津亏，肠燥便秘。

用量用法

10~15g。

巴 豆

Badou
CROTONIS FRUCTUS

本品为大戟科植物巴豆 *Croton tiglium* L. 的干燥成熟果实。

产 地

主产于四川宜宾、犍为，重庆合川。

采收加工

秋季果实成熟时采收，堆置 2~3 日，摊开，干燥。

药材性状

本品呈卵圆形，一般具三棱，长 1.8~2.2cm，直径 1.4~2cm。表面灰黄色或稍深，粗糙，有纵线 6 条，顶端平截，基部有果梗痕。破开果壳，可见 3 室，每室含种子 1 粒。种子呈略扁的椭圆形，长 1.2~1.5cm，直径 0.7~0.9cm，表面棕色或灰棕色，一端有小点状的种脐和种阜的疤痕，另端有微凹的合点，其间有隆起的种脊；外种皮薄而脆，内种皮呈白色薄膜；种仁黄白色，油质。气微，味辛辣。

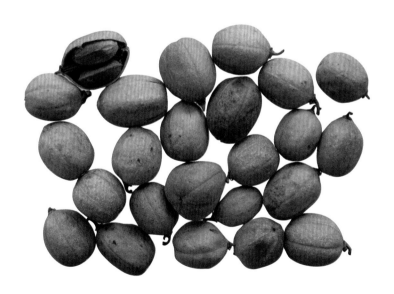

巴豆

炮制规范

生巴豆　去皮取净仁。

饮片性状

本品呈扁椭圆形，长 9~14mm，直径 5~8mm。表面黄白色或黄棕色，平滑有光泽，常附有白色薄膜；一端有微凹的合点，另一端有小点状的种脐。内胚乳肥厚，淡黄色，油质；子叶 2，菲薄。气微，味辛辣。

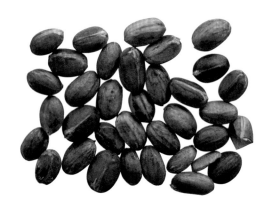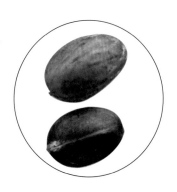

生巴豆

性味功效

辛，热；有大毒。外用蚀疮。用于恶疮疥癣，疣痣。

用量用法

外用适量，研末涂患处，或捣烂以纱布包擦患处。孕妇禁用；不宜与牵牛子同用。

巴豆霜

Badoushuang
CROTONIS SEMEN PULVERATUM

本品为巴豆的炮制加工品。

炮制规范

取巴豆仁碾碎如泥状，经微热后，压榨除去大部分油脂后，取残渣研制成符合规定要求的松散粉末，或取仁碾细后，照规定的方法，测定脂肪油含量，加适量的淀粉，使脂肪油含量符合规定，混匀，即得。

饮片性状

本品为粒度均匀、疏松的淡黄色粉末，显油性。

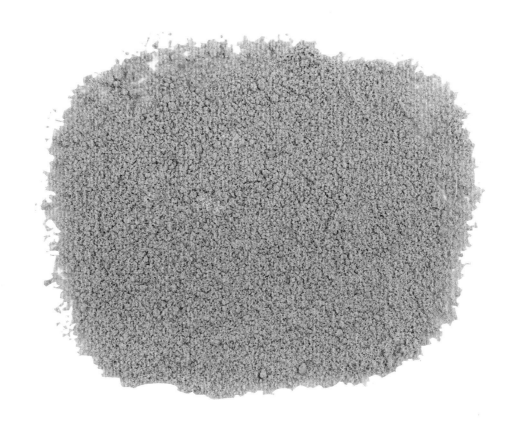

巴豆霜

性味功效

辛，热；有大毒。峻下冷积，逐水退肿，豁痰利咽；外用蚀疮。用于寒积便秘，乳食停滞，腹水臌胀，二便不通，喉风，喉痹；外治痈肿脓成不溃，疥癣恶疮，疣痣。

用量用法

0.1~0.3g，多入丸散用。外用适量。孕妇禁用；不宜与牵牛子同用。

巴戟天

Bajitian
MORINDAE OFFICINALIS RADIX

本品为茜草科植物巴戟天 *Morinda officinalis* How 的干燥根。

产　地

主产于广东德庆、高要、郁南、五华、佛冈、河源，广西玉林、钦州。以广东高要、德庆为道地产区。

采收加工

全年均可采挖，洗净，除去须根，晒至六七成干，轻轻捶扁，晒干。

药材性状

本品为扁圆柱形，略弯曲，长短不等，直径 0.5~2cm。表面灰黄色或暗灰色，具纵纹和横裂纹，有的皮部横向断离露出木部；质韧，断面皮部厚，紫色或淡紫色，易与木部剥离；木部坚硬，黄棕色或黄白色，直径 1~5mm。气微，味甘而微涩。

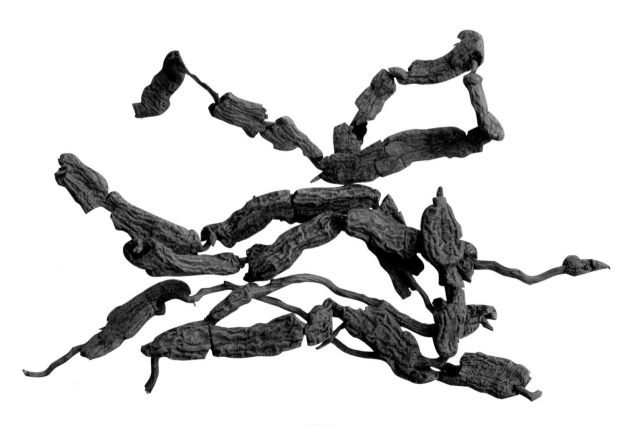

巴戟天

炮制规范

巴戟天　除去杂质。

巴戟肉　取净巴戟天，置适宜的容器内，加热蒸透，趁热除去木心，切段，干燥。

盐巴戟天　取净巴戟天，加盐水拌匀，置适宜的容器内，加热蒸透，趁热除去木心，切段，干燥。每100kg 巴戟天，用食盐 2kg。

制巴戟天　取甘草，捣碎，加水煎汤，去渣，加入净巴戟天拌匀，煮透，趁热除去木心，切段，干燥。每 100kg 巴戟天，用甘草 6kg。

饮片性状

巴戟天　同药材。

巴戟肉　本品呈扁圆柱形短段或不规则块。表面灰黄色或暗灰色，具纵纹和横裂纹。切面皮部厚，紫色或淡紫色，中空。气微，味甘而微涩。

盐巴戟天　本品呈扁圆柱形短段或不规则块。表面灰黄色或暗灰色，具纵纹和横裂纹。切面皮部厚，紫色或淡紫色，中空。气微，味甘、咸而微涩。

制巴戟天　本品呈扁圆柱形短段或不规则块。表面灰黄色或暗灰色，具纵纹和横裂纹。切面皮部厚，紫色或淡紫色，中空。气微，味甘而微涩。

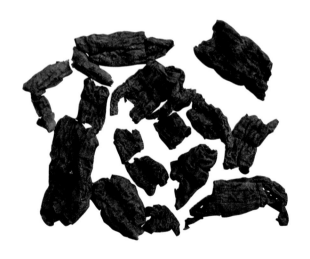
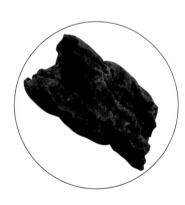

巴戟肉

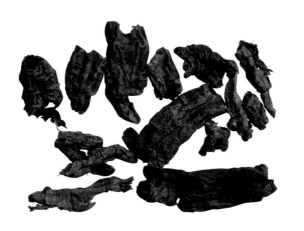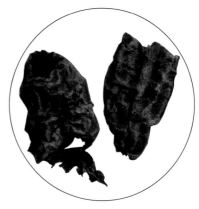

盐巴戟天

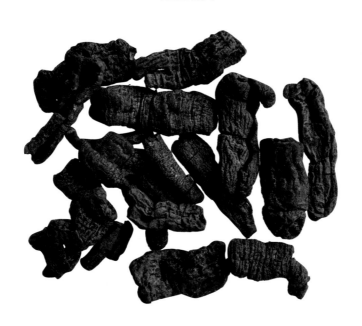

制巴戟天

性味功效

甘、辛，微温。补肾阳，强筋骨，祛风湿。用于阳痿遗精，宫冷不孕，月经不调，少腹冷痛，风湿痹痛，筋骨痿软。

用量用法

3~10g。

对比鉴别

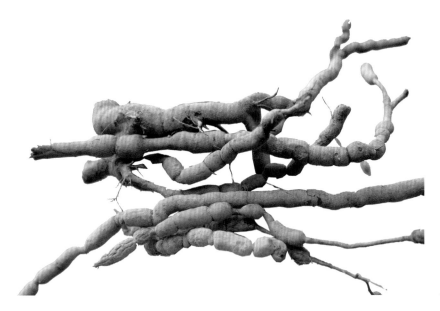

1cm

四川虎刺 *Damnacanthus officinarum* Huang 的根（鲜品）

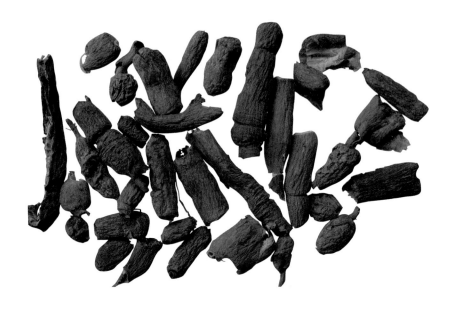

四川虎刺 *Damnacanthus officinarum* Huang 的根（干品）

水飞蓟

Shuifeiji
SILYBI FRUCTUS

本品为菊科植物水飞蓟 *Silybum marianum* (L.) Gaertn. 的干燥成熟果实。

产　地

原产于欧洲，我国引种栽培。主产于陕西。

采收加工

秋季果实成熟时采收果序，晒干，打下果实，除去杂质，晒干。

药材性状

本品呈长倒卵形或椭圆形，长 5~7mm，宽 2~3mm。表面淡灰棕色至黑褐色，光滑，有细纵花纹。顶端钝圆，稍宽，有一圆环，中间具点状花柱残迹，基部略窄。质坚硬。破开后可见子叶 2 片，浅黄白色，富油性。气微，味淡。

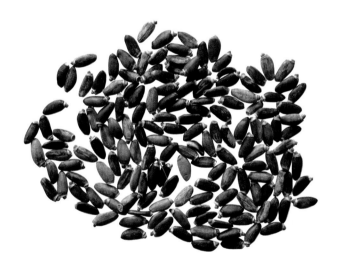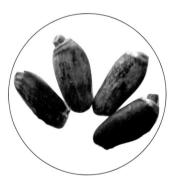

水飞蓟

炮制规范

取原药材，除去杂质，筛去灰屑。

饮片性状

同药材。

性味功效

苦，凉。清热解毒，疏肝利胆。用于肝胆湿热，胁痛，黄疸。

用量用法

供配制成药用。

水红花子

Shuihonghuazi
POLYGONI ORIENTALIS FRUCTUS

本品为蓼科植物红蓼 *Polygonum orientale* L. 的干燥成熟果实。

产　地

主产于东北及内蒙古、河北、山西、甘肃、山东、江苏等地。

采收加工

秋季果实成熟时割取果穗，晒干，打下果实，除去杂质。

药材性状

本品呈扁圆形，直径 2~3.5mm，厚 1~1.5mm。表面棕黑色，有的红棕色，有光泽，两面微凹，中部略有纵向隆起。顶端有突起的柱基，基部有浅棕色略突起的果梗痕，有的有膜质花被残留。质硬。气微，味淡。

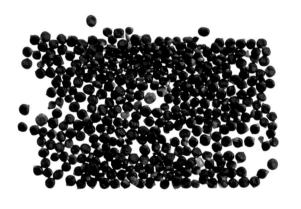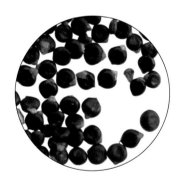

水红花子

性味功效

咸，微寒。散血消癥，消积止痛，利水消肿。用于癥瘕痞块，瘿瘤，食积不消，胃脘胀痛，水肿腹水。

用量用法

15~30g。外用适量，熬膏敷患处。

五画

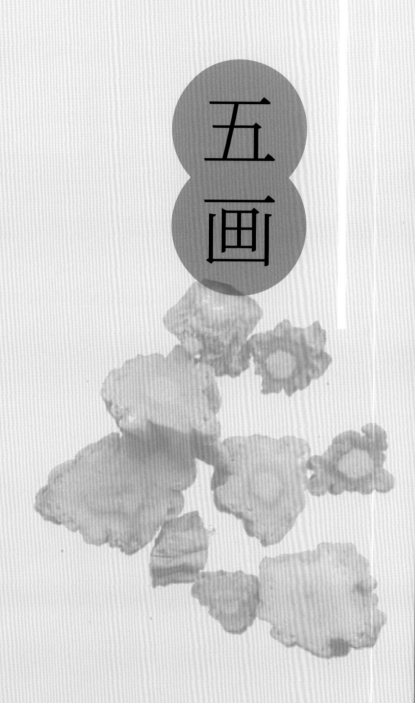

玉 竹

Yuzhu

POLYGONATI ODORATI RHIZOMA

本品为百合科植物玉竹 *Polygonatum odoratum* (Mill.) Druce 的干燥根茎。

产　地

产于黑龙江、吉林、辽宁、河北、山西、内蒙古、陕西、甘肃、青海、河南、湖北、湖南、江西、山东、安徽、江苏、浙江、台湾。主产于湖南邵东、祁阳。

采收加工

秋季采挖，除去须根，洗净，晒至柔软后，反复揉搓、晾晒至无硬心，晒干；或蒸透后，揉至半透明，晒干。

药材性状

本品呈长圆柱形，略扁，少有分枝，长 4~18cm，直径 0.3~1.6cm。表面黄白色或淡黄棕色，半透明，具纵皱纹和微隆起的环节，有白色圆点状的须根痕和圆盘状茎痕。质硬而脆或稍软，易折断，断面角质样或显颗粒性。气微，味甘，嚼之发黏。

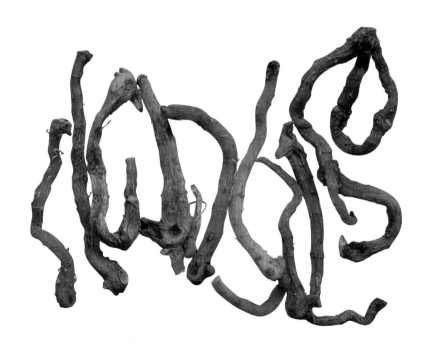

玉竹

炮制规范

除去杂质，洗净，润透，切厚片或段，干燥。

饮片性状

本品呈不规则厚片或段。外表皮黄白色至淡黄棕色，半透明，有时可见环节。切面角质样或显颗粒性。气微，味甘，嚼之发黏。

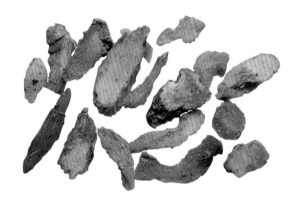

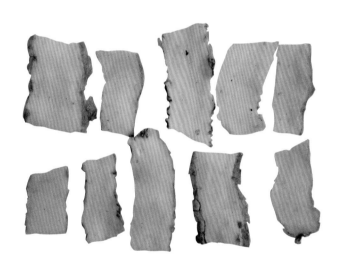

玉竹

性味功效

甘，微寒。养阴润燥，生津止渴。用于肺胃阴伤，燥热咳嗽，咽干口渴，内热消渴。

用量用法

6~12g。

对比鉴别

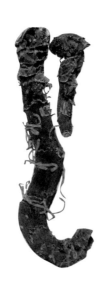

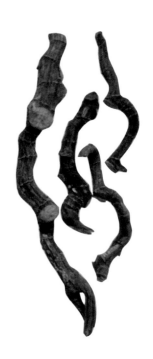

毛筒玉竹 *Polygonatum inflatum* Kom. 的根茎

深裂竹根七 *Disporopsis pernyi* (Hua) Diels 的根茎

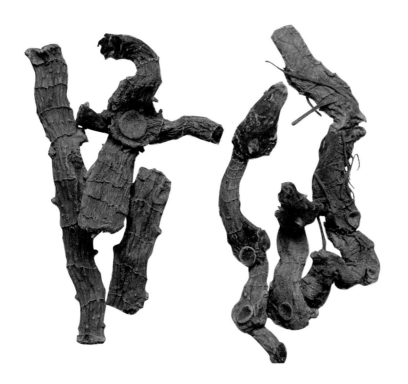

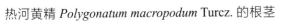

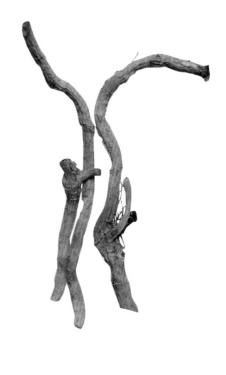

热河黄精 *Polygonatum macropodum* Turcz. 的根茎

小玉竹 *Polygonatum humile* Fisch. ex Maxim. 的根茎

功劳木

Gonglaomu
MAHONIAE CAULIS

本品为小檗科植物阔叶十大功劳 *Mahonia bealei* (Fort.) Carr. 或细叶十大功劳 *Mahonia fortunei* (Lindl.) Fedde 的干燥茎。

产　地

阔叶十大功劳　主产于安徽、江西、湖北、湖南、广东、广西、陕西、四川。
细叶十大功劳　主产于四川、湖北。

采收加工

全年均可采收，切块片，干燥。

药材性状

本品为不规则的块片，大小不等。外表面灰黄色至棕褐色，有明显的纵沟纹和横向细裂纹，有的外皮较光滑，有光泽，或有叶柄残基。质硬，切面皮部薄，棕褐色，木部黄色，可见数个同心性环纹及排列紧密的放射状纹理，髓部色较深。气微，味苦。

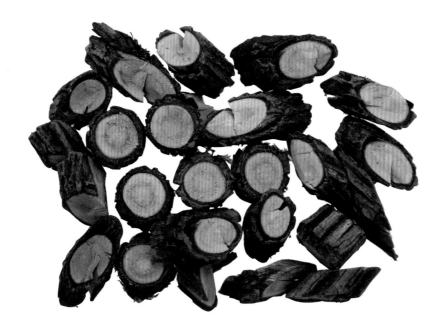

功劳木（阔叶十大功劳）

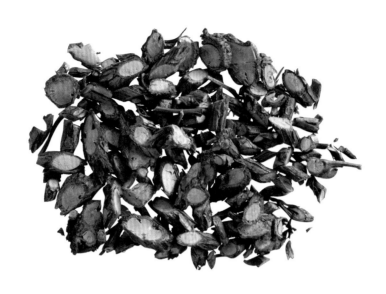

功劳木（细叶十大功劳）

性味功效

苦，寒。清热燥湿，泻火解毒。用于湿热泻痢，黄疸尿赤，目赤肿痛，胃火牙痛，疮疖痈肿。

用量用法

9~15g。外用适量。

甘 松

Gansong
NARDOSTACHYOS RADIX ET RHIZOMA

本品为败酱科植物甘松 *Nardostachys jatamansi* DC. 的干燥根及根茎。

产 地

产于甘肃、四川、云南、西藏。主产于四川松潘、理县、九寨沟、绵阳。

采收加工

春、秋二季采挖，除去泥沙和杂质，晒干或阴干。

药材性状

本品略呈圆锥形，多弯曲，长 5~18cm。根茎短小，上端有茎、叶残基，呈狭长的膜质片状或纤维状。外层黑棕色，内层棕色或黄色。根单一或数条交结、分枝或并列，直径 0.3~1cm。表面棕褐色，皱缩，有细根和须根。质松脆，易折断，断面粗糙，皮部深棕色，常成裂片状，木部黄白色。气特异，味苦而辛，有清凉感。

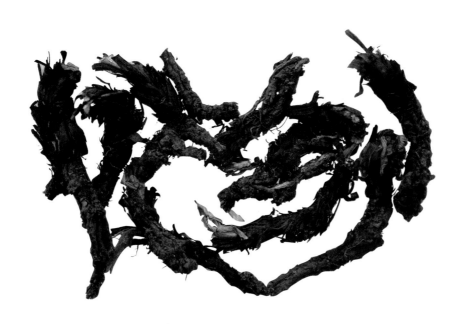

甘松

炮制规范

除去杂质和泥沙，洗净，切长段，干燥。

饮片性状

本品呈不规则的长段。根呈圆柱形，表面棕褐色。质松脆，切面皮部深棕色，常呈裂片状，木部黄白色。气特异，味苦而辛。

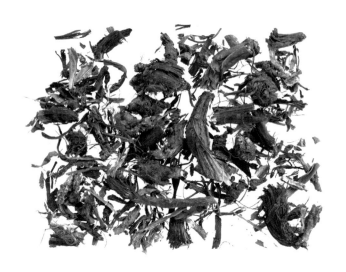

甘松

性味功效

辛、甘，温。理气止痛，开郁醒脾；外用祛湿消肿。用于脘腹胀满，食欲不振，呕吐；外治牙痛，脚气肿毒。

用量用法

3~6g。外用适量，泡汤漱口或煎汤洗脚或研末敷患处。

甘 草

Gancao
GLYCYRRHIZAE RADIX ET RHIZOMA

本品为豆科植物甘草 *Glycyrrhiza uralensis* Fisch.、胀果甘草 *Glycyrrhiza inflata* Bat. 或光果甘草 *Glycyrrhiza glabra* L. 的干燥根和根茎。

产　地

甘草　主产于新疆、内蒙古、宁夏、甘肃。以内蒙古鄂尔多斯、临河为道地产区。
胀果甘草　主产于新疆南部（天山以南）和甘肃西部。
光果甘草　主产于新疆北部（天山以北）。

采收加工

春、秋二季采挖，除去须根，晒干。

药材性状

甘草　本品根呈圆柱形，长 25~100cm，直径 0.6~3.5cm。外皮松紧不一。表面红棕色或灰棕色，具显著的纵皱纹、沟纹、皮孔及稀疏的细根痕。质坚实，断面略显纤维性，黄白色，粉性，形成层环明显，射线放射状，有的有裂隙。根茎呈圆柱形，表面有芽痕，断面中部有髓。气微，味甜而特殊。

胀果甘草　本品根和根茎木质粗壮，有的分枝，外皮粗糙，多灰棕色或灰褐色。质坚硬，木质纤维多，粉性小。根茎不定芽多而粗大。

光果甘草　本品根和根茎质地较坚实，有的分枝，外皮不粗糙，多灰棕色，皮孔细而不明显。

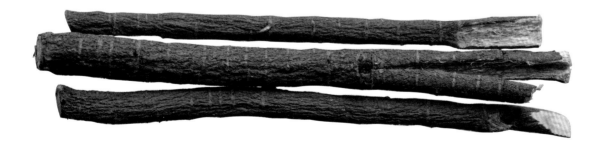

甘草（甘草）

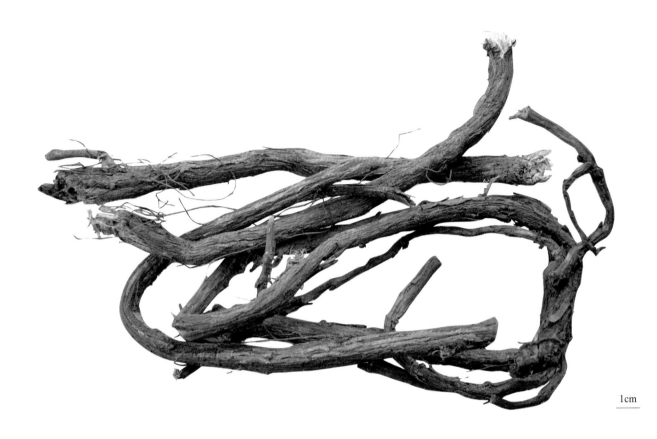

1cm

甘草（胀果甘草）

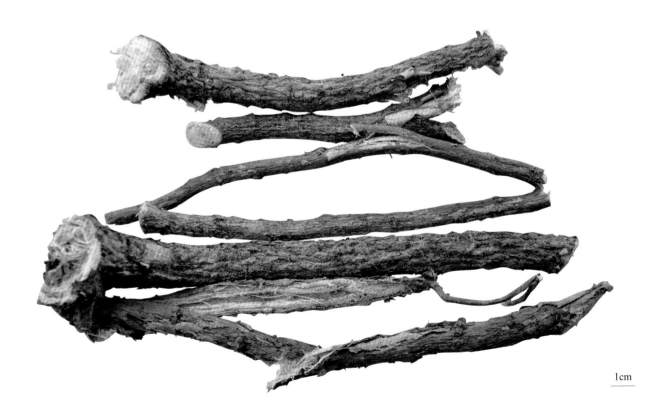

1cm

甘草（光果甘草）

炮制规范

　　甘草片　除去杂质，洗净，润透，切厚片，干燥。

饮片性状

　　本品呈类圆形或椭圆形的厚片。外表皮红棕色或灰棕色，具纵皱纹。切面略显纤维性，中心黄白色，有明显放射状纹理及形成层环。质坚实，具粉性。气微，味甜而特殊。

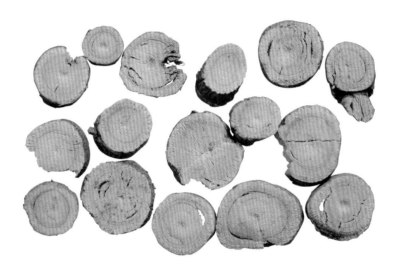

甘草片（甘草）

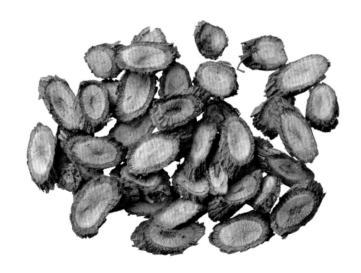

甘草片（胀果甘草）

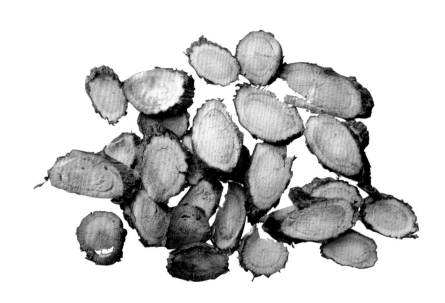

甘草片（光果甘草）

性味功效

　　甘，平。补脾益气，清热解毒，祛痰止咳，缓急止痛，调和诸药。用于脾胃虚弱，倦怠乏力，心悸气短，咳嗽痰多，脘腹、四肢挛急疼痛，痈肿疮毒，缓解药物毒性、烈性。

用量用法

　　2~10g。不宜与海藻、京大戟、红大戟、甘遂、芫花同用。

炙甘草

Zhigancao

GLYCYRRHIZAE RADIX ET RHIZOMA PRAEPARATA CUM MELLE

本品为甘草的炮制加工品。

炮制规范

炼蜜加适量沸水稀释后，加入净甘草片中拌匀，闷透，置锅内，用文火炒至黄色至深黄色，不粘手时取出，晾凉。每 100kg 甘草，用炼蜜 25kg。

饮片性状

本品呈类圆形或椭圆形切片。外表皮红棕色或灰棕色，微有光泽。切面黄色至深黄色，形成层环明显，射线放射状。略有黏性。具焦香气，味甜。

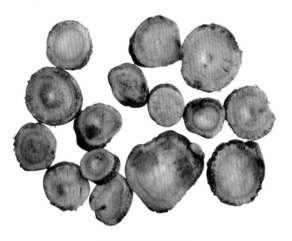

炙甘草（甘草）

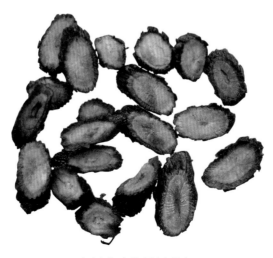

炙甘草（胀果甘草）

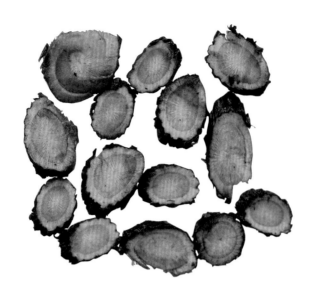

炙甘草（光果甘草）

性味功效

甘，平。补脾和胃，益气复脉。用于脾胃虚弱，倦怠乏力，心动悸，脉结代。

用量用法

2~10g。不宜与海藻、京大戟、红大戟、甘遂、芫花同用。

甘 遂

Gansui
KANSUI RADIX

本品为大戟科植物甘遂 *Euphorbia kansui* T. N. Liou ex T. P. Wang 的干燥块根。

产 地

主产于陕西韩城、三原，河南灵宝，山西运城。

采收加工

春季开花前或秋末茎叶枯萎后采挖，撞去外皮，晒干。

药材性状

本品呈椭圆形、长圆柱形或连珠形，长 1~5cm，直径 0.5~2.5cm。表面类白色或黄白色，凹陷处有棕色外皮残留。质脆，易折断，断面粉性，白色，木部微显放射状纹理；长圆柱状者纤维性较强。气微，味微甘而辣。

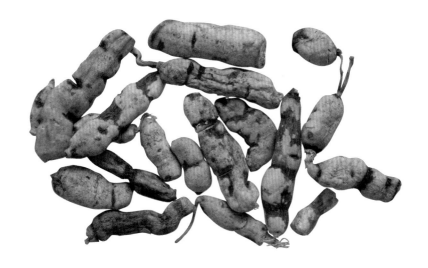

甘遂

炮制规范

生甘遂 除去杂质，洗净，干燥。

醋甘遂 取净甘遂，加醋拌匀，闷透，置锅内，炒干，取出，放凉。每 100kg 甘遂，用醋 30kg。

饮片性状

生甘遂　同药材。

醋甘遂　本品形如甘遂，表面黄色至棕黄色，有的可见焦斑。微有醋香气，味微酸而辣。

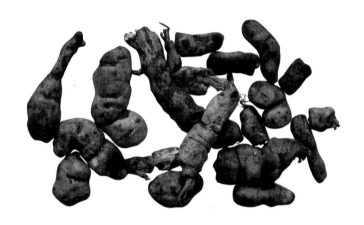

醋甘遂

性味功效

苦，寒；有毒。泻水逐饮，消肿散结。用于水肿胀满，胸腹积水，痰饮积聚，气逆咳喘，二便不利，风痰癫痫，痈肿疮毒。

用量用法

0.5~1.5g，炮制后多入丸散用。外用适量，生用。孕妇禁用；不宜与甘草同用。

艾　片

Aipian
l-BORNEOLUM

本品为菊科植物艾纳香 *Blumea balsamifera* (L.) DC. 的新鲜叶经提取加工制成的结晶。

产　地

主产于广东、广西、贵州等地。

药材性状

本品为白色半透明片状、块状或颗粒状结晶，质稍硬而脆，手捻不易碎。具清香气，味辛、凉，具挥发性，点燃时有黑烟，火焰呈黄色，无残迹遗留。

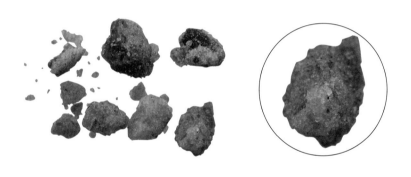

艾片

性味功效

辛、苦，微寒。开窍醒神，清热止痛。用于热病神昏、痉厥，中风痰厥，气郁暴厥，中恶昏迷，目赤，口疮，咽喉肿痛，耳道流脓。

用量用法

0.15~0.3g，入丸散用。外用研粉点敷患处。孕妇慎用。

艾 叶

Aiye

ARTEMISIAE ARGYI FOLIUM

本品为菊科植物艾 *Artemisia argyi* Lévl. et Vant. 的干燥叶。

产　　地

产于全国大部分地区。

采收加工

夏季花未开时采摘，除去杂质，晒干。

药材性状

本品多皱缩、破碎，有短柄。完整叶片展平后呈卵状椭圆形，羽状深裂，裂片椭圆状披针形，边缘有不规则的粗锯齿；上表面灰绿色或深黄绿色，有稀疏的柔毛和腺点；下表面密生灰白色绒毛。质柔软。气清香，味苦。

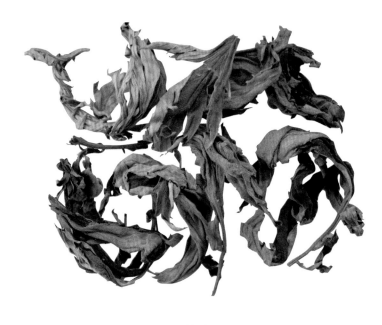

艾叶

炮制规范

艾叶　除去杂质及梗，筛去灰屑。

醋艾炭　取净艾叶，置热锅内，用武火炒至表面焦黑色，喷醋，炒干。每 100kg 艾叶，用醋 15kg。

饮片性状

艾叶　同药材。

醋艾炭　本品呈不规则的碎片，表面黑褐色，有细条状叶柄。具醋香气。

醋艾炭

性味功效

艾叶　辛、苦，温；有小毒。温经止血，散寒止痛；外用祛湿止痒。用于吐血，衄血，崩漏，月经过多，胎漏下血，少腹冷痛，经寒不调，宫冷不孕；外治皮肤瘙痒。

醋艾炭　温经止血。用于虚寒性出血。

用量用法

3~9g。外用适量，供灸治或熏洗用。

石韦

Shiwei
PYRROSIAE FOLIUM

本品为水龙骨科植物庐山石韦 *Pyrrosia sheareri* (Bak.) Ching、石韦 *Pyrrosia lingua* (Thunb.) Farwell 或有柄石韦 *Pyrrosia petiolosa* (Christ) Ching 的干燥叶。

产　地

庐山石韦　主产于安徽、浙江、湖南、湖北、贵州、四川、广西。

石韦　主产于河南、浙江、安徽、湖北、云南、广东、广西。

有柄石韦　产于全国各地。

采收加工

全年均可采收，除去根茎和根，晒干或阴干。

药材性状

庐山石韦　本品叶片略皱缩，展平后呈披针形，长 10~25cm，宽 3~5cm。先端渐尖，基部耳状偏斜，全缘，边缘常向内卷曲；上表面黄绿色或灰绿色，散布有黑色圆形小凹点；下表面密生红棕色星状毛，有的侧脉间布满棕色圆点状的孢子囊群。叶柄具四棱，长 10~20cm，直径 1.5~3mm，略扭曲，有纵槽。叶片革质。气微，味微涩苦。

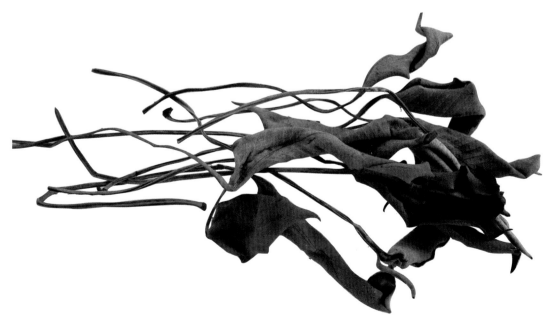

1cm

石韦（庐山石韦）

石韦　本品叶片披针形或长圆状披针形，长8~12cm，宽1~3cm。基部楔形，对称。孢子囊群在侧脉间，排列紧密而整齐。叶柄长5~10cm，直径约1.5mm。

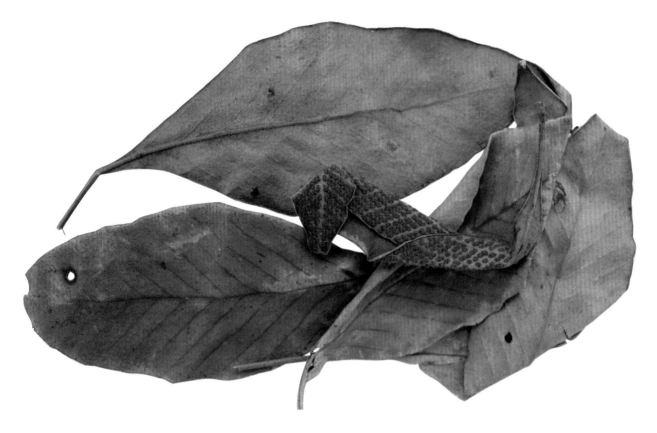

石韦（石韦）

有柄石韦　本品叶片多卷曲呈筒状，展平后呈长圆形或卵状长圆形，长3~8cm，宽1~2.5cm。基部楔形，对称；下表面侧脉不明显，布满孢子囊群。叶柄长3~12cm，直径约1mm。

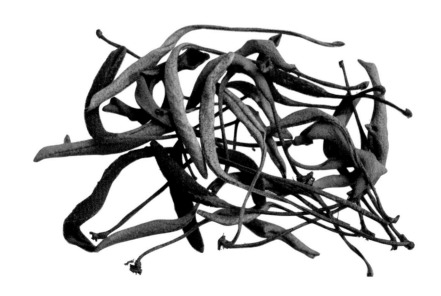

石韦（有柄石韦）

炮制规范

除去杂质，洗净，切段，干燥，筛去细屑。

饮片性状

本品呈丝条状。上表面黄绿色或灰绿色，下表面密生红棕色星状毛，孢子囊群着生侧脉间或下表面布满孢子囊群。叶全缘。叶片革质。气微，味微涩苦。

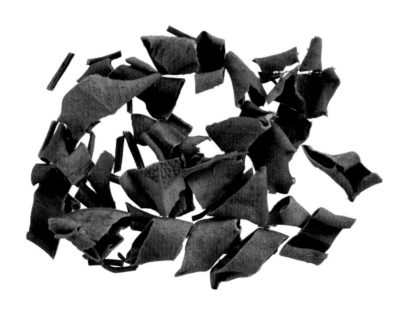

石韦（庐山石韦）

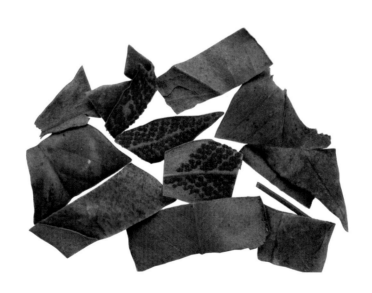

石韦（石韦）

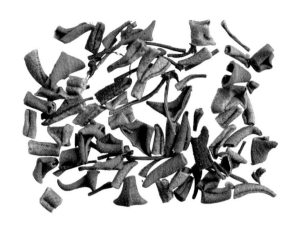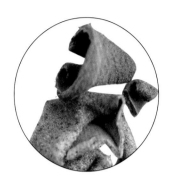

石韦（有柄石韦）

性味功效

甘、苦，微寒。利尿通淋，清肺止咳，凉血止血。用于热淋，血淋，石淋，小便不通，淋沥涩痛，肺热喘咳，吐血，衄血，尿血，崩漏。

用量用法

6~12g。

对比鉴别

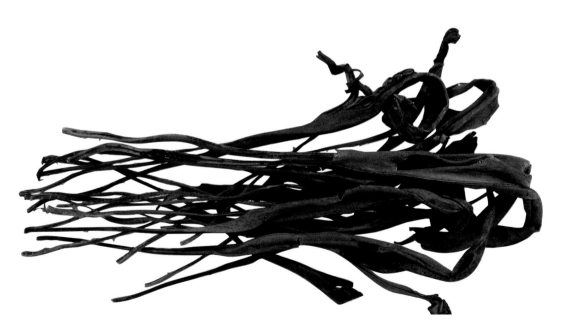

1cm

光石韦 *Pyrrosia calvata* (Baker) Ching 的叶

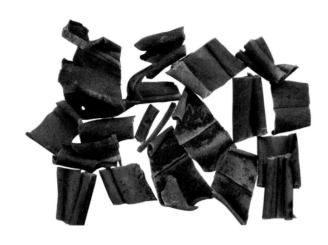

光石韦 *Pyrrosia calvata* (Baker) Ching 的叶（断片）

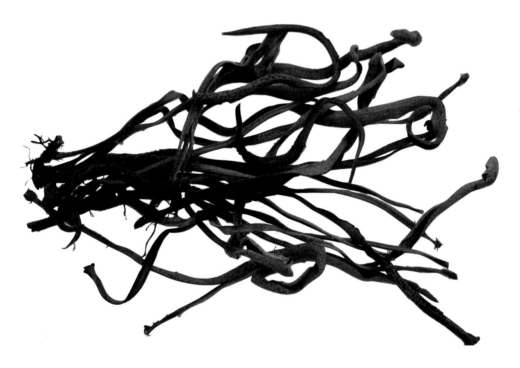

柔软石韦 *Pyrrosia porosa* (C. Presl) Hovenk. 的叶

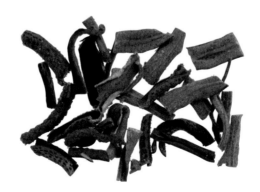

柔软石韦 *Pyrrosia porosa* (C. Presl) Hovenk. 的叶（断片）

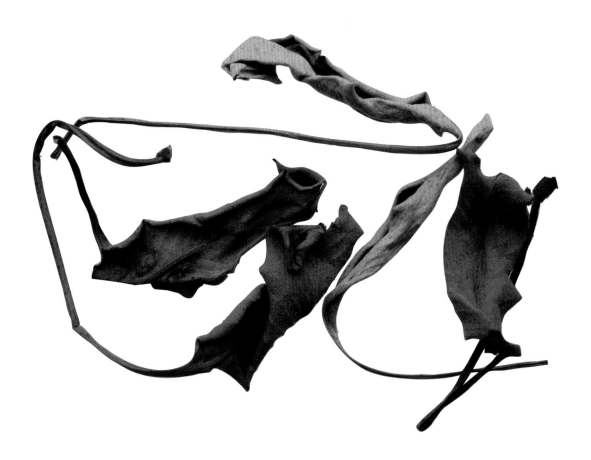

毡毛石韦 *Pyrrosia drakeana* (Franch.) Ching 的叶

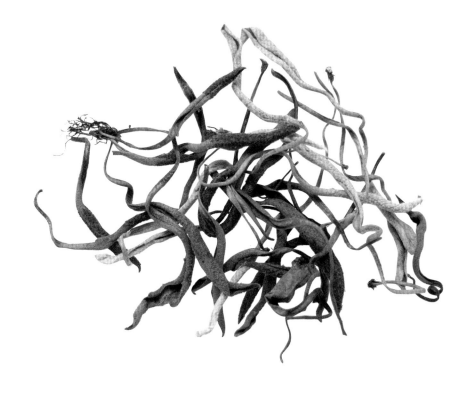

华北石韦（北京石韦）*Pyrrosia davidii* (Baker) Ching 的叶

石吊兰

Shidiaolan
LYSIONOTI HERBA

本品为苦苣苔科植物吊石苣苔 *Lysionotus pauciflorus* Maxim. 的干燥地上部分。

产　地

产于云南、四川、贵州、广西、广东、福建、台湾、浙江、江西、湖南、湖北、陕西、安徽等地。

采收加工

夏、秋二季叶茂盛时采割，除去杂质，晒干。

药材性状

本品茎呈圆柱形，长 25~60cm，直径 0.2~0.5cm；表面淡棕色或灰褐色，有纵皱纹，节膨大，常有不定根；质脆，易折断，断面黄绿色或黄棕色，中心有空隙。叶轮生或对生，有短柄；叶多脱落，脱落后叶柄痕明显；叶片披针形至狭卵形，长 1.5~6cm，宽 0.5~1.5cm，边缘反卷，边缘上部有齿，两面灰绿色至灰棕色。气微，味苦。

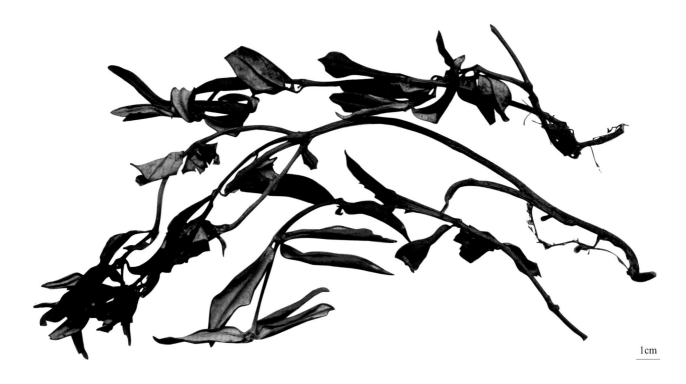

1cm

石吊兰

炮制规范

除去杂质，洗净，切段，干燥。

饮片性状

本品呈不规则段状。茎圆柱形，表面淡棕色或灰褐色，有纵皱纹，节常膨大，常有不定根；切面黄白色或黄棕色，中心有的有空隙。叶多破碎、卷缩，完整者披针形，边缘上部有齿，常反卷，两面灰绿色至灰棕色，主脉下面凸出。气微，味苦。

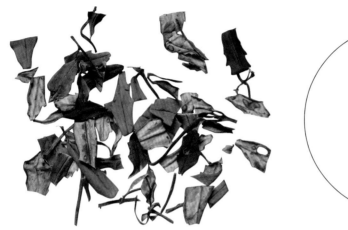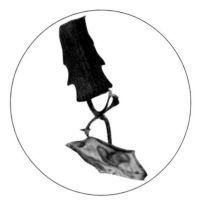

石吊兰

性味功效

苦，温。化痰止咳，软坚散结。用于咳嗽痰多，瘰疬痰核。

用量用法

9~15g。外用适量，捣敷或煎水外洗。

石菖蒲

Shichangpu

ACORI TATARINOWII RHIZOMA

本品为天南星科植物石菖蒲 *Acorus tatarinowii* Schott 的干燥根茎。

产　　地

产于河南、山东、江苏、浙江、江西、福建、台湾、湖北、湖南、广东、广西、陕西、贵州、四川、云南、西藏等地。主产于四川、浙江、江苏等地。

采收加工

秋、冬二季采挖，除去须根和泥沙，晒干。

药材性状

本品呈扁圆柱形，多弯曲，常有分枝，长 3~20cm，直径 0.3~1cm。表面棕褐色或灰棕色，粗糙，有疏密不匀的环节，节间长 0.2~0.8cm，具细纵纹，一面残留须根或圆点状根痕；叶痕呈三角形，左右交互排列，有的其上有毛鳞状的叶基残余。质硬，断面纤维性，类白色或微红色，内皮层环明显，可见多数维管束小点及棕色油细胞。气芳香，味苦、微辛。

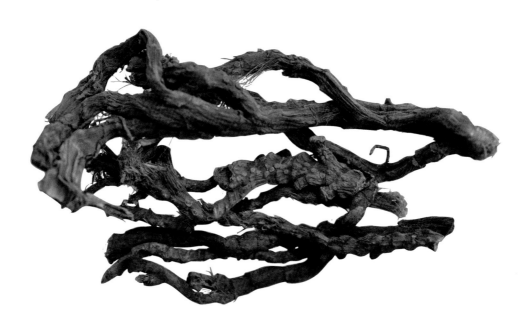

石菖蒲

炮制规范

除去杂质，洗净，润透，切厚片，干燥。

饮片性状

本品呈扁圆形或长条形的厚片。外表皮棕褐色或灰棕色，有的可见环节及根痕。切面纤维性，类白色或微红色，有明显环纹及油点。气芳香，味苦、微辛。

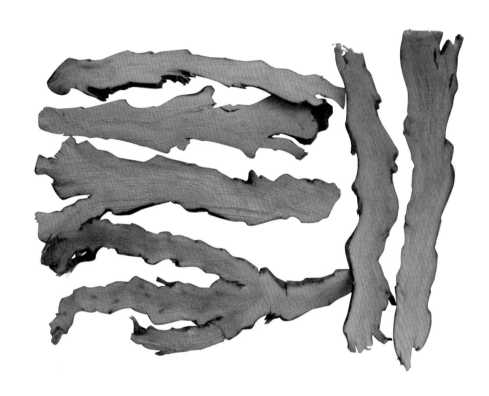

石菖蒲（纵切）

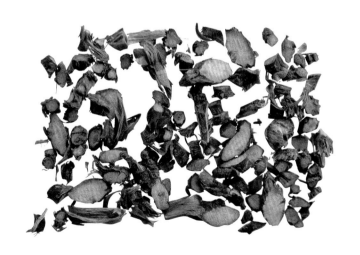 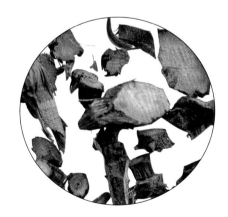

石菖蒲（横切）

性味功效

辛、苦, 温。开窍豁痰, 醒神益智, 化湿开胃。用于神昏癫痫, 健忘失眠, 耳鸣耳聋, 脘痞不饥, 噤口下痢。

用量用法

3~10g。

对比鉴别

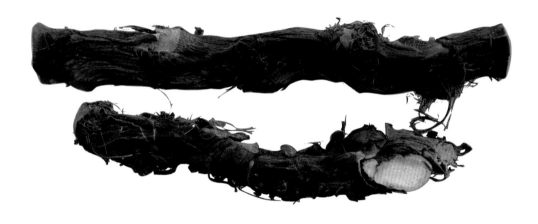

藏菖蒲（水菖蒲）*Acorus calamus* L. 的根茎（藏菖蒲）

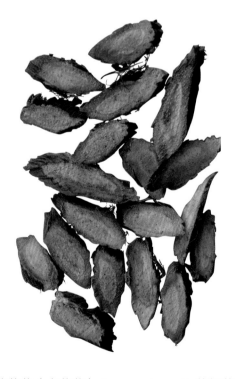

藏菖蒲（水菖蒲）*Acorus calamus* L. 的根茎

（藏菖蒲, 饮片）

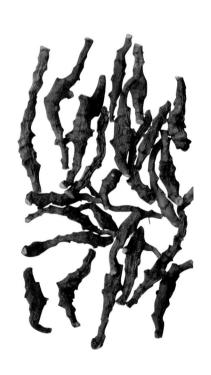

阿尔泰银莲花 *Anemone altaica* Fisch. 的根茎

（九节菖蒲）

石 斛

Shihu
DENDROBII CAULIS

本品为兰科植物金钗石斛 *Dendrobium nobile* Lindl.、霍山石斛 *Dendrobium huoshanense* C. Z. Tang et S. J. Cheng、鼓槌石斛 *Dendrobium chrysotoxum* Lindl. 或流苏石斛 *Dendrobium fimbriatum* Hook. 的栽培品及其同属植物近似种的新鲜或干燥茎。

产　　地

金钗石斛　产于湖北、台湾、广东、广西、四川、贵州、云南等地。主产于贵州赤水。

鼓槌石斛　产于云南。

流苏石斛　产于贵州、广西、云南。主产于广西龙州、武鸣、天等、田林、靖西、隆林、凌云、南丹、天峨，云南南部，贵州罗甸、兴义、平塘、关岭、紫云、从江、江口、正安、务川、习水、赫章。

采收加工

全年均可采收，鲜用者除去根和泥沙；干用者采收后，除去杂质，用开水略烫或烘软，再边搓边烘晒，至叶鞘搓净，干燥。霍山石斛 11 月至翌年 3 月采收，除去叶、根须及泥沙等杂质，洗净，鲜用，或加热除去叶鞘制成干条；或边加热边扭成螺旋状或弹簧状，干燥，称霍山石斛枫斗。

药材性状

鲜石斛　本品呈圆柱形或扁圆柱形，长约 30cm，直径 0.4~1.2cm。表面黄绿色，光滑或有纵纹，节明显，色较深，节上有膜质叶鞘。肉质多汁，易折断。气微，味微苦而回甜，嚼之有黏性。

金钗石斛　本品呈扁圆柱形，长 20~40cm，直径 0.4~0.6cm，节间长 2.5~3cm。表面金黄色或黄中带绿色，有深纵沟。质硬而脆，断面较平坦而疏松。气微，味苦。

霍山石斛　本品干条呈直条状或不规则弯曲形，长 2~8cm，直径 1~4mm。表面淡黄绿色至黄绿色，偶有黄褐色斑块，有细纵纹，节明显，节上有的可见残留的灰白色膜质叶鞘；一端可见茎基部残留的短须根或须根痕，另一端为茎尖，较细。质硬而脆，易折断，断面平坦，灰黄色至灰绿色，略角质状。气微，味淡，嚼之有黏性。鲜品稍肥大。肉质，易折断，断面淡黄绿色至深绿色。气微，味淡，嚼之有黏性且少有渣。枫斗呈螺旋形或弹簧状，通常为 2~5 个旋纹，茎拉直后性状同干条。

鼓槌石斛　本品呈粗纺锤形，中部直径 1~3cm，具 3~7 节。表面光滑，金黄色，有明显凸起的棱。质轻而松脆，断面海绵状。气微，味淡，嚼之有黏性。

流苏石斛等　本品呈长圆柱形，长 20~150cm，直径 0.4~1.2cm，节明显，节间长 2~6cm。表面黄色至暗黄色，有深纵槽。质疏松，断面平坦或呈纤维性。味淡或微苦，嚼之有黏性。

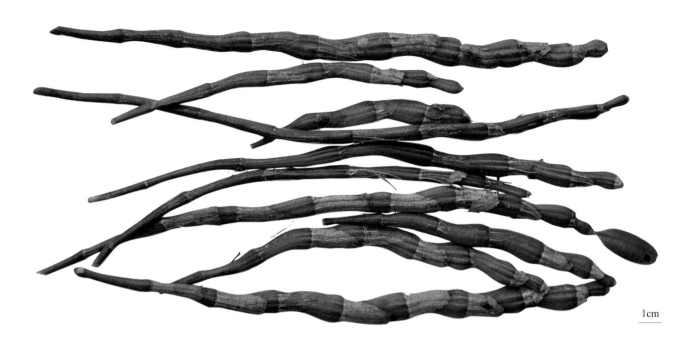

1cm

鲜石斛（金钗石斛）

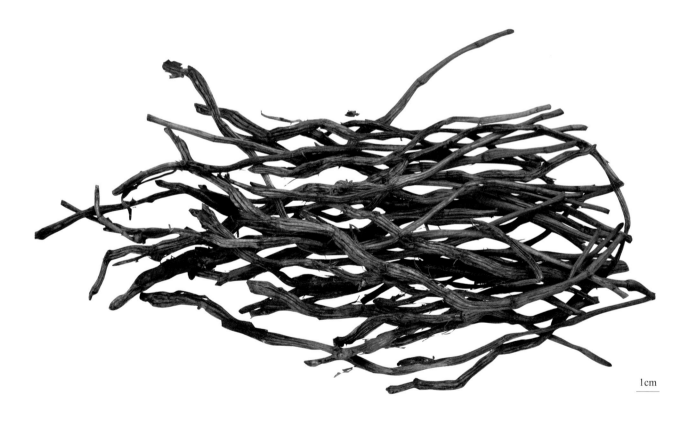

1cm

石斛（金钗石斛）

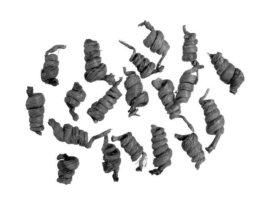

石斛（霍山石斛枫斗）

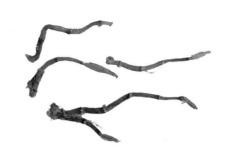

石斛（霍山石斛干条）

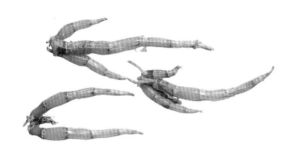

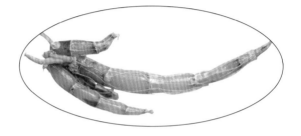

石斛（霍山石斛鲜品）

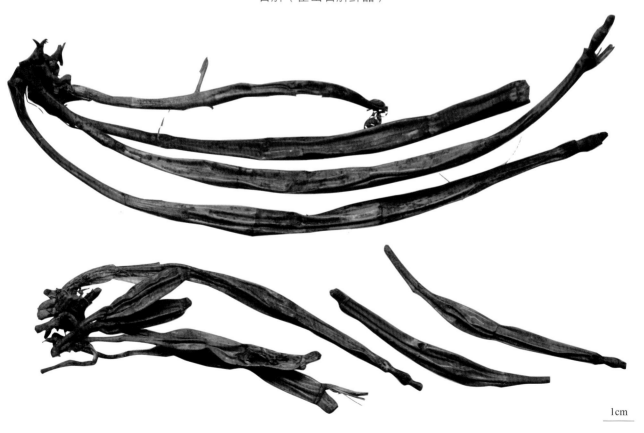

1cm

石斛（鼓槌石斛）

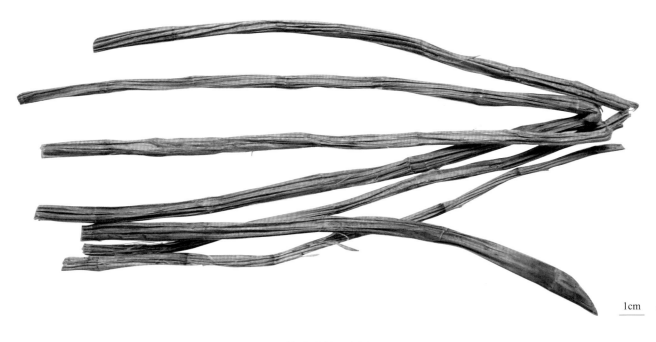

1cm

石斛（流苏石斛）

炮制规范

　　干石斛　除去残根，洗净，切段，干燥。

　　霍山石斛　除去杂质。

　　鲜石斛　鲜品洗净，切段。

饮片性状

　　干石斛　本品呈扁圆柱形或圆柱形的段。表面金黄色、绿黄色或棕黄色，有光泽，有深纵沟或纵棱，有的可见棕褐色的节。切面黄白色至黄褐色，有多数散在的筋脉点。气微，味淡或微苦，嚼之有黏性。

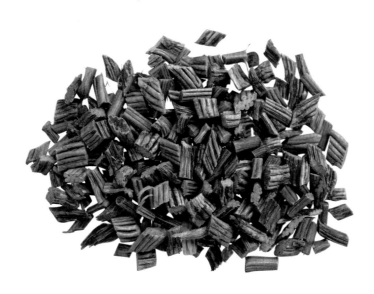

干石斛（金钗石斛）

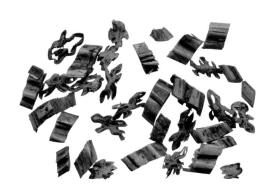
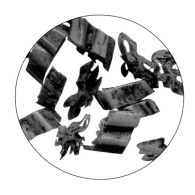

干石斛（鼓槌石斛）

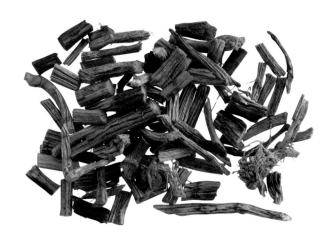

干石斛（流苏石斛）

霍山石斛　同药材。

鲜石斛　本品呈圆柱形或扁圆柱形的段。直径 0.4~1.2cm。表面黄绿色，光滑或有纵纹，肉质多汁。气微，味微苦而回甜，嚼之有黏性。

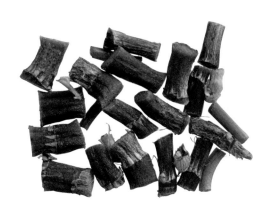
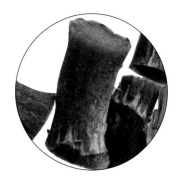

鲜石斛（金钗石斛）

性味功效

甘，微寒。益胃生津，滋阴清热。用于热病津伤，口干烦渴，胃阴不足，食少干呕，病后虚热不退，阴虚火旺，骨蒸劳热，目暗不明，筋骨痿软。

用量用法

6~12g；鲜品 15~30g。

对比鉴别

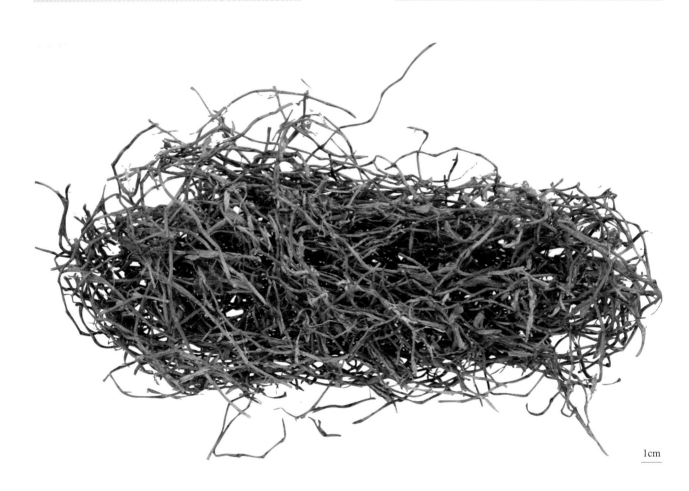

美花石斛（环草石斛）*Dendrobium loddigesii* Rolfe 的茎

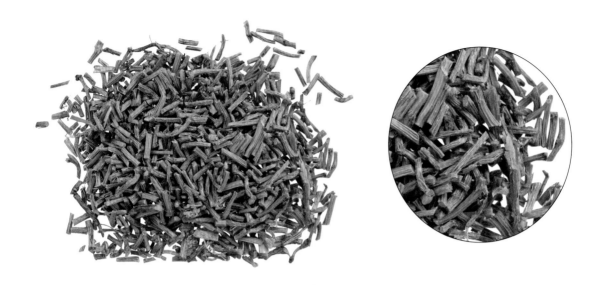

美花石斛（环草石斛）*Dendrobium loddigesii* Rolfe 的茎（断片）

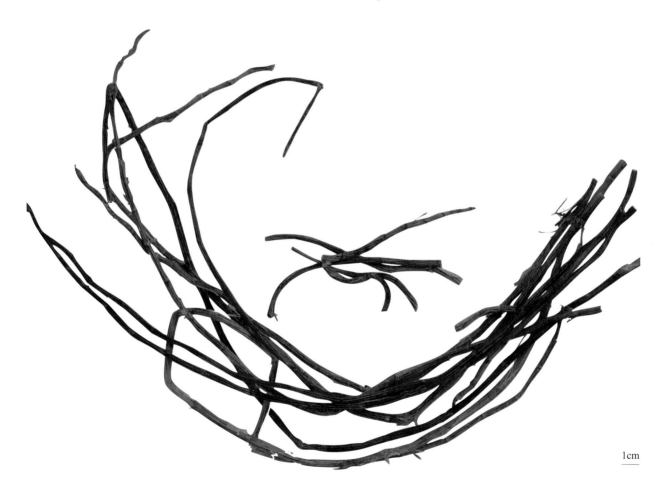

1cm

束花石斛（黄草石斛）*Dendrobium chrysanthum* Wall. ex Lindl. 的茎

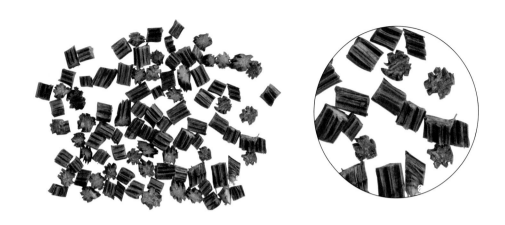

束花石斛（黄草石斛）*Dendrobium chrysanthum* Wall. ex Lindl. 的茎（断片）

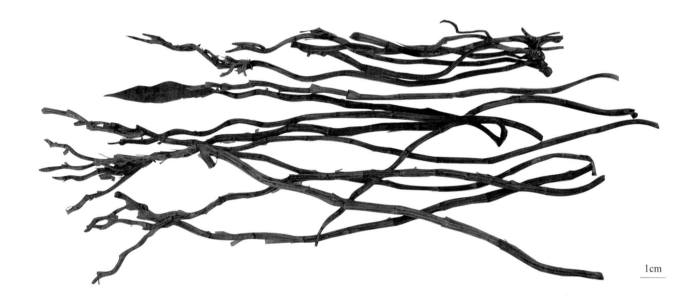

1cm

罗河石斛 *Dendrobium lohohense* Tang et Wang 的茎

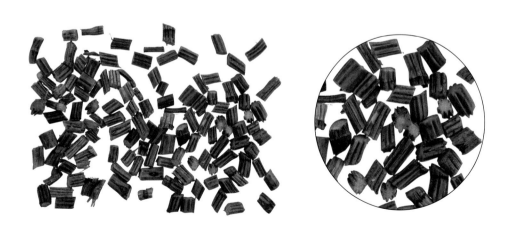

罗河石斛 *Dendrobium lohohense* Tang et Wang 的茎（断片）

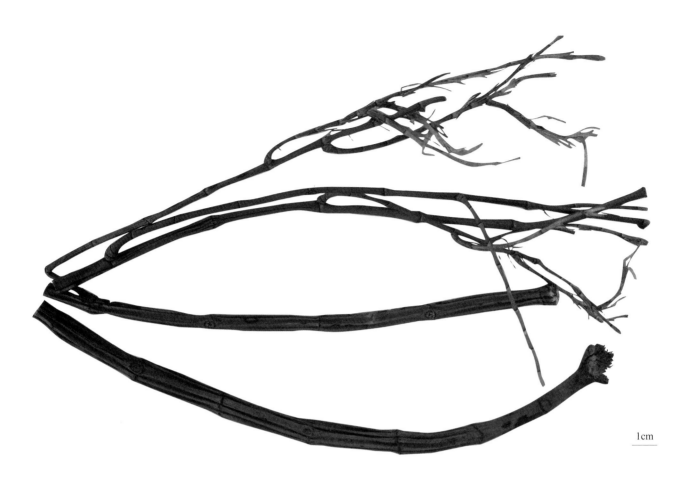

1cm

细叶石斛 *Dendrobium hancockii* Rolfe 的茎

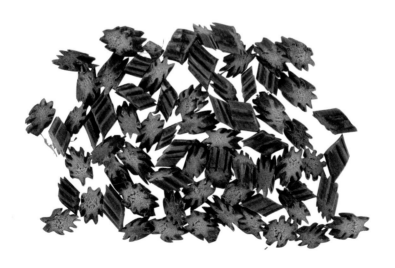

细叶石斛 *Dendrobium hancockii* Rolfe 的茎（断片）

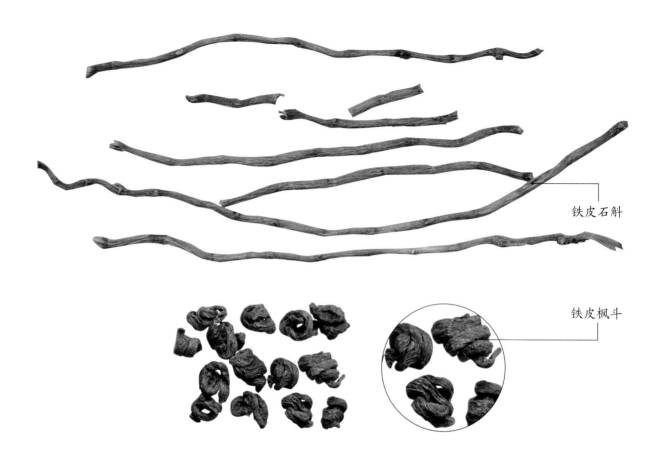

铁皮石斛

铁皮枫斗

铁皮石斛 *Dendrobium officinale* Kimura et Migo 的茎

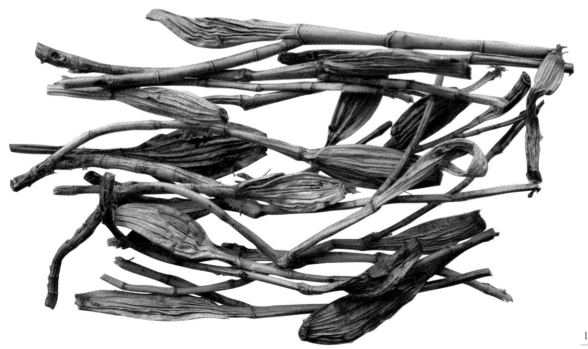

1cm

金石斛属 *Flickingeria* Hawkes 的茎

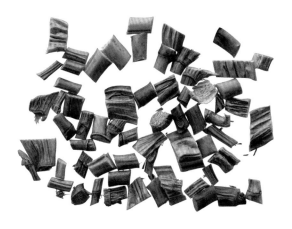

金石斛属 *Flickingeria* Hawkes 的茎（断片）

石榴皮

Shiliupi
GRANATI PERICARPIUM

本品为石榴科植物石榴 *Punica granatum* L. 的干燥果皮。

产　地

常为庭园栽培。主产于江苏、湖南、山东、四川、湖北、云南等地，多自产自销。

采收加工

秋季果实成熟后收集果皮，晒干。

药材性状

本品呈不规则的片状或瓢状，大小不一，厚 1.5~3mm。外表面红棕色、棕黄色或暗棕色，略有光泽，粗糙，有多数疣状突起，有的有突起的筒状宿萼及粗短果梗或果梗痕。内表面黄色或红棕色，有隆起呈网状的果蒂残痕。质硬而脆，断面黄色，略显颗粒状。气微，味苦涩。

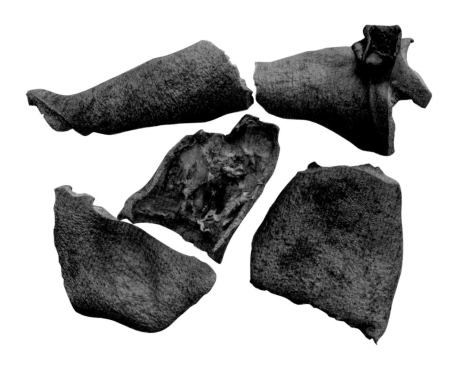

石榴皮

炮制规范

石榴皮 除去杂质，洗净，切块，干燥。

石榴皮炭 取净石榴皮块，置热锅内，用武火炒至表面黑黄色、内部棕褐色时，喷淋清水少许，熄灭火星，取出，晾干。

饮片性状

石榴皮 本品呈不规则的长条状或不规则的块状。外表面红棕色、棕黄色或暗棕色，略有光泽，有多数疣状突起，有时可见筒状宿萼及果梗痕。内表面黄色或红棕色，有种子脱落后的小凹坑及隔瓤残迹。切面黄色或鲜黄色，略显颗粒状。气微，味苦涩。

石榴皮炭 本品形如石榴皮丝或块，表面黑黄色，内部棕褐色。

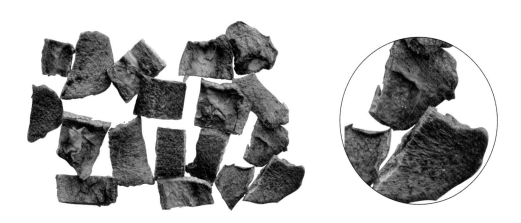

石榴皮

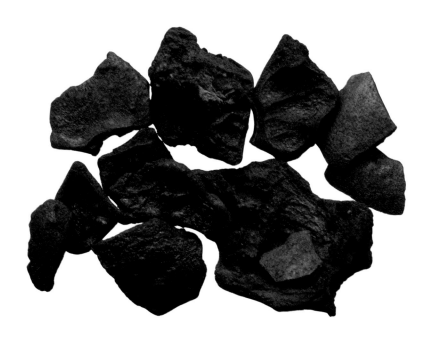

石榴皮炭

性味功效

酸、涩，温。涩肠止泻，止血，驱虫。用于久泻，久痢，便血，脱肛，崩漏，带下，虫积腹痛。

用量用法

3~9g。

布渣叶

Buzhaye
MICROCTIS FOLIUM

本品为椴树科植物破布叶 *Microcos paniculata* L. 的干燥叶。

产　地

主产于广西、广东。

采收加工

夏、秋二季采收，除去枝梗和杂质，阴干或晒干。

药材性状

本品多皱缩或破碎。完整叶展平后呈卵状长圆形或卵状矩圆形，长 8~18cm，宽 4~8cm。表面黄绿色、绿褐色或黄棕色。先端渐尖，基部钝圆，稍偏斜，边缘具细齿。基出脉 3 条，侧脉羽状，小脉网状。具短柄，叶脉及叶柄被柔毛。纸质，易破碎。气微，味淡，微酸涩。

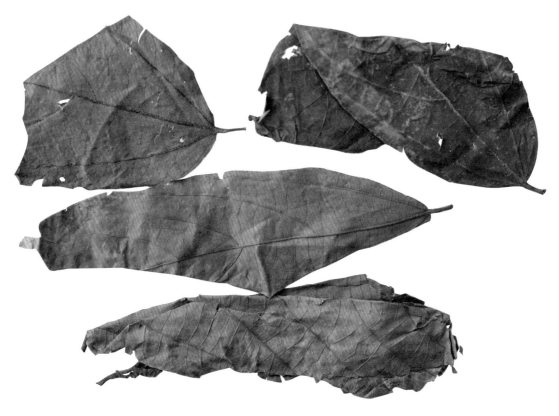

布渣叶

性味功效

微酸，凉。消食化滞，清热利湿。用于饮食积滞，感冒发热，湿热黄疸。

用量用法

15~30g。

龙 胆

Longdan
GENTIANAE RADIX ET RHIZOMA

　　本品为龙胆科植物条叶龙胆 *Gentiana manshurica* Kitag.、龙胆 *Gentiana scabra* Bge.、三花龙胆 *Gentiana triflora* Pall. 或坚龙胆 *Gentiana rigescens* Franch. 的干燥根和根茎。前三种习称"龙胆"，后一种习称"坚龙胆"。

产 地

　　条叶龙胆　主产于内蒙古、江苏、浙江、安徽及东北。

　　龙胆　主产于东北和内蒙古。以黑龙江杜蒙、齐齐哈尔、海林、穆棱、东宁，吉林长白、桦甸、永吉、蛟河、珲春，辽宁宽甸、凤城、桓仁、新宾、西丰为道地产区。

　　三花龙胆　主产于东北和内蒙古。

　　坚龙胆　主产于云南保山、文山、大理、楚雄、昭通、曲靖、临沧，贵州遵义、惠水、凯里、水城，四川木里、布拖、冕宁、盐源、喜德、甘洛。

采收加工

　　春、秋二季采挖，洗净，干燥。

药材性状

　　龙胆　本品根茎呈不规则的块状，长 1~3cm，直径 0.3~1cm；表面暗灰棕色或深棕色，上端有茎痕或残留茎基，周围和下端着生多数细长的根。根圆柱形，略扭曲，长 10~20cm，直径 0.2~0.5cm；表面淡黄色或黄棕色，上部多有显著的横皱纹，下部较细，有纵皱纹及支根痕。质脆，易折断，断面略平坦，皮部黄白色或淡黄棕色，木部色较浅，呈点状环列。气微，味甚苦。

　　坚龙胆　本品表面无横皱纹，外皮膜质，易脱落，木部黄白色，易与皮部分离。

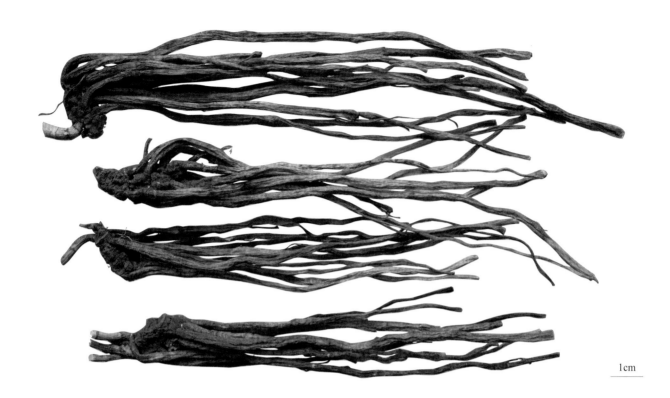

1cm

龙胆（条叶龙胆）

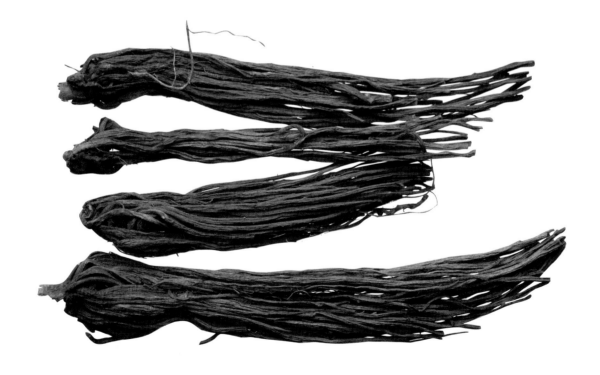

龙胆（龙胆）

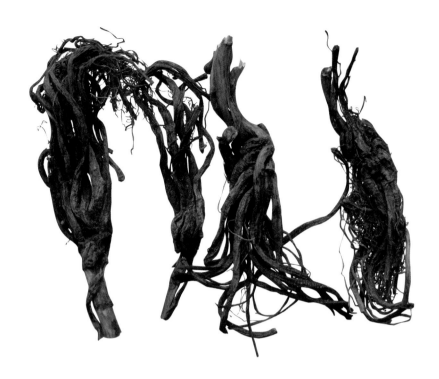

龙胆（三花龙胆）

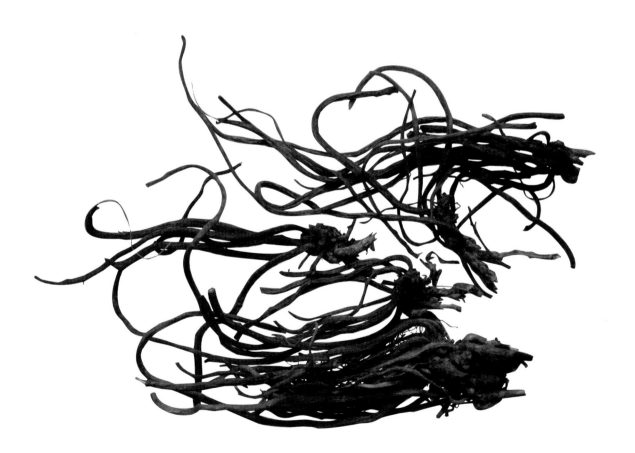

坚龙胆

炮制规范

除去杂质，洗净，润透，切段，干燥。

饮片性状

　　龙胆　本品呈不规则形的段。根茎呈不规则块片，表面暗灰棕色或深棕色。根圆柱形，表面淡黄色或黄棕色，有的有横皱纹，具纵皱纹。切面皮部黄白色至棕黄色，木部色较浅。气微，味甚苦。

　　坚龙胆　本品呈不规则形的段。根表面无横皱纹，膜质外皮已脱落，表面黄棕色至深棕色。切面皮部黄棕色，木部色较浅。

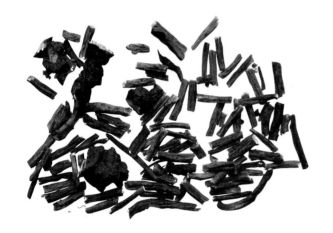

龙胆（条叶龙胆）

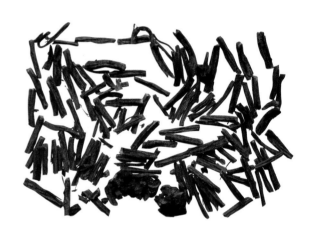

龙胆（龙胆）

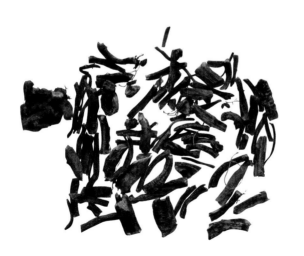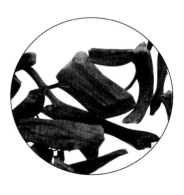

龙胆（三花龙胆）

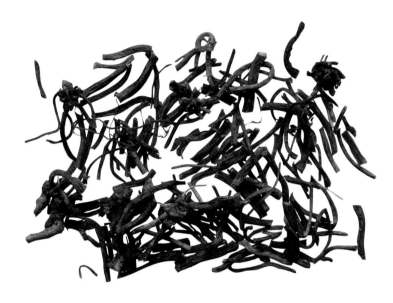

坚龙胆

性味功效

苦，寒。清热燥湿，泻肝胆火。用于湿热黄疸，阴肿阴痒，带下，湿疹瘙痒，肝火目赤，耳鸣耳聋，胁痛口苦，强中，惊风抽搐。

用量用法

3~6g。

对比鉴别

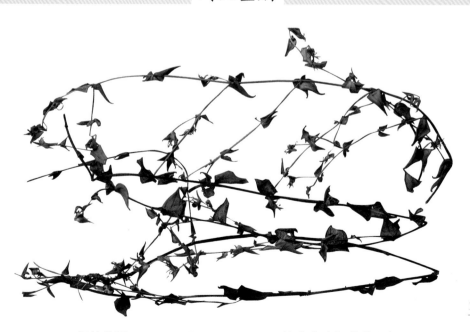

1cm

红花龙胆 *Gentiana rhodantha* Franch. 的全草（红花龙胆）

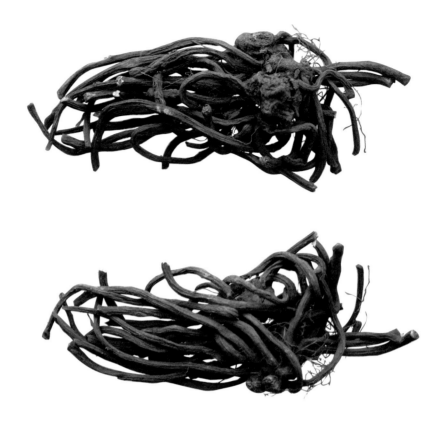

桃儿七 *Sinopodophyllum hexandrum* (Royle) Ying 的根和根茎

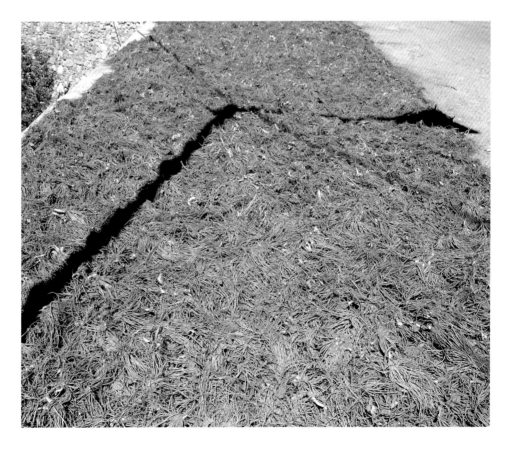

桃儿七晾晒

龙眼肉

Longyanrou
LONGAN ARILLUS

本品为无患子科植物龙眼 *Dimocarpus longan* Lour. 的假种皮。

产　地

主产于福建晋江、南安、同安、莆田、仙游、惠安，广西玉林、桂平、岑溪、博白、平南、苍梧。以福建莆田、仙游、惠安为道地产区。

采收加工

夏、秋二季采收成熟果实，干燥，除去壳、核，晒至干爽不黏。

药材性状

本品为纵向破裂的不规则薄片，或呈囊状，长约1.5cm，宽2~4cm，厚约0.1cm。棕黄色至棕褐色，半透明。外表面皱缩不平，内表面光亮而有细纵皱纹。薄片者质柔润，囊状者质稍硬。气微香，味甜。

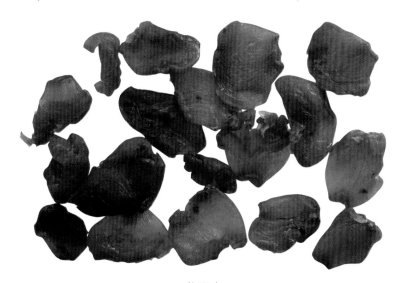

龙眼肉

性味功效

甘，温。补益心脾，养血安神。用于气血不足，心悸怔忡，健忘失眠，血虚萎黄。

用量用法

9~15g。

龙脷叶

Longliye
SAUROPI FOLIUM

本品为大戟科植物龙脷叶 *Sauropus spatulifolius* Beille 的干燥叶。

产　　地

主产于广东。

采收加工

夏、秋二季采收，晒干。

药材性状

本品呈团状或长条状皱缩，展平后呈长卵形、卵状披针形或倒卵状披针形，表面黄褐色、黄绿色或绿褐色，长 5~9cm，宽 2.5~3.5cm。先端圆钝稍内凹而有小尖刺，基部楔形或稍圆，全缘或稍皱缩成波状。下表面中脉腹背突出，基部偶见柔毛，侧脉羽状，5~6 对，于近外缘处合成边脉；叶柄短。气微，味淡、微甘。

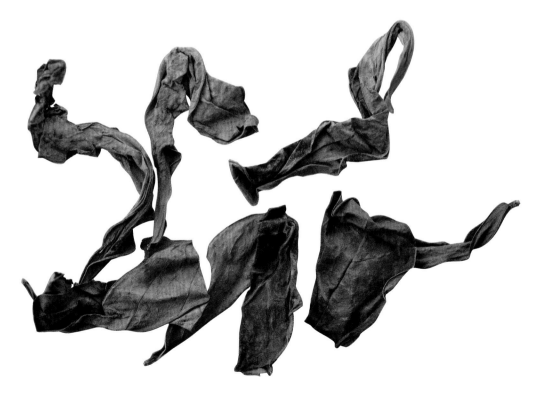

龙脷叶

性味功效

甘、淡，平。润肺止咳，通便。用于肺燥咳嗽，咽痛失音，便秘。

用量用法

9~15g。

平贝母

Pingbeimu
FRITILLARIAE USSURIENSIS BULBUS

本品为百合科植物平贝母 *Fritillaria ussuriensis* Maxim. 的干燥鳞茎。

产　地

主产于吉林柳河、桦甸、浑江、通化，黑龙江五常、尚志，辽宁开原、抚顺。

采收加工

春季采挖，除去外皮、须根及泥沙，晒干或低温干燥。

药材性状

本品呈扁球形，高 0.5~1cm，直径 0.6~2cm。表面黄白色至浅棕色，外层鳞叶 2 瓣，肥厚，大小相近或一片稍大抱合，顶端略平或微凹入，常稍开裂；中央鳞片小。质坚实而脆，断面粉性。气微，味苦。

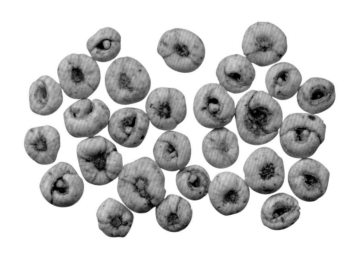

平贝母

炮制规范

除去杂质，用时捣碎。

饮片性状

同药材。

性味功效

苦、甘，微寒。清热润肺，化痰止咳。用于肺热燥咳，干咳少痰，阴虚劳嗽，咳痰带血。

用量用法

3~9g；研粉冲服，一次 1~2g。不宜与川乌、制川乌、草乌、制草乌、附子同用。

对比鉴别

参见"川贝母"项。

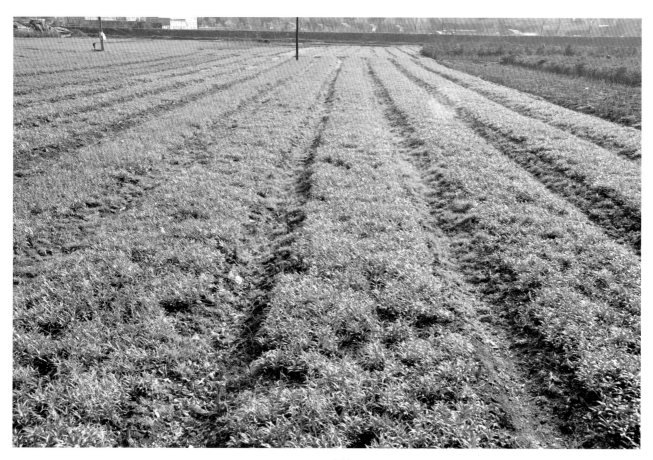

平贝母种植园

北刘寄奴

Beiliujinu
SIPHONOSTEGIAE HERBA

本品为玄参科植物阴行草 *Siphonostegia chinensis* Benth. 的干燥全草。

产　　地

产于全国大部分地区，自产自销。

采收加工

秋季采收，除去杂质，晒干。

药材性状

本品长 30~80cm，全体被短毛。根短而弯曲，稍有分枝。茎圆柱形，有棱，有的上部有分枝，表面棕褐色或黑棕色；质脆，易折断，断面黄白色，中空或有白色髓。叶对生，多脱落破碎，完整者羽状深裂，黑绿色。总状花序顶生，花有短梗，花萼长筒状，黄棕色至黑棕色，有明显 10 条纵棱，先端 5 裂，花冠棕黄色，多脱落。蒴果狭卵状椭圆形，较萼稍短，棕黑色。种子细小。气微，味淡。

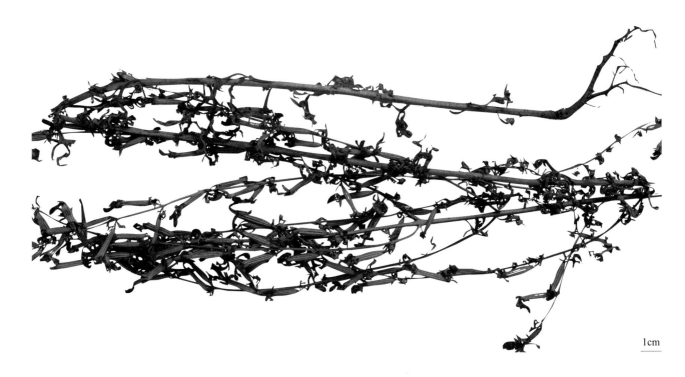

1cm

北刘寄奴

炮制规范

除去杂质，洗净，切段，干燥。

饮片性状

本品呈不规则的段。茎呈圆柱形，有棱，表面棕褐色或黑棕色，被短毛。切面黄白色，中空或有白色髓。花萼长筒状，黄棕色至黑棕色，有明显 10 条纵棱，先端 5 裂。蒴果狭卵状椭圆形，较萼稍短，棕黑色，种子细小。

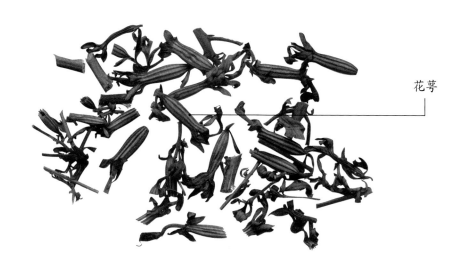

北刘寄奴

性味功效

苦，寒。活血祛瘀，通经止痛，凉血，止血，清热利湿。用于跌打损伤，外伤出血，瘀血经闭，月经不调，产后瘀痛，癥瘕积聚，血痢，血淋，湿热黄疸，水肿腹胀，白带过多。

用量用法

6~9g。

对比鉴别

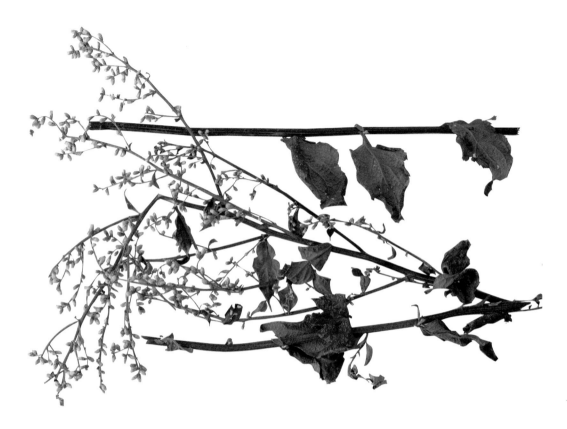

奇蒿 *Artemisia anomala* S. Moore 的全草

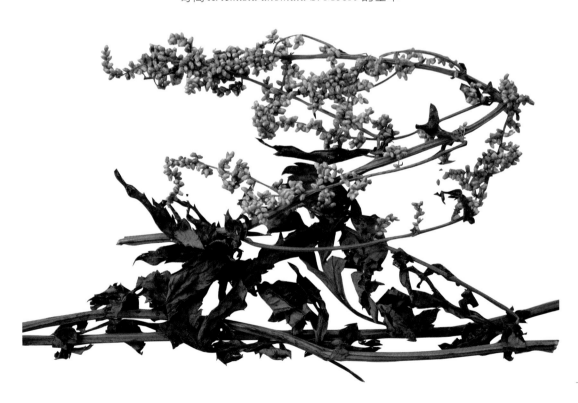

白苞蒿 *Artemisia lactiflora* Wall. ex DC. 的全草

北豆根

Beidougen
MENISPERMI RHIZOMA

本品为防己科植物蝙蝠葛 *Menispermum dauricum* DC. 的干燥根茎。

产　地

主产于黑龙江、吉林、辽宁、河北、山东、陕西等地，多自产自销。

采收加工

春、秋二季采挖，除去须根和泥沙，干燥。

药材性状

本品呈细长圆柱形，弯曲，有分枝，长可达 50cm，直径 0.3~0.8cm。表面黄棕色至暗棕色，多有弯曲的细根，并可见突起的根痕和纵皱纹，外皮易剥落。质韧，不易折断，断面不整齐，纤维细，木部淡黄色，呈放射状排列，中心有髓。气微，味苦。

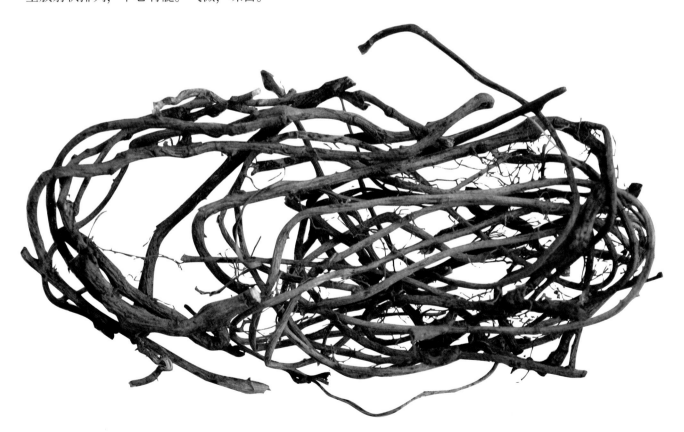

北豆根

炮制规范

除去杂质，洗净，润透，切厚片，干燥。

饮片性状

本品为不规则的圆形厚片。表面淡黄色至棕褐色，木部淡黄色，呈放射状排列，纤维性，中心有髓，白色。气微，味苦。

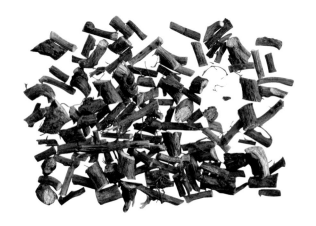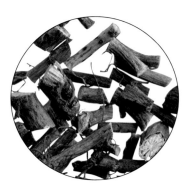

北豆根

性味功效

苦，寒；有小毒。清热解毒，祛风止痛。用于咽喉肿痛，热毒泻痢，风湿痹痛。

用量用法

3~9g。

对比鉴别

参见"山豆根"项。

北沙参

Beishashen
GLEHNIAE RADIX

本品为伞形科植物珊瑚菜 *Glehnia littoralis* Fr. Schmidt ex Miq. 的干燥根。

产　地

主产于山东莱阳、蓬莱、崂山，河北定州、安国，内蒙古赤峰等地。以山东莱阳为道地产区。

采收加工

夏、秋二季采挖，除去须根，洗净，稍晾，置沸水中烫后，除去外皮，干燥。或洗净直接干燥。

药材性状

本品呈细长圆柱形，偶有分枝，长 15~45cm，直径 0.4~1.2cm。表面淡黄白色，略粗糙，偶有残存外皮，不去外皮的表面黄棕色。全体有细纵皱纹和纵沟，并有棕黄色点状细根痕；顶端常留有黄棕色根茎残基；上端稍细，中部略粗，下部渐细。质脆，易折断，断面皮部浅黄白色，木部黄色。气特异，味微甘。

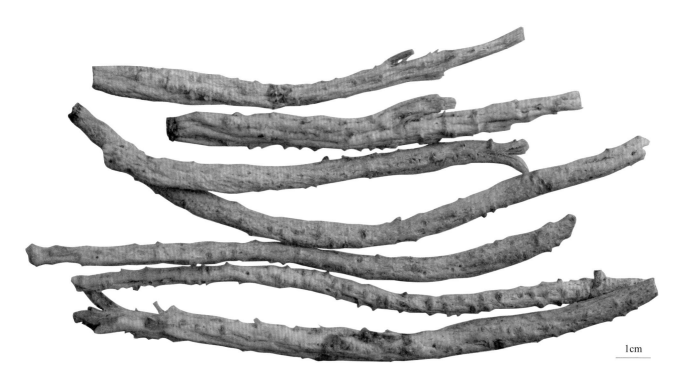

1cm

北沙参（去外皮）

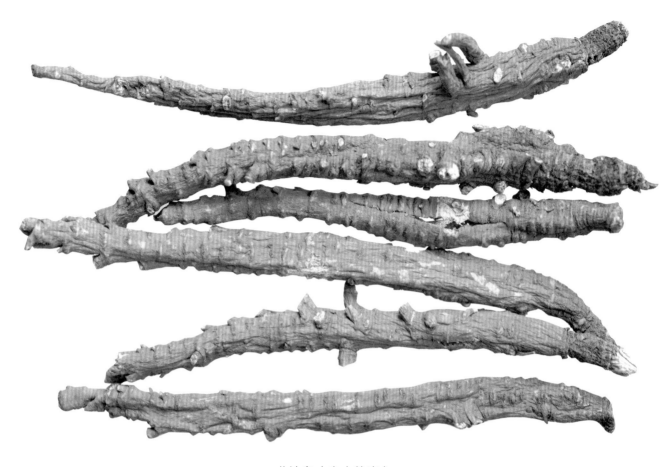

北沙参（未去外皮）

炮制规范

除去残茎和杂质，略润，切段，干燥。

饮片性状

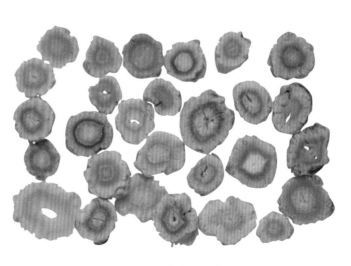

北沙参（去外皮）

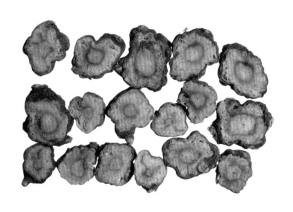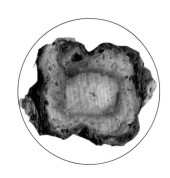

北沙参（未去外皮）

性味功效

甘、微苦，微寒。养阴清肺，益胃生津。用于肺热燥咳，劳嗽痰血，胃阴不足，热病津伤，咽干口渴。

用量用法

5~12g。不宜与藜芦同用。

对比鉴别

参见"南沙参"项。

四季青

Sijiqing
ILICIS CHINENSIS FOLIUM

本品为冬青科植物冬青 *Ilex chinensis* Sims 的干燥叶。

产　地

产于江苏、安徽、浙江、江西、福建、台湾、河南、湖北、湖南、广东、广西及云南。主产于安徽。

采收加工

秋、冬二季采收，晒干。

药材性状

本品呈椭圆形或狭长椭圆形，长 6~12cm，宽 2~4cm。先端急尖或渐尖，基部楔形，边缘具疏浅锯齿。上表面棕褐色或灰绿色，有光泽；下表面色较浅；叶柄长 0.5~1.8cm。革质。气微清香，味苦、涩。

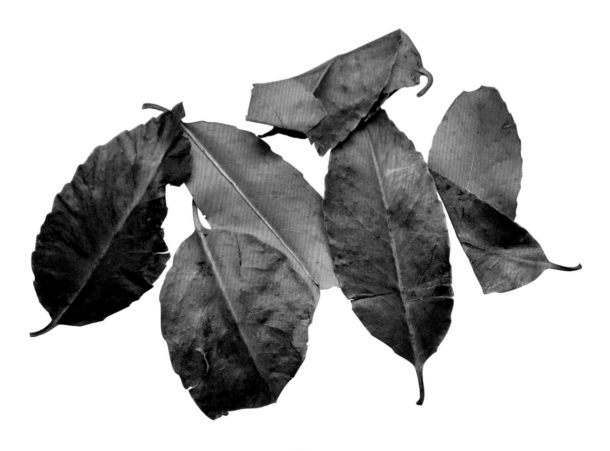

四季青

性味功效

苦、涩，凉。清热解毒，消肿祛瘀。用于肺热咳嗽，咽喉肿痛，痢疾，胁痛，热淋；外治烧烫伤，皮肤溃疡。

用量用法

15~60g。外用适量，水煎外涂。

生 姜

Shengjiang

ZINGIBERIS RHIZOMA RECENS

本品为姜科植物姜 *Zingiber officinale* Rosc. 的新鲜根茎。

产　地

产于除东北外的大部分地区。主产于四川犍为、沐川，贵州长顺、兴仁等地。

采收加工

秋、冬二季采挖，除去须根和泥沙。

药材性状

本品呈不规则块状，略扁，具指状分枝，长 4~18cm，厚 1~3cm。表面黄褐色或灰棕色，有环节，分枝顶端有茎痕或芽。质脆，易折断，断面浅黄色，内皮层环纹明显，维管束散在。气香特异，味辛辣。

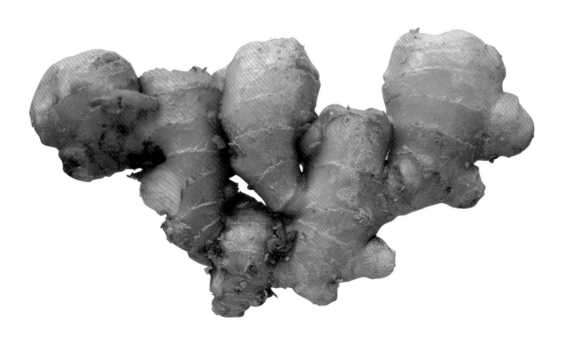

1cm

生姜

炮制规范

生姜　除去杂质，洗净。用时切厚片。

姜皮　取净生姜，削取外皮。

饮片性状

生姜 本品呈不规则的厚片，可见指状分枝。切面浅黄色，内皮层环纹明显，维管束散在。气香特异，味辛辣。

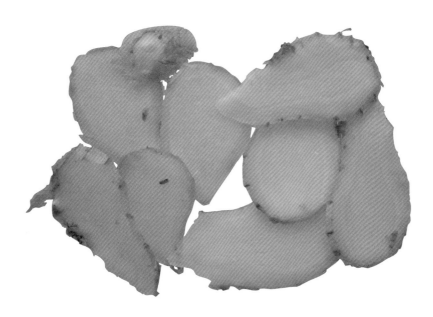

生姜

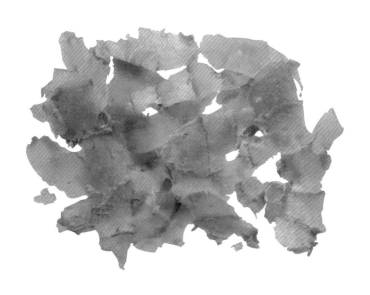

姜皮

性味功效

辛，微温。解表散寒，温中止呕，化痰止咳，解鱼蟹毒。用于风寒感冒，胃寒呕吐，寒痰咳嗽，鱼蟹中毒。

用量用法

3~10g。

仙 茅

Xianmao
CURCULIGINIS RHIZOMA

本品为石蒜科植物仙茅 *Curculigo orchioides* Gaertn. 的干燥根茎。

产 地

产于浙江、福建、江西、台湾、湖南、湖北、广东、广西、四川、贵州、云南等地。主产于四川宜宾、雅安。

采收加工

秋、冬二季采挖，除去根头和须根，洗净，干燥。

药材性状

本品呈圆柱形，略弯曲，长 3~10cm，直径 0.4~1.2cm。表面棕色至褐色，粗糙，有细孔状的须根痕和横皱纹。质硬而脆，易折断，断面不平坦，灰白色至棕褐色，近中心处色较深。气微香，味微苦、辛。

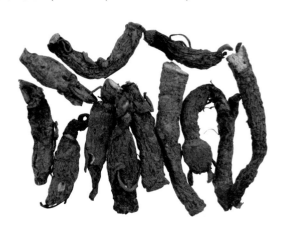 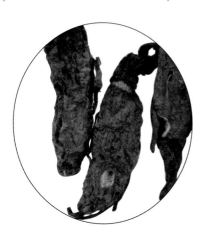

仙茅

炮制规范

除去杂质，洗净，切段，干燥。

饮片性状

本品呈类圆形或不规则形的厚片或段，外表皮棕色至褐色，粗糙，有的可见纵横皱纹和细孔状的须根痕。切面灰白色至棕褐色，有多数棕色小点，中间有深色环纹。气微香，味微苦、辛。

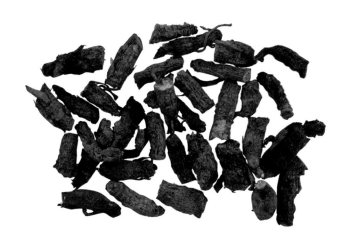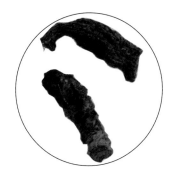

仙茅

性味功效

辛，热；有毒。补肾阳，强筋骨，祛寒湿。用于阳痿精冷，筋骨痿软，腰膝冷痛，阳虚冷泻。

用量用法

3~10g。

仙鹤草

Xianhecao

AGRIMONIAE HERBA

本品为蔷薇科植物龙芽草 *Agrimonia pilosa* Ledeb. 的干燥地上部分。

产　　地

产于全国大部分地区。主产于浙江长兴、诸暨、萧山、富阳，江苏南京、镇江，湖北襄阳、恩施、宜昌，福建。

采收加工

夏、秋二季茎叶茂盛时采割，除去杂质，干燥。

药材性状

本品长 50~100cm，全体被白色柔毛。茎下部圆柱形，直径 4~6mm，红棕色，上部方柱形，四面略凹陷，绿褐色，有纵沟和棱线，有节；体轻，质硬，易折断，断面中空。单数羽状复叶互生，暗绿色，皱缩卷曲；质脆，易碎；叶片有大小 2 种，相间生于叶轴上，顶端小叶较大，完整小叶片展平后呈卵形或长椭圆形，先端尖，基部楔形，边缘有锯齿；托叶 2，抱茎，斜卵形。总状花序细长，花萼下部呈筒状，萼筒上部有钩刺，先端 5 裂，花瓣黄色。气微，味微苦。

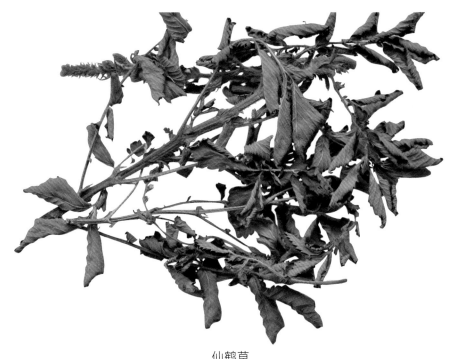

仙鹤草

炮制规范

除去残根和杂质，洗净，稍润，切段，干燥。

饮片性状

本品为不规则的段，茎多数方柱形，有纵沟和棱线，有节。切面中空。叶多破碎，暗绿色，边缘有锯齿；托叶抱茎。有时可见黄色花或带钩刺的果实。气微，味微苦。

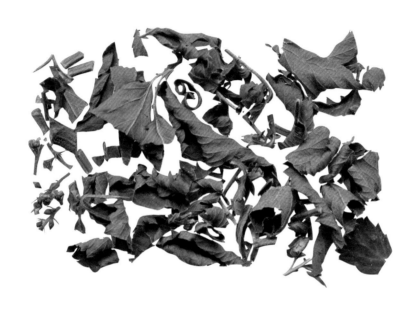

仙鹤草

性味功效

苦、涩，平。收敛止血，截疟，止痢，解毒，补虚。用于咯血，吐血，崩漏下血，疟疾，血痢，痈肿疮毒，阴痒带下，脱力劳伤。

用量用法

6~12g。外用适量。

白 及

Baiji

BLETILLAE RHIZOMA

本品为兰科植物白及 *Bletilla striata* (Thunb.) Reichb. f. 的干燥块茎。

产　　地

主产于贵州安龙、兴义、都匀，四川内江、温江、绵阳，湖南桑植，湖北咸宁、鹤峰。以贵州安龙、兴义、都匀，四川内江、温江、绵阳为道地产区。

采收加工

夏、秋二季采挖，除去须根，洗净，置沸水中煮或蒸至无白心，晒至半干，除去外皮，晒干。

药材性状

本品呈不规则扁圆形，多有 2~3 个爪状分枝，少数具 4~5 个爪状分枝，长 1.5~6cm，厚 0.5~3cm。表面灰白色至灰棕色，或黄白色，有数圈同心环节和棕色点状须根痕，上面有突起的茎痕，下面有连接另一块茎的痕迹。质坚硬，不易折断，断面类白色，角质样。气微，味苦，嚼之有黏性。

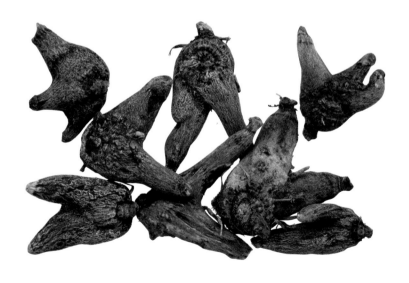

白及

炮制规范

洗净，润透，切薄片，晒干。

饮片性状

本品呈不规则的薄片。外表皮灰白色至灰棕色，或黄白色。切面类白色至黄白色，角质样，半透明，维管束小点状，散生。质脆。气微，味苦，嚼之有黏性。

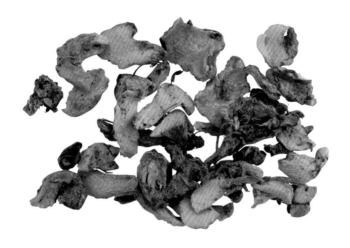

白及

性味功效

苦、甘、涩，微寒。收敛止血，消肿生肌。用于咯血，吐血，外伤出血，疮疡肿毒，皮肤皲裂。

用量用法

6~15g；研末吞服 3~6g。外用适量。不宜与川乌、制川乌、草乌、制草乌、附子同用。

对比鉴别

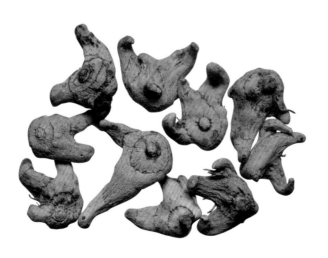

黄花白及 *Bletilla ochracea* Schltr. 的块茎

白 术

Baizhu
ATRACTYLODIS MACROCEPHALAE RHIZOMA

本品为菊科植物白术 *Atractylodes macrocephala* Koidz. 的干燥根茎。

产　地

产于安徽、浙江、江西、湖南、湖北、四川、河北、陕西等地。主产于浙江嵊州、东阳、昌化、仙居，其次为安徽黄山、宁国、歙县。

采收加工

冬季下部叶枯黄、上部叶变脆时采挖，除去泥沙，烘干或晒干，再除去须根。

药材性状

本品为不规则的肥厚团块，长 3~13cm，直径 1.5~7cm。表面灰黄色或灰棕色，有瘤状突起及断续的纵皱和沟纹，并有须根痕，顶端有残留茎基和芽痕。质坚硬不易折断，断面不平坦，黄白色至淡棕色，有棕黄色的点状油室散在；烘干者断面角质样，色较深或有裂隙。气清香，味甘、微辛，嚼之略带黏性。

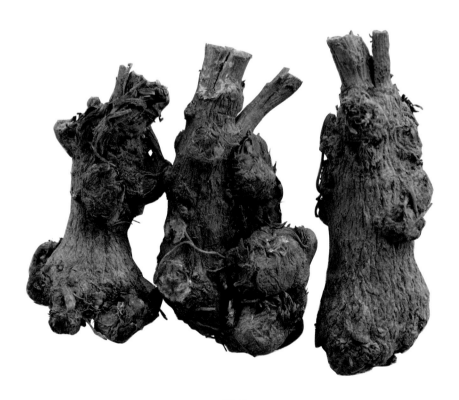

白术

炮制规范

白术　除去杂质，洗净，润透，切厚片，干燥。

麸炒白术　将蜜炙麸皮撒入热锅内，待冒烟时加入白术片，炒至黄棕色、逸出焦香气时，取出，筛去蜜炙麸皮。每 100kg 白术片，用蜜炙麸皮 10kg。

饮片性状

白术　本品呈不规则的厚片。外表皮灰黄色或灰棕色。切面黄白色至淡棕色，散生棕黄色的点状油室，木部具放射状纹理；烘干者切面角质样，色较深或有裂隙。气清香，味甘、微辛，嚼之略带黏性。

麸炒白术　本品形如白术片，表面黄棕色，偶见焦斑。略有焦香气。

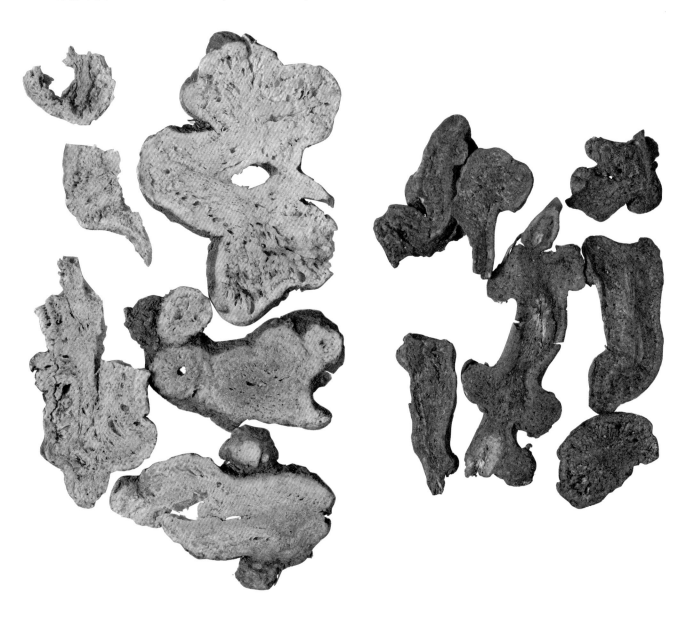

白术　　　　　　　　　　　　　　　　　　　　麸炒白术

性味功效

苦、甘，温。健脾益气，燥湿利水，止汗，安胎。用于脾虚食少，腹胀泄泻，痰饮眩悸，水肿，自汗，胎动不安。

用量用法

6~12g。

对比鉴别

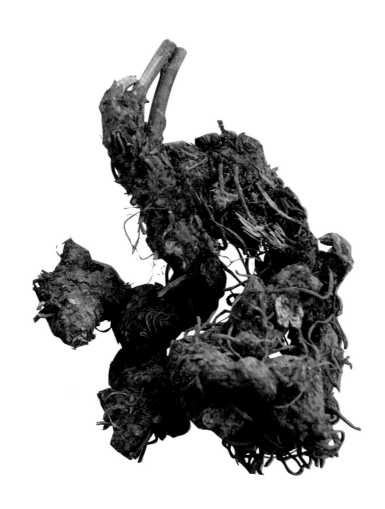

茅苍术 *Atractylodes lancea* (Thunb.) DC. 的根茎（苍术）

白头翁

Baitouweng
PULSATILLAE RADIX

本品为毛茛科植物白头翁 *Pulsatilla chinensis* (Bge.) Regel 的干燥根。

产　地

产于全国大部分地区。主产于黑龙江、吉林、辽宁、河南、河北、山东、山西、安徽等地。

采收加工

春、秋二季采挖，除去泥沙，干燥。

药材性状

本品呈类圆柱形或圆锥形，稍扭曲，长 6~20cm，直径 0.5~2cm。表面黄棕色或棕褐色，具不规则纵皱纹或纵沟，皮部易脱落，露出黄色的木部，有的有网状裂纹或裂隙，近根头处常有朽状凹洞。根头部稍膨大，有白色绒毛，有的可见鞘状叶柄残基。质硬而脆，断面皮部黄白色或淡黄棕色，木部淡黄色。气微，味微苦涩。

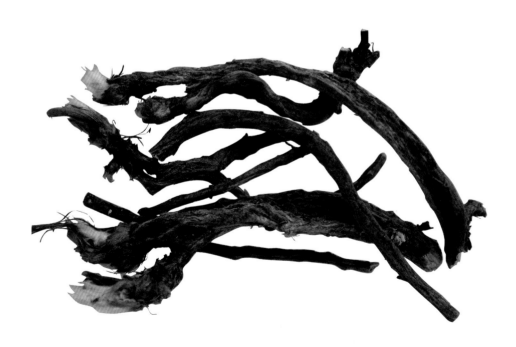

白头翁

炮制规范

除去杂质，洗净，润透，切薄片，干燥。

饮片性状

本品呈类圆形的片。外表皮黄棕色或棕褐色，具不规则纵皱纹或纵沟，近根头部有白色绒毛。切面皮部黄白色或淡黄棕色，木部淡黄色。气微，味微苦涩。

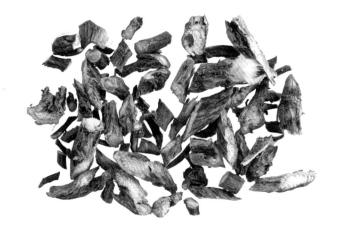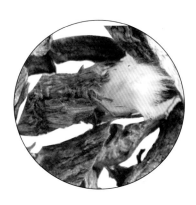

白头翁

性味功效

苦，寒。清热解毒，凉血止痢。用于热毒血痢，阴痒带下。

用量用法

9~15g。

白 芍

Baishao
PAEONIAE RADIX ALBA

本品为毛茛科植物芍药 *Paeonia lactiflora* Pall. 的干燥根。

产 地

产于浙江、四川、安徽、贵州、山东、云南、湖南、河南、山西、甘肃等地。以浙江东阳、磐安，四川中江、渠县，安徽亳州为道地产区。

采收加工

夏、秋二季采挖，洗净，除去头尾和细根，置沸水中煮后除去外皮或去皮后再煮，晒干。

药材性状

本品呈圆柱形，平直或稍弯曲，两端平截，长 5~18cm，直径 1~2.5cm。表面类白色或淡棕红色，光洁或有纵皱纹及细根痕，偶有残存的棕褐色外皮。质坚实，不易折断，断面较平坦，类白色或微带棕红色，形成层环明显，射线放射状。气微，味微苦、酸。

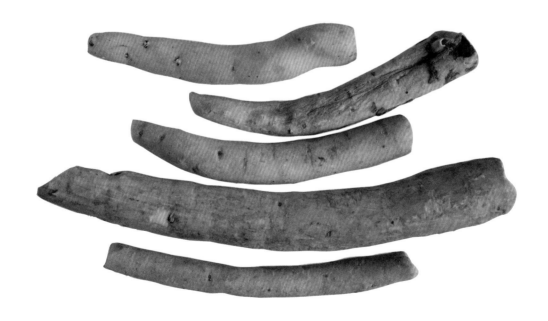

白芍

炮制规范

　　白芍　洗净，润透，切薄片，干燥。

　　炒白芍　取净白芍片置热锅中，用文火炒至微黄色时，取出，放凉。

　　酒白芍　取净白芍片，加酒拌匀，闷透，置锅内，用文火炒至微黄色时，取出，放凉。每100kg白芍，用黄酒10kg。

饮片性状

　　白芍　本品呈类圆形的薄片。表面淡棕红色或类白色。切面微带棕红色或类白色，形成层环明显，可见稍隆起的筋脉纹呈放射状排列。气微，味微苦、酸。

　　炒白芍　本品形如白芍片，表面微黄色或淡棕黄色，有的可见焦斑。气微香。

　　酒白芍　本品形如白芍片，表面微黄色或淡棕黄色，有的可见焦斑。微有酒香气。

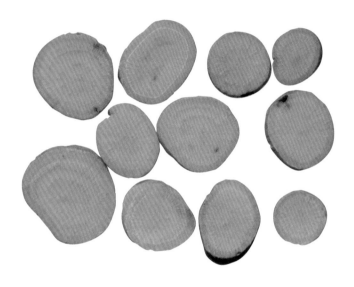

白芍

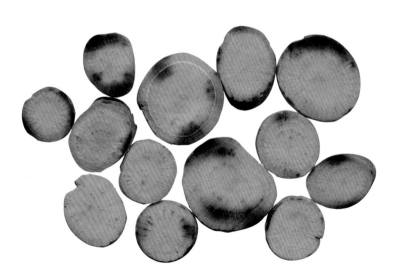

炒白芍

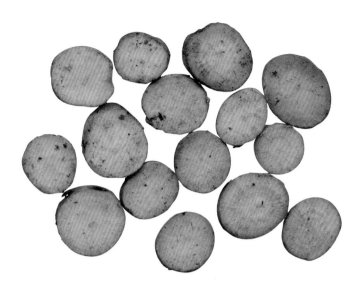

酒白芍

性味功效

苦、酸，微寒。养血调经，敛阴止汗，柔肝止痛，平抑肝阳。用于血虚萎黄，月经不调，自汗，盗汗，胁痛，腹痛，四肢挛痛，头痛眩晕。

用量用法

6~15g。不宜与藜芦同用。

附　注

芍药 *Paeonia lactiflora* Pall. 的根，除去外皮，未经沸水煮，切片后晒干，其与经沸水煮的根性状上有所区别，见下图。

经沸水煮　　　　　　　　　　　　　　　　未经沸水煮

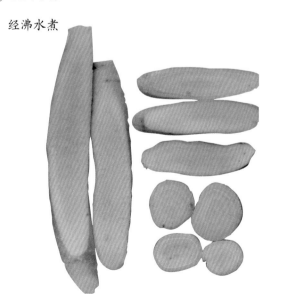

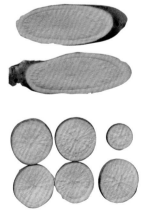

1cm

芍药去外皮的根的区别

白 芷

Baizhi

ANGELICAE DAHURICAE RADIX

　　本品为伞形科植物白芷 *Angelica dahurica* (Fisch. ex Hoffm.) Benth. et Hook. f. 或杭白芷 *Angelica dahurica* (Fisch. ex Hoffm.) Benth. et Hook. f. var. *formosana* (Boiss.) Shan et Yuan 的干燥根。中药白芷的基原植物分类存在争议，《中国植物志》及 *Flora of China* 记载中药白芷为栽培变种"祁白芷 *Angelica dahurica* (Fisch. ex Hoffm.) Benth. et Hook. f. 'Qibaizhi' Yuan et Shan"和"杭白芷 *Angelica dahurica* (Fisch. ex Hoffm.) Benth. et Hook. f. 'Hangbaizhi' Yuan et Shan"的干燥根；而白芷（原变种）*Angelica dahurica* (Fisch. ex Hoffm.) Benth. et Hook. f. Franch. et Sav. var. *dahurica* (Fisch. ex Hoffm.) Benth. et Hook. f. Franch. et Sav. 的根在东北各省有些地区称"大活"或"独活"入药，"杭白芷"*Angelica dahurica* (Fisch. ex Hoffm.) Benth. et Hook. f. var. *formosana* (Boiss.) Shan et Yuan 特产于我国台湾北部。

产　　地

　　主产于四川遂宁、崇州，浙江杭州、余姚、临海，河南禹州、长葛，河北安国。

采收加工

　　夏、秋间叶黄时采挖，除去须根和泥沙，晒干或低温干燥。

药材性状

　　本品呈长圆锥形，长 10~25cm，直径 1.5~2.5cm。表面灰棕色或黄棕色，根头部钝四棱形或近圆形，具纵皱纹、支根痕及皮孔样的横向突起，有的排列成四纵行。顶端有凹陷的茎痕。质坚实，断面白色或灰白色，粉性，形成层环棕色，近方形或近圆形，皮部散有多数棕色油点。气芳香，味辛、微苦。

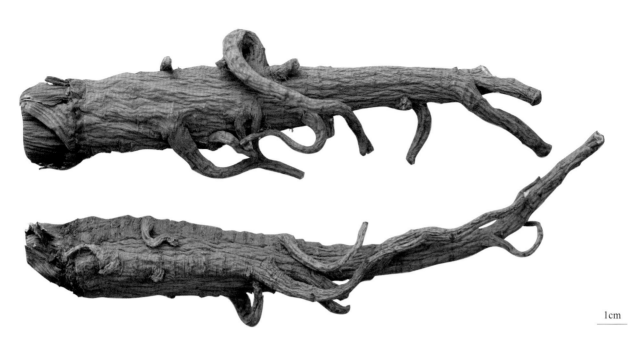

1cm

白芷（祁白芷①）

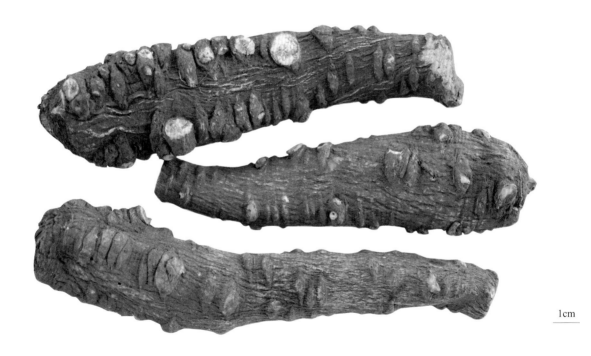

1cm

白芷（杭白芷②）

炮制规范

除去杂质，大小分开，略浸，润透，切厚片，干燥。

---

① *Angelica dahurica* (Fisch. ex Hoffm.) Benth. et Hook. f. 'Qibaizhi' Yuan et Shan

② *Angelica dahurica* (Fisch. ex Hoffm.) Benth. et Hook. f. 'Hangbaizhi' Yuan et Shan

饮片性状

　　本品呈类圆形的厚片。外表皮灰棕色或黄棕色。切面白色或灰白色，具粉性，形成层环棕色，近方形或近圆形，皮部散有多数棕色油点。气芳香，味辛、微苦。

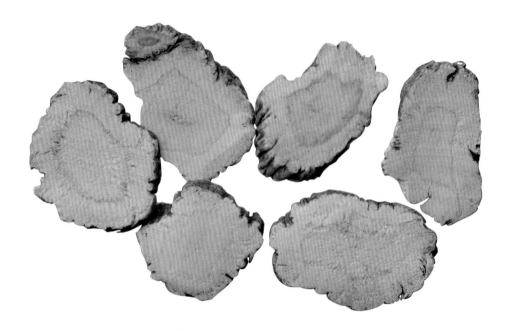

白芷（祁白芷^①）

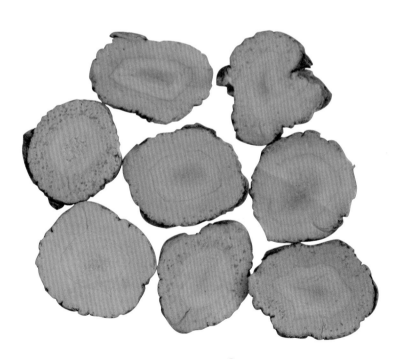

白芷（杭白芷^②）

---

① *Angelica dahurica* (Fisch. ex Hoffm.) Benth. et Hook. f. 'Qibaizhi' Yuan et Shan
② *Angelica dahurica* (Fisch. ex Hoffm.) Benth. et Hook. f. 'Hangbaizhi' Yuan et Shan

性味功效

辛，温。解表散寒，祛风止痛，宣通鼻窍，燥湿止带，消肿排脓。用于感冒头痛，眉棱骨痛，鼻塞流涕，鼻衄，鼻渊，牙痛，带下，疮疡肿痛。

用量用法

3~10g。

附 注

白芷（原变种）*Angelica dahurica* (Fisch. ex Hoffm.) Benth. et Hook. f. ex Franch. et Sav. var. *dahurica* (Fisch. ex Hoffm.) Benth. et Hook. f. ex Franch. et Sav. 的根即东北大活。

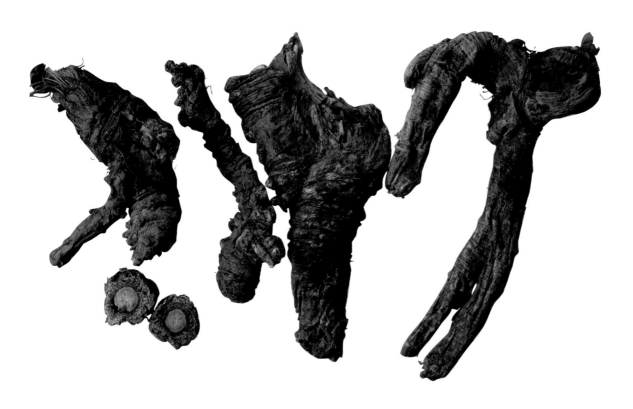

东北大活

白附子

Baifuzi
TYPHONII RHIZOMA

本品为天南星科植物独角莲 *Typhonium giganteum* Engl. 的干燥块茎。

产　　地

主产于河南禹州、长葛，四川中江、金堂、宜宾、乐山，甘肃天水、武都，陕西汉中。以河南禹州、长葛为道地产区。

采收加工

秋季采挖，除去须根和外皮，晒干。

药材性状

本品呈椭圆形或卵圆形，长 2~5cm，直径 1~3cm。表面白色至黄白色，略粗糙，有环纹及须根痕，顶端有茎痕或芽痕。质坚硬，断面白色，粉性。气微，味淡、麻辣刺舌。

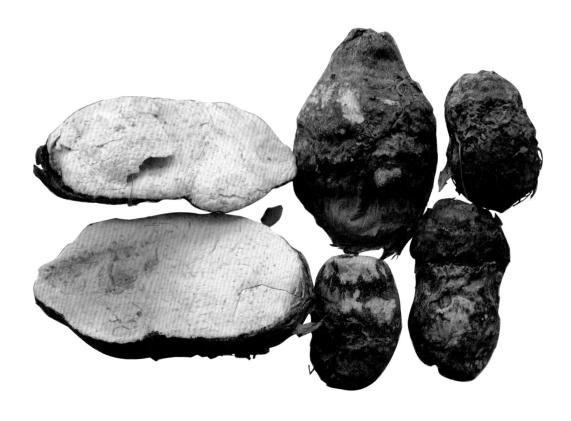

白附子

炮制规范

生白附子 除去杂质。

制白附子 取净白附子，分开大小个，浸泡，每日换水 2~3 次，数日后如起黏沫，换水后加白矾（每 100kg 白附子，用白矾 2kg)，泡 1 日后再进行换水，至口尝微有麻舌感为度，取出。将生姜片、白矾粉置锅内加适量水，煮沸后，倒入白附子共煮至无白心，捞出，除去生姜片，晾至六七成干，切厚片，干燥。每 100kg 白附子，用生姜、白矾各 12.5kg。

饮片性状

生白附子 同药材。

制白附子 本品为类圆形或椭圆形厚片，外表皮淡棕色，切面黄色，角质。味淡，微有麻舌感。

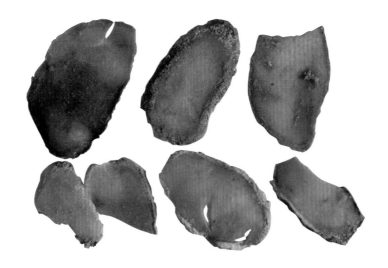

制白附子

性味功效

辛，温；有毒。祛风痰，定惊搐，解毒散结，止痛。用于中风痰壅，口眼㖞斜，语言謇涩，惊风癫痫，破伤风，痰厥头痛，偏正头痛，瘰疬痰核，毒蛇咬伤。

用量用法

3~6g。一般炮制后用，外用生品适量捣烂，熬膏或研末以酒调敷患处。孕妇慎用；生品内服宜慎。

对比鉴别

参见"附子"项。

白茅根 Baimaogen
IMPERATAE RHIZOMA

本品为禾本科植物白茅 *Imperata cylindrica* Beauv. var. *major* (Nees) C. E. Hubb. 的干燥根茎。

产　地

产于全国各地，以华北地区较多，多自产自销。

采收加工

春、秋二季采挖，洗净，晒干，除去须根和膜质叶鞘，捆成小把。

药材性状

本品呈长圆柱形，长 30~60cm，直径 0.2~0.4cm。表面黄白色或淡黄色，微有光泽，具纵皱纹，节明显，稍突起，节间长短不等，通常长 1.5~3cm。体轻，质略脆，断面皮部白色，多有裂隙，放射状排列，中柱淡黄色，易与皮部剥离。气微，味微甜。

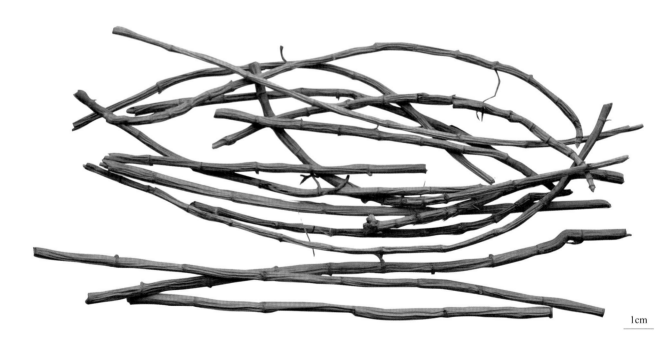

1cm

白茅根

炮制规范

白茅根　洗净，微润，切段，干燥，除去碎屑。

茅根炭　取净白茅根段，置热锅内，用武火炒至焦褐色时，喷淋清水少许，熄灭火星，取出，晾干。

饮片性状

白茅根　本品呈圆柱形的段。外表皮黄白色或淡黄色，微有光泽，具纵皱纹，有的可见稍隆起的节。切面皮部白色，多有裂隙，放射状排列，中柱淡黄色或中空，易与皮部剥离。气微，味微甜。

茅根炭　本品形如白茅根，表面黑褐色至黑色，具纵皱纹，有的可见淡棕色稍隆起的节。略具焦香气，味苦。

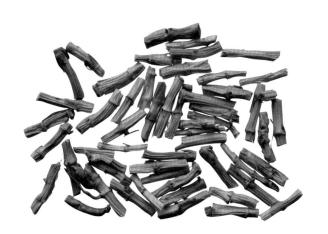

白茅根

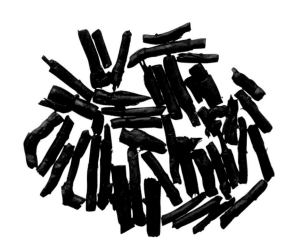

茅根炭

性味功效

甘，寒。凉血止血，清热利尿。用于血热吐血，衄血，尿血，热病烦渴，湿热黄疸，水肿尿少，热淋涩痛。

用量用法

9~30g。

白 果

Baiguo
GINKGO SEMEN

本品为银杏科植物银杏 *Ginkgo biloba* L. 的干燥成熟种子。

产 地

主产于河南、山东、湖北、广西、江苏、四川、安徽等地。

采收加工

秋季种子成熟时采收，除去肉质外种皮，洗净，稍蒸或略煮后，烘干。

药材性状

本品略呈椭圆形，一端稍尖，另端钝，长 1.5~2.5cm，宽 1~2cm，厚约 1cm。表面黄白色或淡棕黄色，平滑，具 2~3 条棱线。中种皮 (壳) 骨质，坚硬。内种皮膜质，种仁宽卵球形或椭圆形，一端淡棕色，另一端金黄色，横断面外层黄色，胶质样，内层淡黄色或淡绿色，粉性，中间有空隙。气微，味甘、微苦。

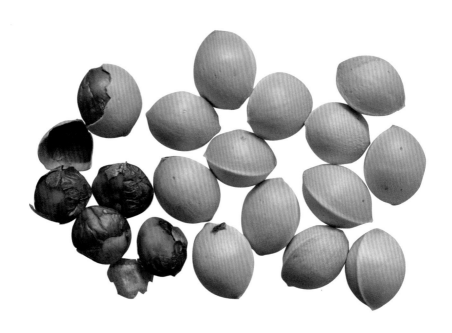

白果

炮制规范

白果仁　取白果，除去杂质及硬壳，用时捣碎。

炒白果仁　取净白果仁置热锅中，用文火炒至有香气时，取出，放凉。用时捣碎。

饮片性状

白果仁　本品种仁宽卵球形或椭圆形，有残留膜质内种皮，一端淡棕色，另一端金黄色。质地较硬。横断面胶质样，外层黄色，内层淡黄色，粉性，中间有空隙。气微，味甘、微苦。

炒白果仁　本品形如白果仁，色泽加深，略有焦斑，横断面胶质样，外层黄色，内层淡黄色，粉性，中间有空隙。有香气，味甘、微苦。

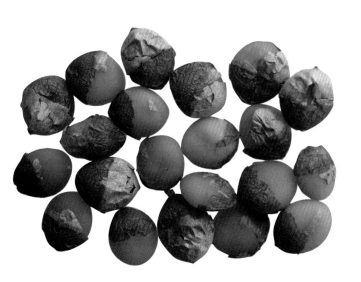

白果仁

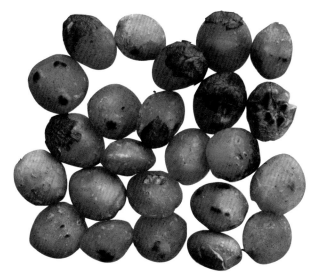

炒白果仁

性味功效

甘、苦、涩，平；有毒。敛肺定喘，止带缩尿。用于痰多喘咳，带下白浊，遗尿尿频。

用量用法

5~10g。生食有毒。

白屈菜

Baiqucai
CHELIDONII HERBA

本品为罂粟科植物白屈菜 *Chelidonium majus* L. 的干燥全草。

产　　地

产于全国大部分地区。

采收加工

夏、秋二季采挖，除去泥沙，阴干或晒干。

药材性状

本品根呈圆锥状，多有分枝，密生须根。茎干瘪中空，表面黄绿色或绿褐色，有的可见白粉。叶互生，多皱缩、破碎，完整者为一至二回羽状分裂，裂片近对生，先端钝，边缘具不整齐的缺刻；上表面黄绿色，下表面绿灰色，具白色柔毛，脉上尤多。花瓣 4 片，卵圆形，黄色，雄蕊多数，雌蕊 1。蒴果细圆柱形；种子多数，卵形，细小，黑色。气微，味微苦。

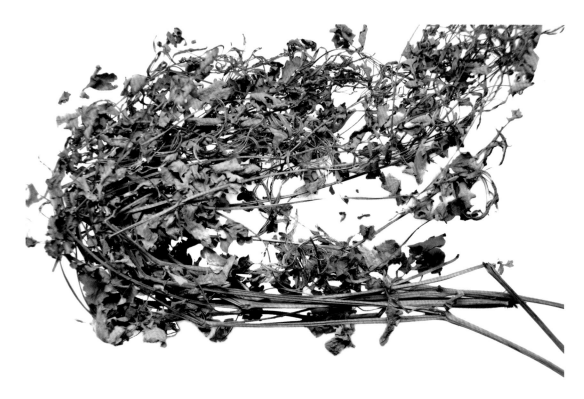

1cm

白屈菜

炮制规范

除去杂质，喷淋清水，稍润，切段，干燥。

饮片性状

本品为不规则的段。根呈黑褐色，有的可见须根。茎干瘪中空，表面黄绿色或绿褐色，有的可见白粉。叶多破碎，上表面黄绿色，下表面绿灰色，具白色柔毛，脉上尤多。有时可见黄色小花。气微，味微苦。

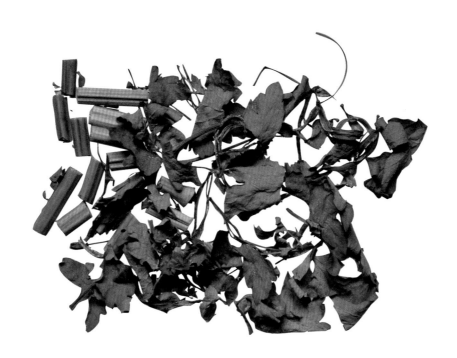

白屈菜

性味功效

苦，凉；有毒。解痉止痛，止咳平喘。用于胃脘挛痛，咳嗽气喘，百日咳。

用量用法

9~18g。

白 前

Baiqian

CYNANCHI STAUNTONII RHIZOMA ET RADIX

本品为萝藦科植物柳叶白前 *Cynanchum stauntonii* (Decne.) Schltr. ex Lévl. 或芫花叶白前 *Cynanchum glaucescens* (Decne.) Hand.-Mazz. 的干燥根茎和根。

产　地

主产于浙江、安徽、福建、江西、湖北、湖南、广西等地。

采收加工

秋季采挖，洗净，晒干。

药材性状

柳叶白前　本品根茎呈细长圆柱形，有分枝，稍弯曲，长 4~15cm，直径 1.5~4mm。表面黄白色或黄棕色，节明显，节间长 1.5~4.5cm，顶端有残茎。质脆，断面中空。节处簇生纤细弯曲的根，长可达 10cm，直径不及 1mm，有多次分枝呈毛须状，常盘曲成团。气微，味微甜。

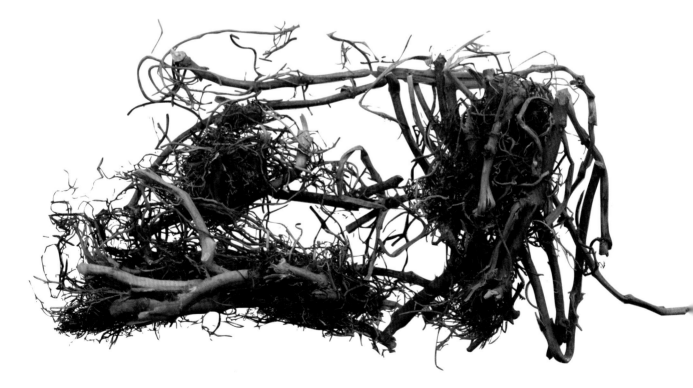

白前（柳叶白前）

芫花叶白前　本品根茎较短小或略呈块状；表面灰绿色或灰黄色，节间长 1~2cm。质较硬。根稍弯曲，直径约 1mm，分枝少。

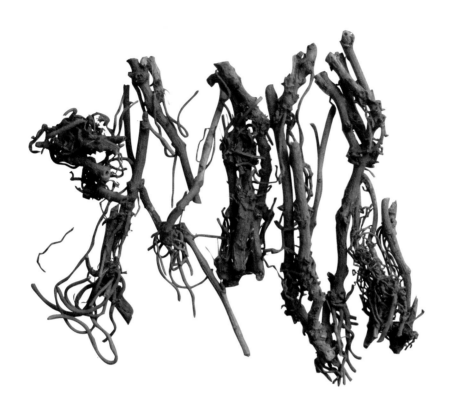

白前（芫花叶白前）

炮制规范

白前　除去杂质，洗净，润透，切段，干燥。

蜜白前　炼蜜加适量沸水稀释后，加入净白前中拌匀，闷透，置锅内，用文火炒至不粘手时，取出，放凉。每 100kg 白前，用炼蜜 25kg。

饮片性状

柳叶白前　本品根茎呈细圆柱形的段，直径 1.5~4mm。表面黄白色或黄棕色，节明显。质脆，断面中空。有时节处簇生纤细的根或根痕，根直径不及 1mm。气微，味微甜。

芫花叶白前　本品根茎呈细圆柱形的段，表面灰绿色或灰黄色。质较硬。根直径约 1mm。

蜜白前　本品根茎呈细圆柱形的段，直径 1.5~4mm。表面深黄色至黄棕色，节明显。断面中空。有时节处簇生纤细的根或根痕。略有黏性，味甜。

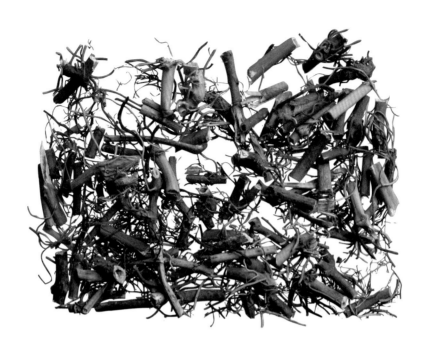

白前（柳叶白前）

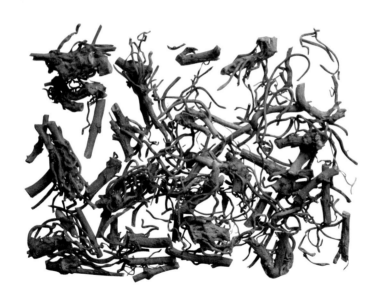

白前（芫花叶白前）

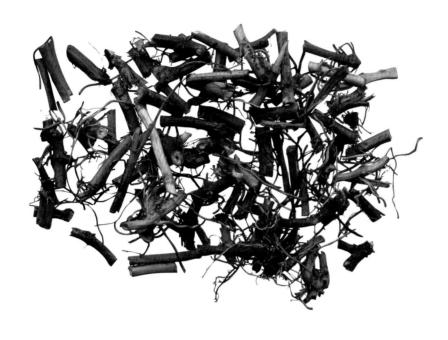

蜜白前（柳叶白前）

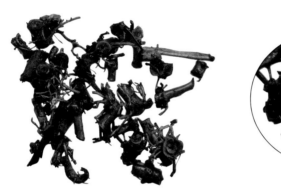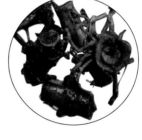

蜜白前（芫花叶白前）

性味功效

辛、苦，微温。降气，消痰，止咳。用于肺气壅实，咳嗽痰多，胸满喘急。

用量用法

3~10g。

对比鉴别

参见"白薇"项。

白扁豆

Baibiandou
LABLAB SEMEN ALBUM

本品为豆科植物扁豆 *Dolichos lablab* L. 的干燥成熟种子。

产　　地

产于全国各地。主产于安徽合肥、阜阳、六安，陕西大荔，湖南临湘、湘乡，河南商丘、开封、武陟，浙江湖州、建德，山西榆次、长治。

采收加工

秋、冬二季采收成熟果实，晒干，取出种子，再晒干。

药材性状

本品呈扁椭圆形或扁卵圆形，长 8~13mm，宽 6~9mm，厚约 7mm。表面淡黄白色或淡黄色，平滑，略有光泽，一侧边缘有隆起的白色眉状种阜。质坚硬。种皮薄而脆，子叶 2，肥厚，黄白色。气微，味淡，嚼之有豆腥气。

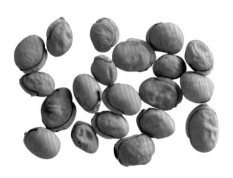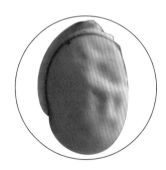

白扁豆

炮制规范

白扁豆　除去杂质。用时捣碎。

炒白扁豆　取净白扁豆置热锅中，用文火炒至微黄色具焦斑时，取出，放凉。用时捣碎。

饮片性状

白扁豆　同药材。

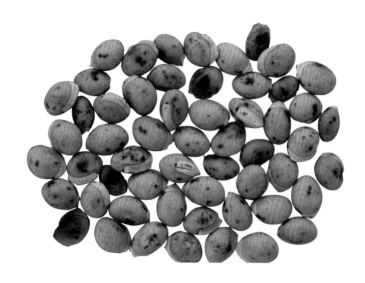

炒白扁豆

性味功效

白扁豆　甘，微温。健脾化湿，和中消暑。用于脾胃虚弱，食欲不振，大便溏泻，白带过多，暑湿吐泻，胸闷腹胀。

炒白扁豆　健脾化湿。用于脾虚泄泻，白带过多。

用量用法

9~15g。

白蔹

Bailian

AMPELOPSIS RADIX

本品为葡萄科植物白蔹 *Ampelopsis japonica* (Thunb.) Makino 的干燥块根。

产　地

主产于河南洛阳、许昌，安徽六安、滁州，江西遂川，湖北孝感。

采收加工

春、秋二季采挖，除去泥沙和细根，切成纵瓣或斜片，晒干。

药材性状

本品纵瓣呈长圆形或近纺锤形，长4~10cm，直径1~2cm。切面周边常向内卷曲，中部有一突起的棱线。外皮红棕色或红褐色，有纵皱纹、细横纹及横长皮孔，易层层脱落，脱落处呈淡红棕色。斜片呈卵圆形，长2.5~5cm，宽2~3cm。切面类白色或浅红棕色，可见放射状纹理，周边较厚，微翘起或略弯曲。体轻，质硬脆，易折断，折断时，有粉尘飞出。气微，味甘。

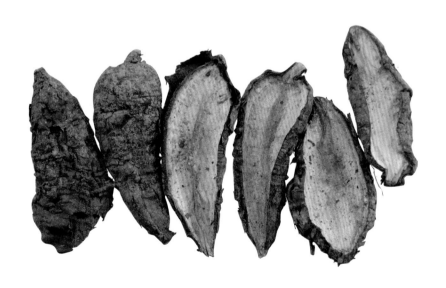

白蔹

炮制规范

除去杂质，洗净，润透，切厚片，干燥。

饮片性状

本品为不规则的厚片。外皮红棕色或红褐色，有纵皱纹、细横纹及横长皮孔，易层层脱落，脱落处呈淡红棕色。切面类白色或浅红棕色，可见放射状纹理，周边较厚，微翘起或略弯曲。体轻，质硬脆，易折断，折断时，有粉尘飞出，气微，味甘。

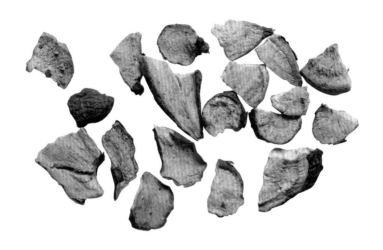

白蔹

性味功效

苦，微寒。清热解毒，消痈散结，敛疮生肌。用于痈疽发背，疔疮，瘰疬，烧烫伤。

用量用法

5~10g。外用适量，煎汤洗或研成极细粉敷患处。不宜与川乌、制川乌、草乌、制草乌、附子同用。

白鲜皮

Baixianpi

DICTAMNI CORTEX

本品为芸香科植物白鲜 *Dictamnus dasycarpus* Turcz. 的干燥根皮。

产　地

主产于辽宁开原、铁岭、昌图、宽甸、凤城、建昌、朝阳，吉林通化，河北蔚县、兴隆、滦平、承德，山东烟台。

采收加工

春、秋二季采挖根部，除去泥沙和粗皮，剥取根皮，干燥。

药材性状

本品呈卷筒状，长 5~15cm，直径 1~2cm，厚 0.2~0.5cm。外表面灰白色或淡灰黄色，具细纵皱纹和细根痕，常有突起的颗粒状小点；内表面类白色，有细纵纹。质脆，折断时有粉尘飞扬，断面不平坦，略呈层片状，剥去外层，迎光可见闪烁的小亮点。有羊膻气，味微苦。

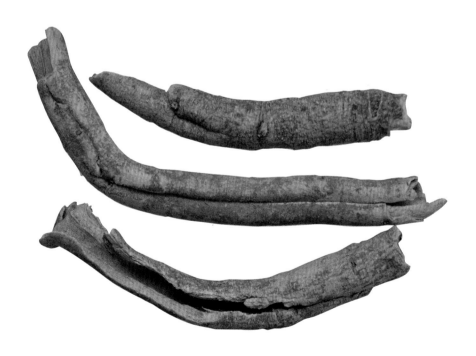

白鲜皮

炮制规范

除去杂质，洗净，稍润，切厚片，干燥。

饮片性状

本品呈不规则的厚片。外表皮灰白色或淡灰黄色，具细纵皱纹及细根痕，常有突起的颗粒状小点；内表面类白色，有细纵纹。切面类白色，略呈层片状。有羊膻气，味微苦。

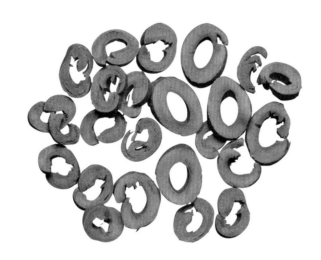

白鲜皮

性味功效

苦，寒。清热燥湿，祛风解毒。用于湿热疮毒，黄水淋漓，湿疹，风疹，疥癣疮癞，风湿热痹，黄疸尿赤。

用量用法

5~10g。外用适量，煎汤洗或研粉敷。

白薇

Baiwei

CYNANCHI ATRATI RADIX ET RHIZOMA

本品为萝藦科植物白薇 *Cynanchum atratum* Bge. 或蔓生白薇 *Cynanchum versicolor* Bge. 的干燥根和根茎。

产　地

白薇　主产于安徽、湖北、辽宁，黑龙江、吉林、陕西、河北、山东、江苏等地也产。
蔓生白薇　主产于辽宁、河北、河南、山西、山东、安徽等地。

采收加工

春、秋二季采挖，洗净，干燥。

药材性状

本品根茎粗短，有结节，多弯曲。上面有圆形的茎痕，下面及两侧簇生多数细长的根，根长10~25cm，直径 0.1~0.2cm。表面棕黄色。质脆，易折断，断面皮部黄白色，木部黄色。气微，味微苦。

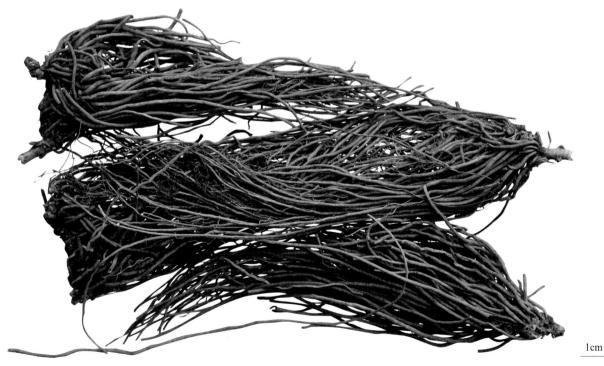

1cm

白薇（白薇）

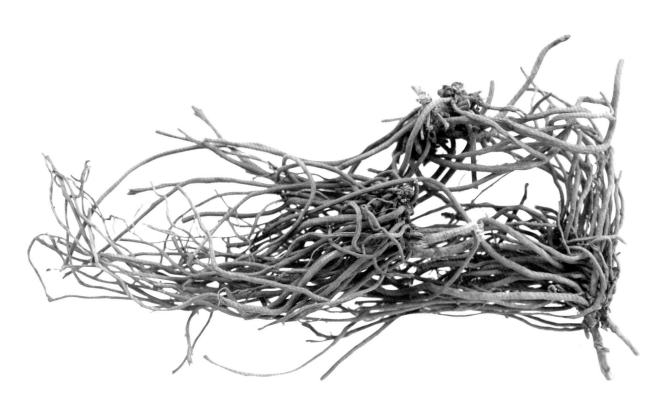

白薇（蔓生白薇）

炮制规范

除去杂质，洗净，润透，切段，干燥。

饮片性状

本品呈不规则的段。根茎不规则形，可见圆形凹陷的茎痕，结节处残存多数簇生的根。根细，直径小于0.2cm，表面棕黄色。切面皮部类白色或黄白色，木部较皮部窄小，黄色。质脆。气微，味微苦。

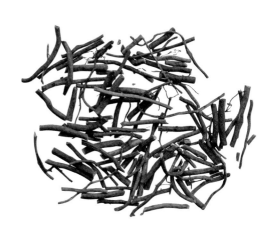

白薇（白薇）

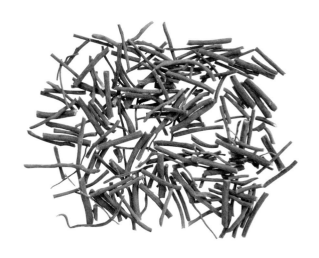

白薇（蔓生白薇）

性味功效

苦、咸，寒。清热凉血，利尿通淋，解毒疗疮。用于温邪伤营发热，阴虚发热，骨蒸劳热，产后血虚发热，热淋，血淋，痈疽肿毒。

用量用法

5~10g。

对比鉴别

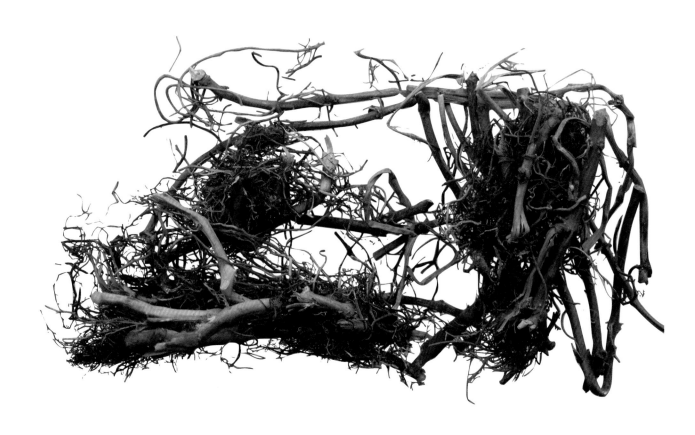

柳叶白前 *Cynanchum stauntonii* (Decne.) Schltr. ex Lévl. 的根和根茎

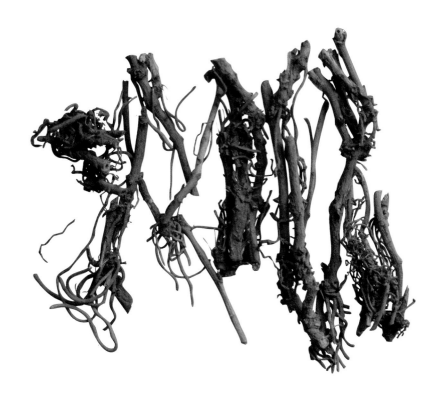

芫花叶白前 *Cynanchum glaucescens* (Decne.) Hand.-Mazz. 的根和根茎

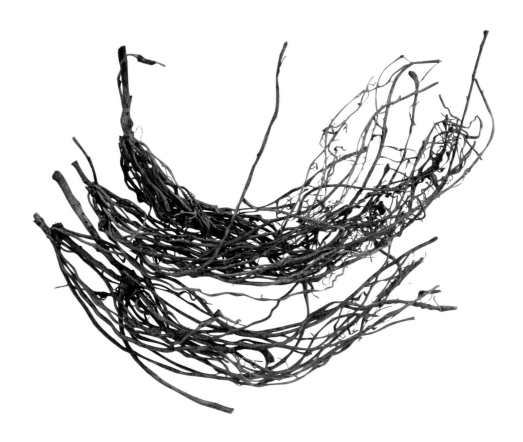

徐长卿 *Cynanchum paniculatum* (Bge.) Kitag. 的根和根茎

瓜子金

Guazijin
POLYGALAE JAPONICAE HERBA

本品为远志科植物瓜子金 *Polygala japonica* Houtt. 的干燥全草。

产　地

产于全国大部分地区。

采收加工

春末花开时采挖，除去泥沙，晒干。

药材性状

本品根呈圆柱状，稍弯曲，直径可达 4mm；表面黄褐色，有纵皱纹；质硬，断面黄白色。茎少分枝，长 10~30cm，淡棕色，被细柔毛。叶互生，展平后呈卵形或卵状披针形，长 1~3cm，宽 0.5~1cm；侧脉明显，先端短尖，基部圆形或楔形，全缘，灰绿色；叶柄短，有柔毛。总状花序腋生，最上的花序低于茎的顶端；花蝶形。蒴果圆而扁，直径约 5mm，边缘具膜质宽翅，无毛，萼片宿存。种子扁卵形，褐色，密被柔毛。气微，味微辛苦。

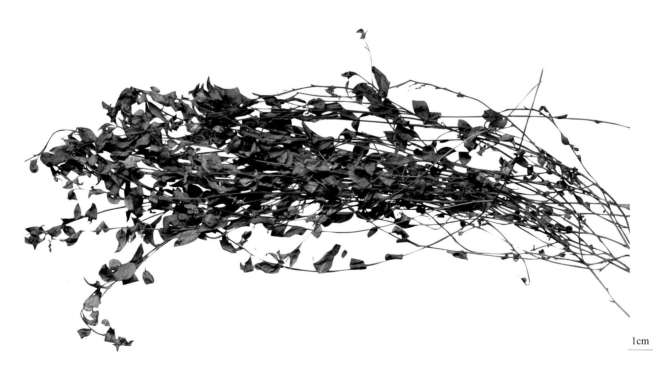

1cm

瓜子金

炮制规范

除去杂质，洗净，稍润至软，切段，干燥。

饮片性状

本品为不规则的段，根、茎、叶混合，花、果偶见。根切段呈圆柱形，直径可达4mm，表面黄褐色，有纵皱纹；质硬，切面黄白色。茎灰绿色或绿棕色，密被柔毛或渐脱落；表面具多条纵条棱。叶互生，完整者呈卵形或卵状披针形，长1~3cm，宽0.5~1cm；侧脉明显，先端短尖，基部圆形或楔形，全缘，灰绿色或有少数黄棕色；叶柄短，有柔毛。可见总状花序腋生，花蝶形。蒴果圆而扁，直径约5mm，边缘具膜质宽翅，无毛，萼片宿存。偶见种子扁卵形，褐色，密被柔毛。气微，味微辛苦。

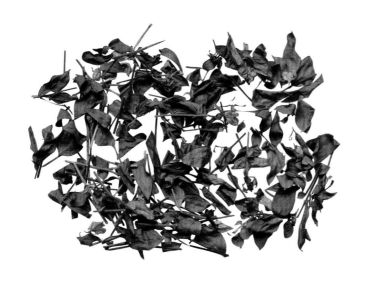

瓜子金

性味功效

辛、苦，平。祛痰止咳，活血消肿，解毒止痛。用于咳嗽痰多，咽喉肿痛；外治跌打损伤，疔疮疖肿，蛇虫咬伤。

用量用法

15~30g。

瓜 蒌

Gualou
TRICHOSANTHIS FRUCTUS

本品为葫芦科植物栝楼 *Trichosanthes kirilowii* Maxim. 或双边栝楼 *Trichosanthes rosthornii* Harms 的干燥成熟果实。

产　地

栝楼　主产于河南新乡、安阳，河北邯郸，山东长清、肥城、宁阳。
双边栝楼　主产于四川绵阳、德阳、简阳、乐山。

采收加工

秋季果实成熟时，连果梗剪下，置通风处阴干。

药材性状

本品呈类球形或宽椭圆形，长 7~15cm，直径 6~10cm。表面橙红色或橙黄色，皱缩或较光滑，顶端有圆形的花柱残基，基部略尖，具残存的果梗。轻重不一。质脆，易破开，内表面黄白色，有红黄色丝络，果瓤橙黄色，黏稠，与多数种子粘结成团。具焦糖气，味微酸、甜。

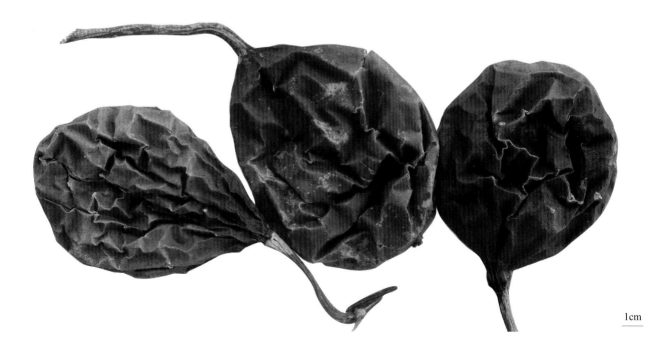

1cm

瓜蒌（栝楼）

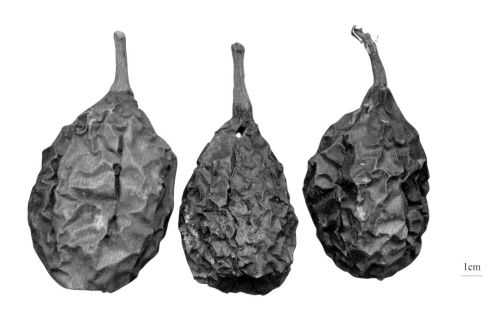

瓜蒌（双边栝楼）

炮制规范

压扁，切丝或切块。

饮片性状

本品呈不规则的丝或块状。外表面橙红色或橙黄色，皱缩或较光滑；内表面黄白色，有红黄色丝络，果瓤橙黄色，与多数种子粘结成团。具焦糖气，味微酸、甜。

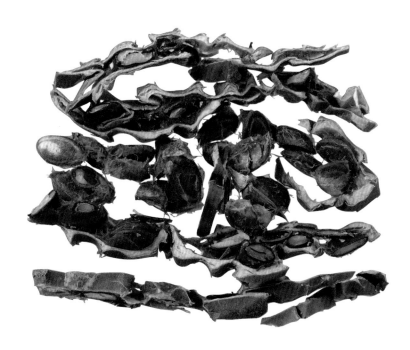

瓜蒌（栝楼）

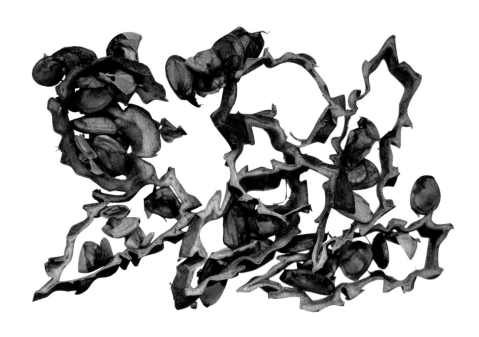

瓜蒌（双边栝楼）

性味功效

甘、微苦，寒。清热涤痰，宽胸散结，润燥滑肠。用于肺热咳嗽，痰浊黄稠，胸痹心痛，结胸痞满，乳痈，肺痈，肠痈，大便秘结。

用量用法

9~15g。不宜与川乌、制川乌、草乌、制草乌、附子同用。

瓜蒌子

Gualouzi
TRICHOSANTHIS SEMEN

本品为葫芦科植物栝楼 *Trichosanthes kirilowii* Maxim. 或双边栝楼 *Trichosanthes rosthornii* Harms 的干燥成熟种子。

产　地

栝楼　主产于河南新乡、安阳，河北邯郸，山东长清、肥城、宁阳。

双边栝楼　主产于四川绵阳、德阳、简阳、乐山。

采收加工

秋季采摘成熟果实，剖开，取出种子，洗净，晒干。

药材性状

栝楼　本品呈扁平椭圆形，长 12~15mm，宽 6~10mm，厚约 3.5mm。表面浅棕色至棕褐色，平滑，沿边缘有 1 圈沟纹。顶端较尖，有种脐，基部钝圆或较狭。种皮坚硬；内种皮膜质，灰绿色，子叶 2，黄白色，富油性。气微，味淡。

双边栝楼　本品较大而扁，长 15~19mm，宽 8~10mm，厚约 2.5mm。表面棕褐色，沟纹明显而环边较宽。顶端平截。

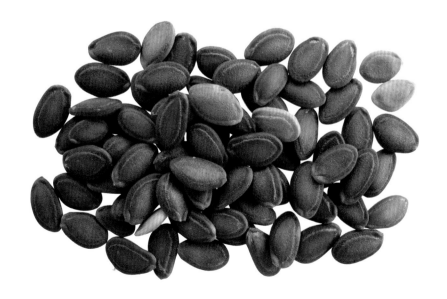

瓜蒌子（栝楼）

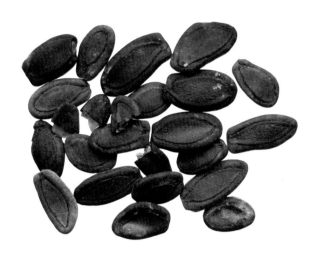

瓜蒌子（双边栝楼）

炮制规范 ▷▷

除去杂质和干瘪的种子，洗净，晒干。用时捣碎。

饮片性状 ▷▷

同药材。

性味功效 ▷▷

甘，寒。润肺化痰，滑肠通便。用于燥咳痰黏，肠燥便秘。

用量用法 ▷▷

9~15g。不宜与川乌、制川乌、草乌、制草乌、附子同用。

对比鉴别

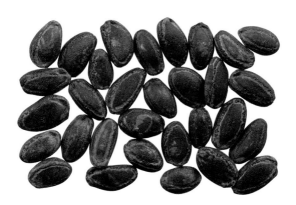

长萼栝楼（湖北栝楼）*Trichosanthes laceribractea* Hayata 的种子

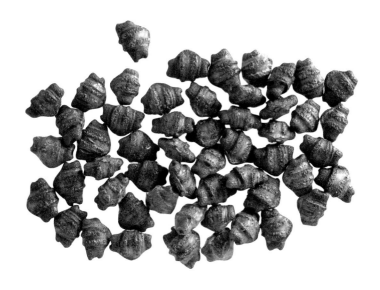

王瓜 *Trichosanthes cucumeroides* (Ser.) Maxim. 的种子

炒瓜蒌子

Chaogualouzi
TRICHOSANTHIS SEMEN TOSTUM

本品为瓜蒌子的炮制加工品。

炮制规范

取瓜蒌子置热锅中，用文火炒至微鼓起，取出，放凉。

饮片性状

本品呈扁平椭圆形，长 12~15mm，宽 6~10mm，厚度约 3.5mm。表面浅褐色至棕褐色，平滑，偶有焦斑，沿边缘有 1 圈沟纹，顶端较尖，有种脐，基部钝圆或较狭。种皮坚硬；内种皮膜质，灰绿色，子叶 2，黄白色，富油性。气略焦香，味淡。

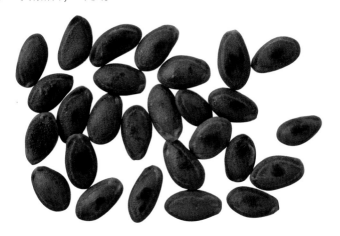

炒瓜蒌子（栝楼）

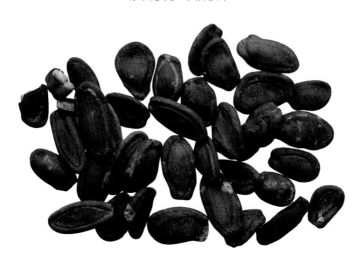

炒瓜蒌子（双边栝楼）

性味功效

甘，寒。润肺化痰，滑肠通便。用于燥咳痰黏，肠燥便秘。

用量用法

9~15g。不宜与川乌、制川乌、草乌、制草乌、附子同用。

瓜蒌皮

Gualoupi
TRICHOSANTHIS PERICARPIUM

本品为葫芦科植物栝楼 *Trichosanthes kirilowii* Maxim. 或双边栝楼 *Trichosanthes rosthornii* Harms 的干燥成熟果皮。

产　地

栝楼　主产于河南新乡、安阳，河北邯郸，山东长清、肥城、宁阳。

双边栝楼　主产于四川绵阳、德阳、简阳、乐山。

采收加工

秋季采摘成熟果实，剖开，除去果瓤及种子，阴干。

药材性状

本品常切成 2 至数瓣，边缘向内卷曲，长 6~12cm。外表面橙红色或橙黄色，皱缩，有的有残存果梗；内表面黄白色。质较脆，易折断。具焦糖气，味淡、微酸。

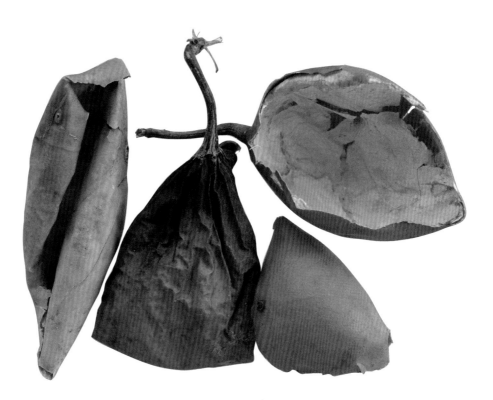

1cm

瓜蒌皮（栝楼）

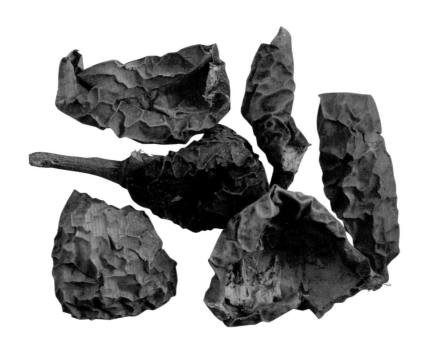

瓜蒌皮（双边栝楼）

炮制规范

洗净，稍晾，切丝，晒干。

饮片性状

本品呈丝条状，边缘向内卷曲。外表面橙红色或橙黄色，皱缩，有时可见残存果梗；内表面黄白色。质较脆，易折断。具焦糖气，味淡、微酸。

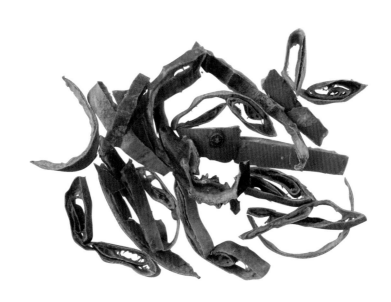

瓜蒌皮（栝楼）

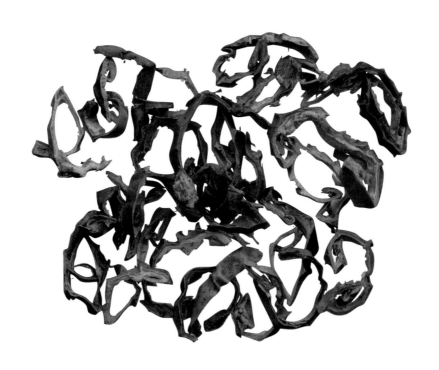

瓜蒌皮（双边栝楼）

性味功效

甘，寒。清热化痰，利气宽胸。用于痰热咳嗽，胸闷胁痛。

用量用法

6~10g。不宜与川乌、制川乌、草乌、制草乌、附子同用。

对比鉴别

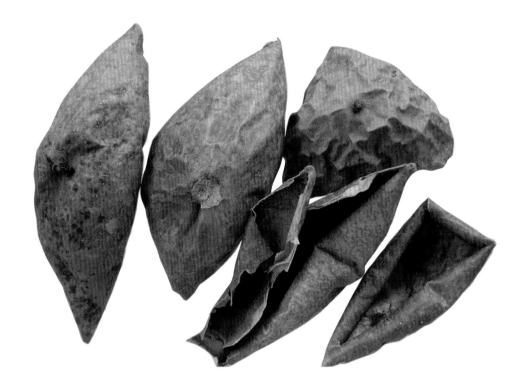

1cm

长萼栝楼（湖北栝楼）*Trichosanthes laceribractea* Hayata 的果皮

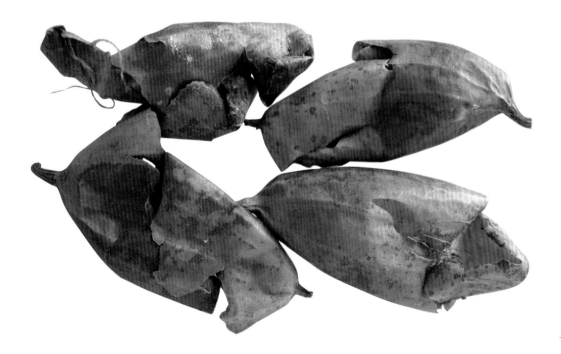

1cm

王瓜 *Trichosanthes cucumeroides* (Ser.) Maxim. 的果皮

冬瓜皮

Dongguapi

BENINCASAE EXOCARPIUM

本品为葫芦科植物冬瓜 *Benincasa hispida* (Thunb.) Cogn. 的干燥外层果皮。

产　　地

产于全国各地。

采收加工

食用冬瓜时，洗净，削取外层果皮，晒干。

药材性状

本品为不规则的碎片，常向内卷曲，大小不一。外表面灰绿色或黄白色，被有白霜，有的较光滑不被白霜；内表面较粗糙，有的可见筋脉状维管束。体轻，质脆。气微，味淡。

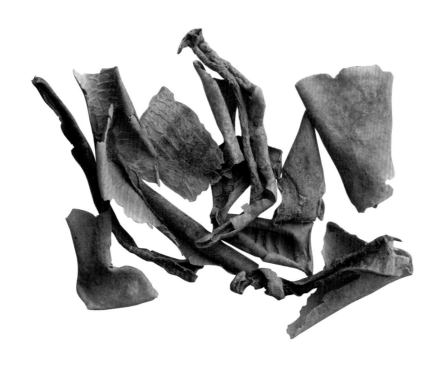

冬瓜皮

炮制规范

除去杂质，洗净，切块或宽丝，干燥。

饮片性状

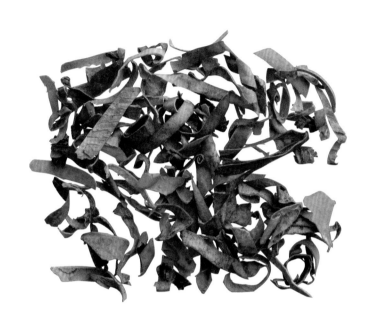

冬瓜皮

性味功效

甘，凉。利尿消肿。用于水肿胀满，小便不利，暑热口渴，小便短赤。

用量用法

9~30g。

冬虫夏草

Dongchongxiacao
CORDYCEPS

本品为麦角菌科真菌冬虫夏草菌 *Cordyceps sinensis* (BerK.) Sacc. 寄生在蝙蝠蛾科昆虫幼虫上的子座和幼虫尸体的干燥复合体。

产　地

产于甘肃、青海、四川、云南、西藏等地。主产于西藏比如、索县、巴青、丁青、类乌齐、察雅，青海玉树、果洛，四川甘孜、阿坝、凉山。

采收加工

夏初子座出土、孢子未发散时挖取，晒至六七成干，除去似纤维状的附着物及杂质，晒干或低温干燥。

药材性状

本品由虫体与从虫头部长出的真菌子座相连而成。虫体似蚕，长 3~5cm，直径 0.3~0.8cm；表面深黄色至黄棕色，有环纹 20~30 个，近头部的环纹较细；头部红棕色；足 8 对，中部 4 对较明显；质脆，易折断，断面略平坦，淡黄白色。子座细长圆柱形，长 4~7cm，直径约 0.3cm；表面深棕色至棕褐色，有细纵皱纹，上部稍膨大；质柔韧，断面类白色。气微腥，味微苦。

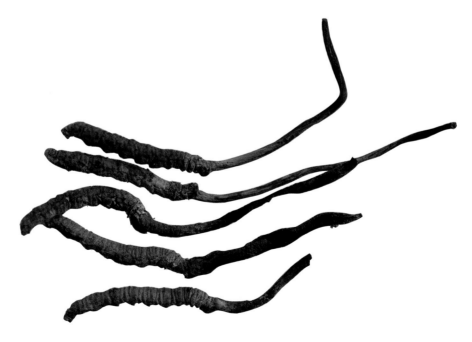

冬虫夏草

性味功效

甘，平。补肾益肺，止血化痰。用于肾虚精亏，阳痿遗精，腰膝酸痛，久咳虚喘，劳嗽咯血。

用量用法

3~9g。久服宜慎。

对比鉴别

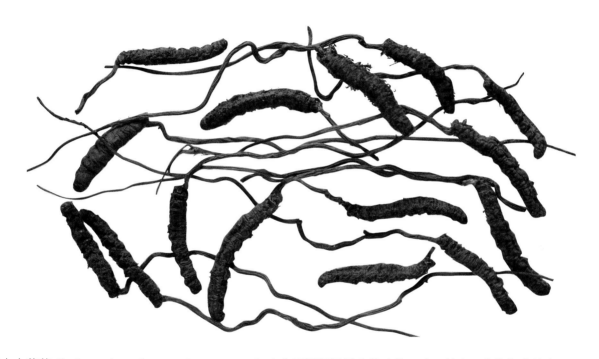

凉山虫草菌 *Cordyceps liangshanensis* Zang, Hu et Lin 寄生于鳞翅目昆虫幼虫的子座和幼虫尸体的复合体（凉山虫草）

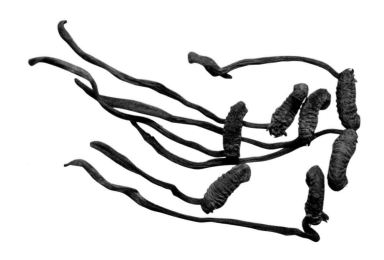

香棒虫草菌 *Cordyceps barnesii* Thwaites 寄生于鞘翅目昆虫金龟子幼虫上的子座和幼虫尸体的复合体（香棒虫草）

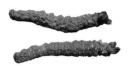

新疆虫草菌 *Cordyceps sp.* 寄生于鳞翅目昆虫幼虫上的子座和幼虫尸体的复合体（新疆虫草）

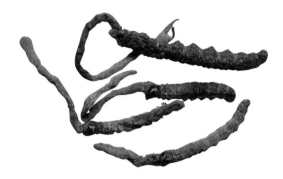

亚香棒虫草菌 *Cordyceps hawresii* Gray 寄生于蝙蝠蛾科昆虫的幼虫上的子座和幼虫尸体的复合体（亚香棒虫草）

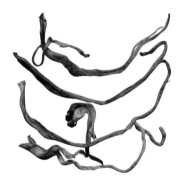

人工培育麦角菌科蛹虫草菌 *Cordyceps militaris* (L. ex Fr.) Link. 的分生孢子（无性型）和子囊孢子（有性型）阶段的子座（蛹虫草）

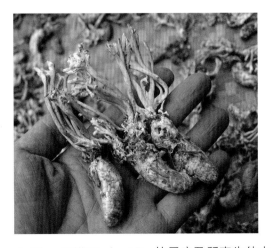

蝉花 *Cordyceps sobolifera* (Hill) Berk. et Br. 的子座及所寄生幼虫尸体的复合体（蝉花）

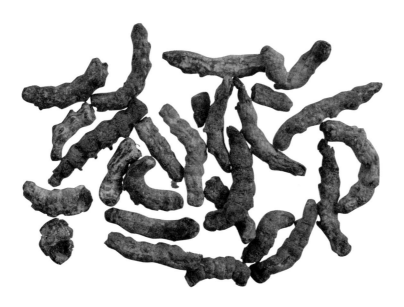

家蚕幼虫感染（或人工接种）白僵菌 *Beauveria bassiana* (Bals.) Vuillant 而致死的虫体（僵蚕）

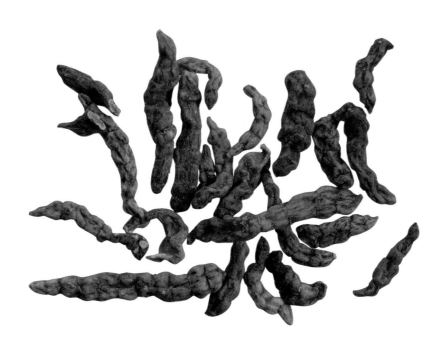

地蚕 *Stachys geobombycis* C. Y. Wu 的根茎

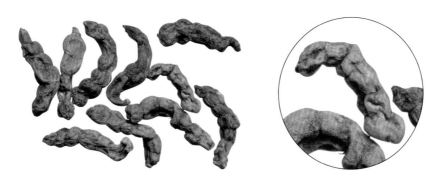

草石蚕 *Stachys sieboldii* Miq. 的根茎

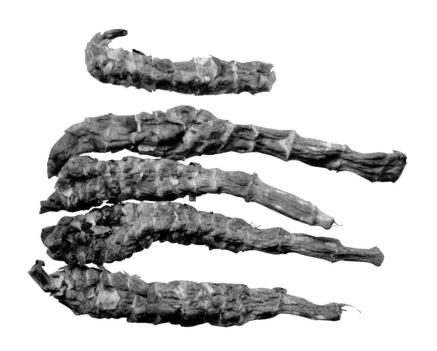

毛叶地瓜儿苗（泽兰、硬毛地笋）*Lycopus lucidus* Turcz. var. *hirtus* Regel 的根茎

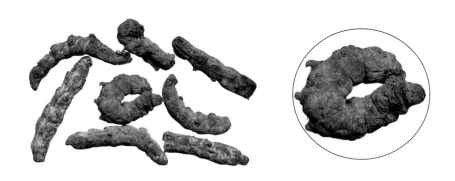

以面粉、石膏、黄花菜等为原料的模压品（人工伪制品）

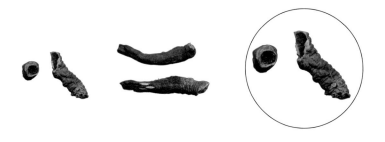

子实体外涂含铁粉的胶、虫草体内夹铁丝或注入铁粉增重等（夹杂增重）

冬凌草

Donglingcao
RABDOSIAE RUBESCENTIS HERBA

本品为唇形科植物碎米桠 *Rabdosia rubescens* (Hemsl.) Hara 的干燥地上部分。

产　地

产于河南、河北、山西、甘肃、四川、贵州、湖南、湖北、广西、江西、安徽、浙江等地。主产于河南、山西。

采收加工

夏、秋二季茎叶茂盛时采割，晒干。

药材性状

本品茎基部近圆形，上部方柱形，长 30~70cm。表面红紫色，有柔毛；质硬而脆，断面淡黄色。叶对生，有柄；叶片皱缩或破碎，完整者展平后呈卵形或卵形菱状，长 2~6cm，宽 1.5~3cm；先端锐尖或渐尖，基部宽楔形，急缩下延成假翅，边缘具粗锯齿；上表面棕绿色，下表面淡绿色，沿叶脉被疏柔毛。有时带花，聚伞状圆锥花序顶生，花小，花萼筒状钟形，5 裂齿，花冠二唇形。气微香，味苦、甘。

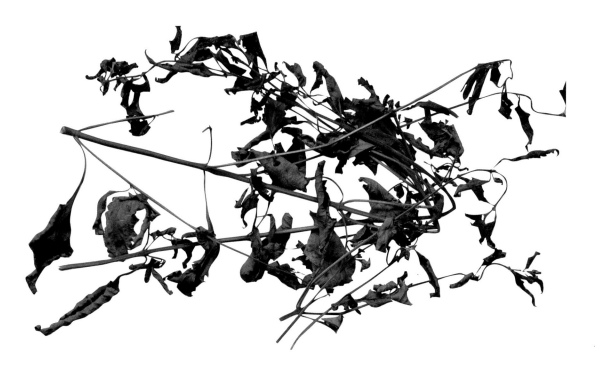

1cm

冬凌草

炮制规范

除去杂质，切段，干燥。

饮片性状

本品为不规则的段。长 0.5~1.5cm。茎呈近圆形或方柱形，表面灰棕色、灰褐色或红紫色。有的可见柔毛，质硬而脆，切面淡黄色。叶片多皱缩或破碎，完整者展平后呈卵形或菱状卵形，先端锐尖或渐尖，基部宽楔形，急缩下延成假翅，边缘具粗锯齿，上表面棕绿色，下表面淡绿色，沿叶脉被疏柔毛。气微香，味苦、甘。

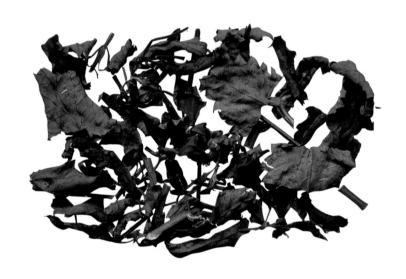

冬凌草

性味功效

苦、甘，微寒。清热解毒，活血止痛。用于咽喉肿痛，癥瘕痞块，蛇虫咬伤。

用量用法

30~60g。外用适量。

冬葵果

Dongkuiguo

MALVAE FRUCTUS

本品系蒙古族习用药材。为锦葵科植物冬葵 *Malva verticillata* L. 的干燥成熟果实。

产　地

主产于内蒙古。

采收加工

夏、秋二季果实成熟时采收，除去杂质，阴干。

药材性状

本品呈扁球状盘形，直径 4~7mm。外被膜质宿萼，宿萼钟状，黄绿色或黄棕色，有的微带紫色，先端 5 齿裂，裂片内卷，其外有条状披针形的小苞片 3 片。果梗细短。果实由分果瓣 10~12 枚组成，在圆锥形中轴周围排成 1 轮，分果类扁圆形，直径 1.4~2.5mm。表面黄白色或黄棕色，具隆起的环向细脉纹。种子肾形，棕黄色或黑褐色。气微，味涩。

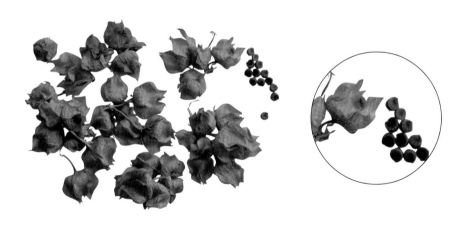

冬葵果

性味功效

甘、涩，凉。清热利尿，消肿。用于尿闭，水肿，口渴；尿路感染。

用量用法

3~9g。

对比鉴别

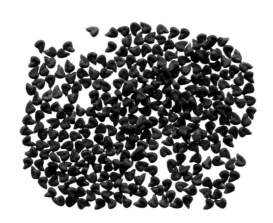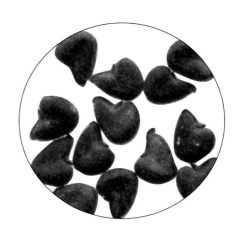

苘麻 *Abutilon theophrasti* Medic. 的成熟种子

玄　参

Xuanshen
SCROPHULARIAE RADIX

本品为玄参科植物玄参 *Scrophularia ningpoensis* Hemsl. 的干燥根。

产　地

主产于浙江东阳、磐安、仙居、缙云，重庆巫山、秀山、南川，四川北川，湖南龙山、怀化，湖北建始、巴东，河南南阳、安阳。以浙江磐安、东阳为道地产区。

采收加工

冬季茎叶枯萎时采挖，除去根茎、幼芽、须根及泥沙，晒或烘至半干，堆放3~6日，反复数次至干燥。

药材性状

本品呈类圆柱形，中间略粗或上粗下细，有的微弯曲，长6~20cm，直径1~3cm。表面灰黄色或灰褐色，有不规则的纵沟、横长皮孔样突起和稀疏的横裂纹和须根痕。质坚实，不易折断，断面黑色，微有光泽。气特异似焦糖，味甘、微苦。

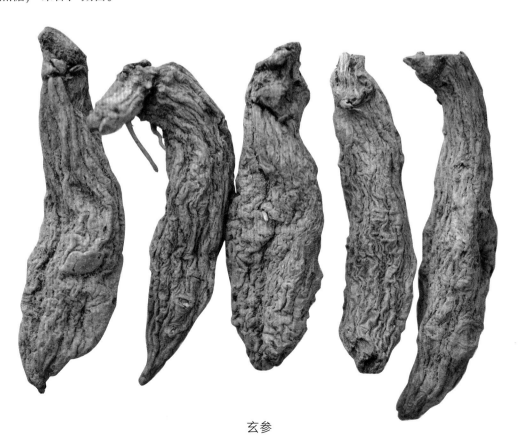

玄参

炮制规范

除去残留根茎和杂质，洗净，润透，切薄片，干燥；或微泡，蒸透，稍晾，切薄片，干燥。

饮片性状

本品呈类圆形或椭圆形的薄片。外表皮灰黄色或灰褐色。切面黑色，微有光泽，有的具裂隙。气特异似焦糖，味甘、微苦。

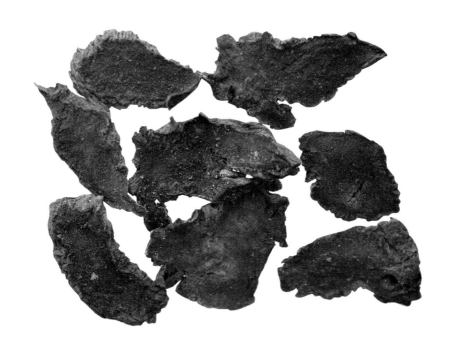

玄参

性味功效

甘、苦、咸，微寒。清热凉血，滋阴降火，解毒散结。用于热入营血，温毒发斑，热病伤阴，舌绛烦渴，津伤便秘，骨蒸劳嗽，目赤，咽痛，白喉，瘰疬，痈肿疮毒。

用量用法

9~15g。不宜与藜芦同用。

半边莲

Banbianlian

LOBELIAE CHINENSIS HERBA

本品为桔梗科植物半边莲 *Lobelia chinensis* Lour. 的干燥全草。

产　　地

产于江苏、浙江、安徽、四川、湖南、湖北、江西、福建、台湾、广东、广西。主产于安徽、浙江、江苏。

采收加工

夏季采收，除去泥沙，洗净，晒干。

药材性状

本品常缠结成团。根茎极短，直径 1~2mm；表面淡棕黄色，平滑或有细纵纹。根细小，黄色，侧生纤细须根。茎细长，有分枝，灰绿色，节明显，有的可见附生的细根。叶互生，无柄，叶片多皱缩，绿褐色，展平后叶片呈狭披针形，长 1~2.5cm，宽 0.2~0.5cm，边缘具疏而浅的齿或全缘。花梗细长，花小，单生于叶腋，花冠基部筒状，上部 5 裂，偏向一边，浅紫红色，花冠筒内有白色茸毛。气微特异，味微甘而辛。

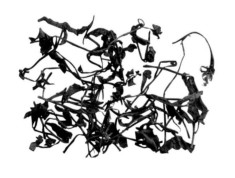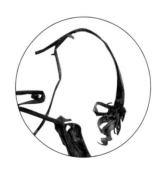

半边莲

炮制规范

除去杂质，洗净，切段，干燥。

饮片性状

本品呈不规则的段。根及根茎细小，表面淡棕黄色或黄色。茎细，灰绿色，节明显。叶无柄，叶片多皱缩，绿褐色，狭披针形，边缘具疏而浅的齿或全缘。气味特异，味微甘而辛。

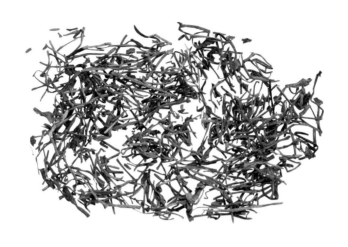

半边莲

性味功效

辛，平。清热解毒，利尿消肿。用于痈肿疔疮，蛇虫咬伤，臌胀水肿，湿热黄疸，湿疹湿疮。

用量用法

9~15g。

半枝莲

Banzhilian
SCUTELLARIAE BARBATAE HERBA

本品为唇形科植物半枝莲 *Scutellaria barbata* D. Don 的干燥全草。

产　地

主产于江苏、浙江、福建、河南。

采收加工

夏、秋二季茎叶茂盛时采挖，洗净，晒干。

药材性状

本品长15~35cm，无毛或花轴上疏被毛。根纤细。茎丛生，较细，方柱形；表面暗紫色或棕绿色。叶对生，有短柄；叶片多皱缩，展平后呈三角状卵形或披针形，长1.5~3cm，宽0.5~1cm；先端钝，基部宽楔形，全缘或有少数不明显的钝齿；上表面暗绿色，下表面灰绿色。花单生于茎枝上部叶腋，花萼裂片钝或较圆；花冠二唇形，棕黄色或浅蓝紫色，长约1.2cm，被毛。果实扁球形，浅棕色。气微，味微苦。

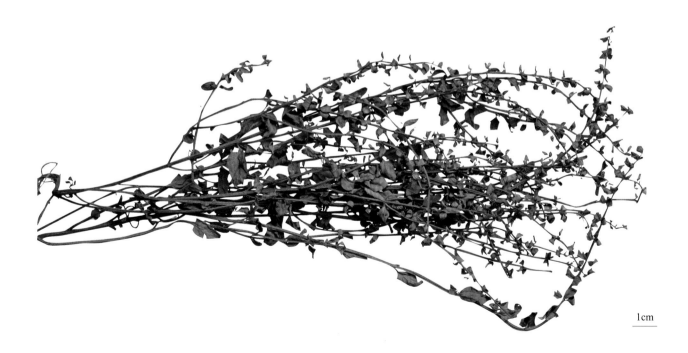

1cm

半枝莲

炮制规范

除去杂质，洗净，切段，干燥。

饮片性状

本品呈不规则的段。茎方柱形，中空，表面暗紫色或棕绿色。叶对生，多皱缩，上表面暗绿色，下表面灰绿色。花萼下唇裂片钝或较圆；花冠唇形，棕黄色或浅蓝紫色，被毛。果实扁球形，浅棕色。气微，味微苦。

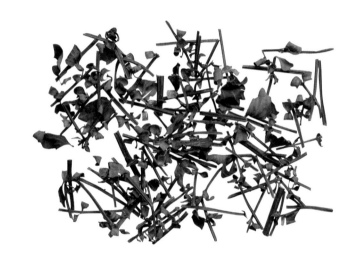

半枝莲

性味功效

辛、苦，寒。清热解毒，化瘀利尿。用于疔疮肿毒，咽喉肿痛，跌扑伤痛，水肿，黄疸，蛇虫咬伤。

用量用法

15~30g。

半 夏

Banxia
PINELLIAE RHIZOMA

本品为天南星科植物半夏 *Pinellia ternata* (Thunb.) Breit. 的干燥块茎。

产　地

产于除内蒙古、新疆、青海、西藏外全国各地。主产于四川、湖北、河南、安徽、山东等地。

采收加工

夏、秋二季采挖，洗净，除去外皮和须根，晒干。

药材性状

本品呈类球形，有的稍偏斜，直径 0.7~1.6cm。表面白色或浅黄色，顶端有凹陷的茎痕，周围密布麻点状根痕；下面钝圆，较光滑。质坚实，断面洁白，富粉性。气微，味辛辣、麻舌而刺喉。

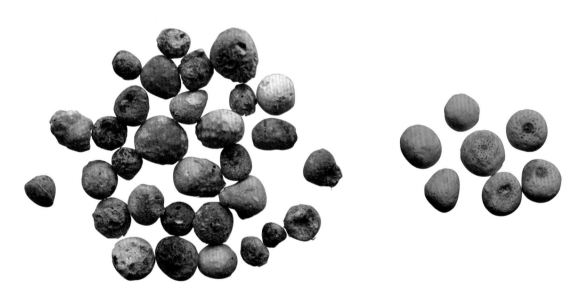

半夏

炮制规范

生半夏　用时捣碎。

饮片性状

同药材。

性味功效

辛，温；有毒。燥湿化痰，降逆止呕，消痞散结。用于湿痰寒痰，咳喘痰多，痰饮眩悸，风痰眩晕，痰厥头痛，呕吐反胃，胸脘痞闷，梅核气；外治痈肿痰核。

用量用法

内服一般炮制后使用，3~9g。外用适量，磨汁涂或研末以酒调敷患处。不宜与川乌、制川乌、草乌、制草乌、附子同用；生品内服宜慎。

对比鉴别

法水半夏
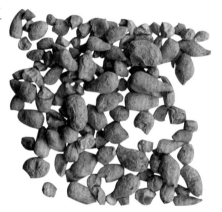

姜水半夏
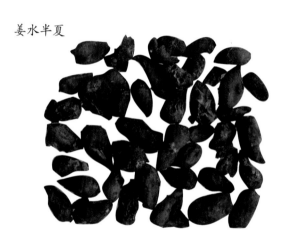

生水半夏
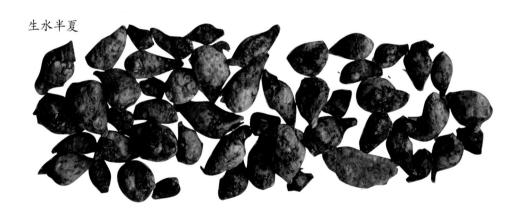

鞭檐犁头尖 *Typhonium flagelliforme* (Lodd.) Blume 的块茎（水半夏）

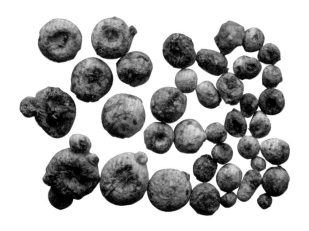

虎掌（掌叶半夏）*Pinellia pedatisecta* Schott 的块茎

法半夏

Fabanxia
PINELLIAE RHIZOMA PRAEPARATUM

本品为半夏的炮制加工品。

炮制规范

取半夏，大小分开，用水浸泡至内无干心，取出；另取甘草适量，加水煎煮二次，合并煎液，倒入用适量水制成的石灰液中，搅匀，加入上述已浸透的半夏，浸泡，每日搅拌 1~2 次，并保持浸液 pH 值 12 以上，至剖面黄色均匀，口尝微有麻舌感时，取出，洗净，阴干或烘干，即得。每 100kg 净半夏，用甘草 15kg、生石灰 10kg。

饮片性状

本品呈类球形或破碎成不规则颗粒状。表面淡黄白色、黄色或棕黄色。质较松脆或硬脆，断面黄色或淡黄色，颗粒者质稍硬脆。气微，味淡略甘、微有麻舌感。

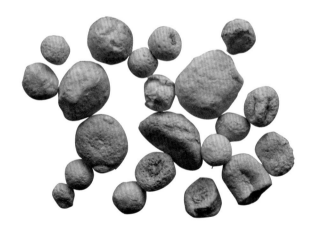

法半夏

性味功效

辛，温。燥湿化痰。用于痰多咳喘，痰饮眩悸，风痰眩晕，痰厥头痛。

用量用法

3~9g。不宜与川乌、制川乌、草乌、制草乌、附子同用。

姜半夏

Jiangbanixia

PINELLIAE RHIZOMA PRAEPARATUM CUM ZINGIBERE ET ALUMINE

本品为半夏的炮制加工品。

炮制规范

取净半夏，大小分开，用水浸泡至内无干心时，取出；另取生姜切片煎汤，加白矾与半夏共煮透，取出，晾干，或晾至半干，干燥；或切薄片，干燥。每100kg净半夏，用生姜25kg、白矾12.5kg。

饮片性状

本品呈片状、不规则颗粒状或类球形。表面棕色至棕褐色。质硬脆，断面淡黄棕色，常具角质样光泽。气微香，味淡、微有麻舌感，嚼之略粘牙。

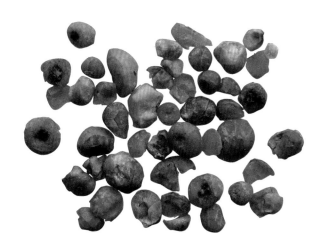

姜半夏

性味功效

辛，温。温中化痰，降逆止呕。用于痰饮呕吐，胃脘痞满。

用量用法

3~9g。不宜与川乌、制川乌、草乌、制草乌、附子同用。

清半夏

Qingbanxia
PINELLIAE RHIZOMA PRAEPARATUM CUM ALUMINE

本品为半夏的炮制加工品。

炮制规范

取净半夏，大小分开，用 8% 白矾溶液浸泡或煮至内无干心，口尝微有麻舌感，取出，洗净，切厚片，干燥。每 100kg 净半夏，煮法用白矾 12.5kg，浸泡法用白矾 20kg。

饮片性状

本品呈椭圆形、类圆形或不规则的片。切面淡灰色至灰白色或黄白色至黄棕色，可见灰白色点状或短线状维管束迹，有的残留栓皮处下方显淡紫红色斑纹。质脆，易折断，断面略呈粉性或角质样。气微，味微涩、微有麻舌感。

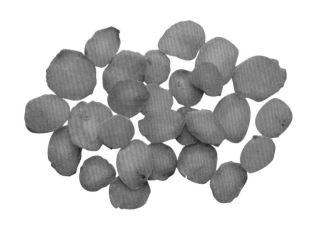

清半夏

性味功效

辛，温。燥湿化痰。用于湿痰咳嗽，胃脘痞满，痰涎凝聚，咯吐不出。

用量用法

3~9g。不宜与川乌、制川乌、草乌、制草乌、附子同用。

母丁香

Mudingxiang
CARYOPHYLLI FRUCTUS

本品为桃金娘科植物丁香 *Eugenia caryophyllata* Thunb. 的干燥近成熟果实。

产　地

原产于印度、越南及东非沿海等地，我国广东、海南有栽培。

采收加工

果将熟时采摘，晒干。

药材性状

本品呈卵圆形或长椭圆形，长 1.5~3cm，直径 0.5~1cm。表面黄棕色或褐棕色，有细皱纹；顶端有四个宿存萼片向内弯曲成钩状；基部有果梗痕；果皮与种仁可剥离，种仁由两片子叶合抱而成，棕色或暗棕色，显油性，中央具一明显的纵沟；内有胚，呈细杆状。质较硬，难折断。气香，味麻辣。

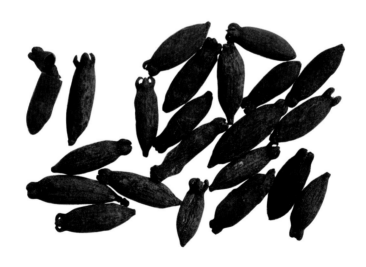

母丁香

炮制规范

除去杂质，用时捣碎。

饮片性状

同药材。

性味功效

辛，温。温中降逆，补肾助阳。用于脾胃虚寒，呃逆呕吐，食少吐泻，心腹冷痛，肾虚阳痿。

用量用法

1~3g。内服或研末外敷。不宜与郁金同用。

对比鉴别

参见"丁香"项。

丝瓜络

Sigualuo
LUFFAE FRUCTUS RETINERVUS

本品为葫芦科植物丝瓜 *Luffa cylindrica* (L.) Roem. 的干燥成熟果实的维管束。

产　地

产于全国各地。主产于浙江慈溪，江苏南通、苏州。

采收加工

夏、秋二季果实成熟、果皮变黄、内部干枯时采摘，除去外皮和果肉，洗净，晒干，除去种子。

药材性状

本品为丝状维管束交织而成，多呈长棱形或长圆筒形，略弯曲，长30~70cm，直径7~10cm。表面黄白色。体轻，质韧，有弹性，不能折断。横切面可见子房3室，呈空洞状。气微，味淡。

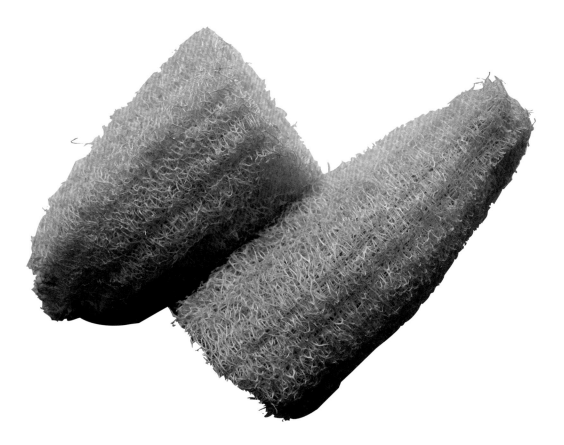

1cm

丝瓜络

炮制规范

除去残留种子及外皮，切段。

饮片性状

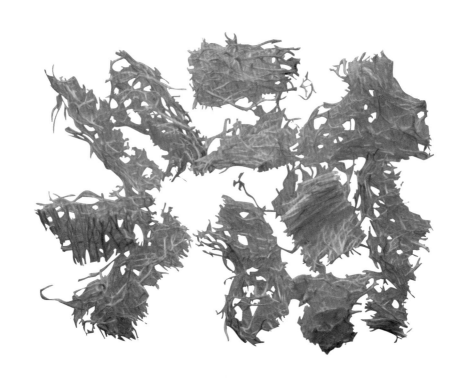

丝瓜络

性味功效

甘，平。祛风，通络，活血，下乳。用于痹痛拘挛，胸胁胀痛，乳汁不通，乳痈肿痛。

用量用法

5~12g。

对比鉴别

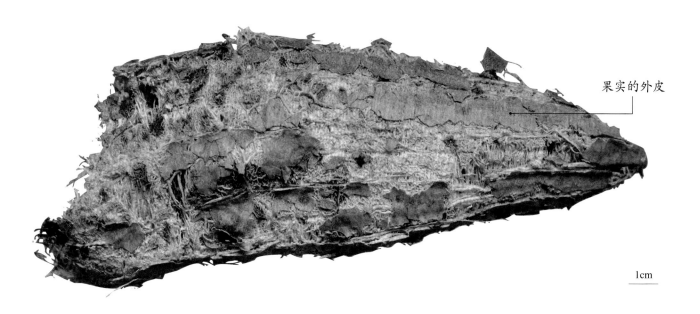

果实的外皮

1cm

广东丝瓜（棱丝瓜）*Luffa acutangula* (L.) Roxb. 的成熟果实的维管束

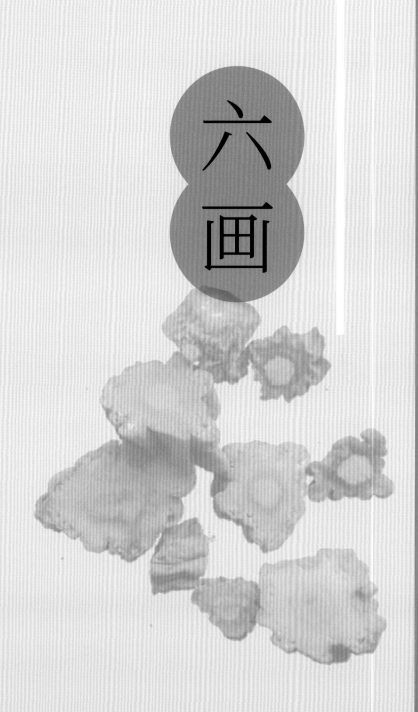

六画

老鹳草

Laoguancao
ERODII HERBA GERANII HERBA

本品为牻牛儿苗科植物牻牛儿苗 *Erodium stephanianum* Willd.、老鹳草 *Geranium wilfordii* Maxim. 或野老鹳草 *Geranium carolinianum* L. 的干燥地上部分。前者习称"长嘴老鹳草"，后两者习称"短嘴老鹳草"。

产　　地

　　牻牛儿苗（长嘴老鹳草）　产于东北、华北及山东、安徽、江苏、浙江、湖南、江西、陕西、甘肃、青海、四川、云南、贵州、西藏。主产于河北保定、定州，天津，山东青岛市郊、济南、济宁、潍坊等地。

　　老鹳草（短嘴老鹳草）　产于黑龙江、吉林、辽宁、河北、江苏、安徽、湖南、四川、云南、贵州、湖北等地。主产于云南昆明，四川都江堰、茂县、康定、绵竹、什邡，湖北汉阳。

　　野老鹳草（短嘴老鹳草）　产于安徽、重庆、福建、广西、湖北、湖南、江苏、江西、四川、台湾、云南、浙江。主产于浙江、江西、江苏。

采收加工

　　夏、秋二季果实近成熟时采割，捆成把，晒干。

药材性状

　　长嘴老鹳草　本品茎长 30~50cm，直径 0.3~0.7cm，多分枝，节膨大。表面灰绿色或带紫色，有纵沟纹和稀疏茸毛。质脆，断面黄白色，有的中空。叶对生，具细长叶柄；叶片卷曲皱缩，质脆易碎，完整者为二回羽状深裂，裂片披针线形。果实长圆形，长 0.5~1cm。宿存花柱长 2.5~4cm，形似鹳喙，有的裂成 5 瓣，呈螺旋形卷曲。气微，味淡。

　　短嘴老鹳草　本品茎较细，略短。叶片圆形，3 或 5 深裂，裂片较宽，边缘具缺刻。果实球形，长 0.3~0.5cm。花柱长 1~1.5cm，有的 5 裂向上卷曲呈伞形。野老鹳草叶片掌状 5~7 深裂，裂片条形，每裂片又 3~5 深裂。

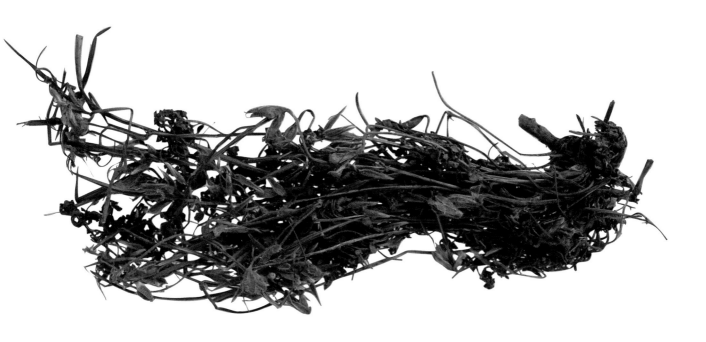

长嘴老鹳草（牻牛儿苗）

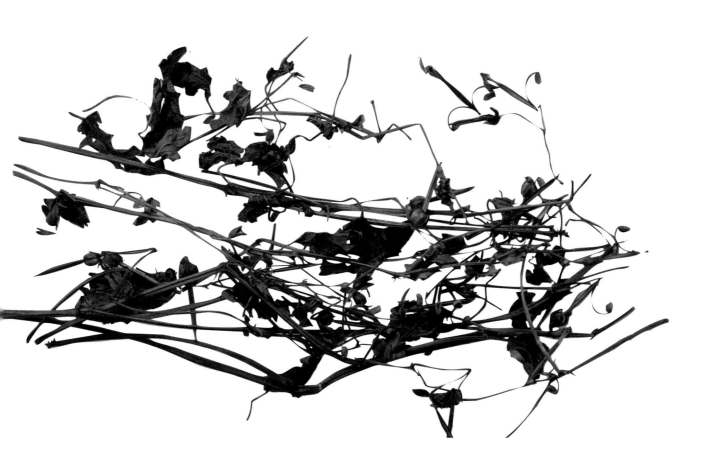

短嘴老鹳草（老鹳草）

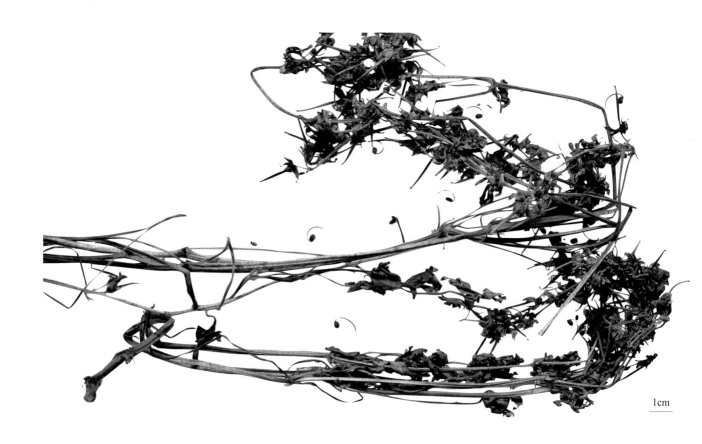

1cm

短嘴老鹳草（野老鹳草）

炮制规范

除去残根及杂质，略洗，切段，干燥。

饮片性状

本品呈不规则的段。茎表面灰绿色或带紫色，节膨大。切面黄白色，有时中空。叶对生，卷曲皱缩，灰褐色，具细长叶柄。果实长圆形或球形，宿存花柱形似鹳喙。气微，味淡。

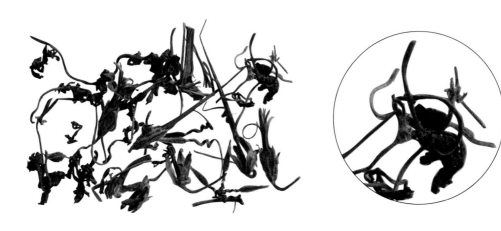

老鹳草（牻牛儿苗）

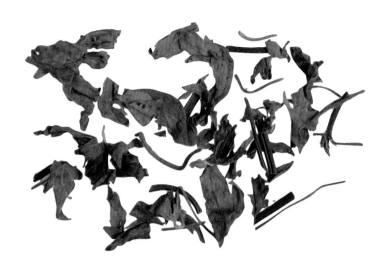

老鹳草（老鹳草）

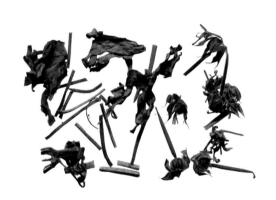
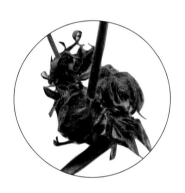

老鹳草（野老鹳草）

性味功效

辛、苦，平。祛风湿，通经络，止泻痢。用于风湿痹痛，麻木拘挛，筋骨酸痛，泄泻痢疾。

用量用法

9~15g。

地枫皮

Difengpi
ILLICII CORTEX

本品为木兰科植物地枫皮 *Illicium difengpi* K. I. B. et K. I. M. 的干燥树皮。

产　地

产于广西、云南。主产于广西都安、马山、德保等地。

采收加工

春、秋二季剥取，晒干或低温干燥。

药材性状

本品呈卷筒状或槽状，长 5~15cm，直径 1~4cm，厚 0.2~0.3cm。外表面灰棕色至深棕色，有的可见灰白色地衣斑，粗皮易剥离或脱落，脱落处棕红色。内表面棕色或棕红色，具明显的细纵皱纹。质松脆，易折断，断面颗粒状。气微香，味微涩。

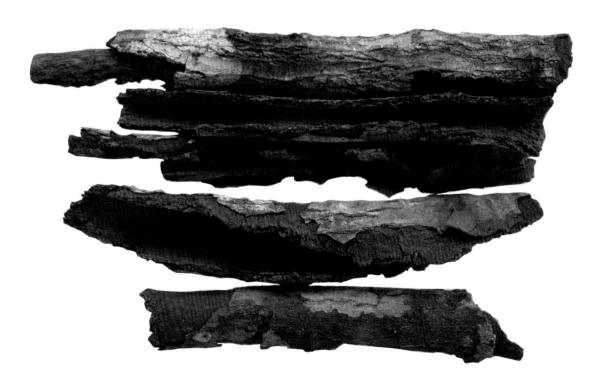

地枫皮

炮制规范

除去杂质，洗净，打碎，干燥。

饮片性状

本品形如药材，呈不规则颗粒状或块片状。气微香，味微涩。

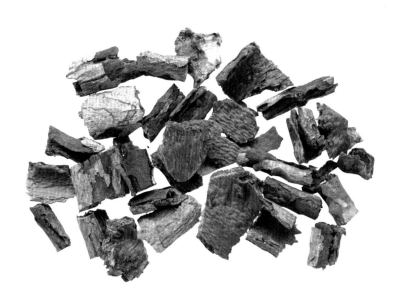

地枫皮

性味功效

微辛、涩，温；有小毒。祛风除湿，行气止痛。用于风湿痹痛，劳伤腰痛。

用量用法

6~9g。

地肤子

Difuzi
KOCHIAE FRUCTUS

本品为藜科植物地肤 *Kochia scoparia* (L.) Schrad. 的干燥成熟果实。

产　地

产于全国各地。主产于江苏北部，山东曲阜、菏泽，河南郑州、禹州、新乡，河北保定、承德、沧州，北京通州。

采收加工

秋季果实成熟时采收植株，晒干，打下果实，除去杂质。

药材性状

本品呈扁球状五角星形，直径 1~3mm。外被宿存花被，表面灰绿色或浅棕色，周围具膜质小翅 5 枚，背面中心有微突起的点状果梗痕及放射状脉纹 5~10 条；剥离花被，可见膜质果皮，半透明。种子扁卵形，长约 1mm，黑色。气微，味微苦。

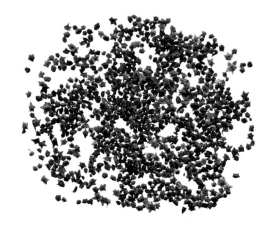 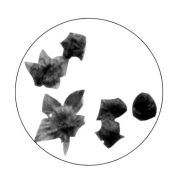

地肤子

性味功效

辛、苦，寒。清热利湿，祛风止痒。用于小便涩痛，阴痒带下，风疹，湿疹，皮肤瘙痒。

用量用法

9~15g。外用适量，煎汤熏洗。

地骨皮

Digupi
LYCII CORTEX

本品为茄科植物枸杞 *Lycium chinense* Mill. 或宁夏枸杞 *Lycium barbarum* L. 的干燥根皮。

产　地

枸杞　产于全国各地。主产于山西平遥、阳曲、晋城。

宁夏枸杞　产于河北、内蒙古、山西、陕西、甘肃、宁夏、青海、新疆。

采收加工

春初或秋后采挖根部，洗净，剥取根皮，晒干。

药材性状

本品呈筒状或槽状，长 3~10cm，宽 0.5~1.5cm，厚 0.1~0.3cm。外表面灰黄色至棕黄色，粗糙，有不规则纵裂纹，易成鳞片状剥落。内表面黄白色至灰黄色，较平坦，有细纵纹。体轻，质脆，易折断，断面不平坦，外层黄棕色，内层灰白色。气微，味微甘而后苦。

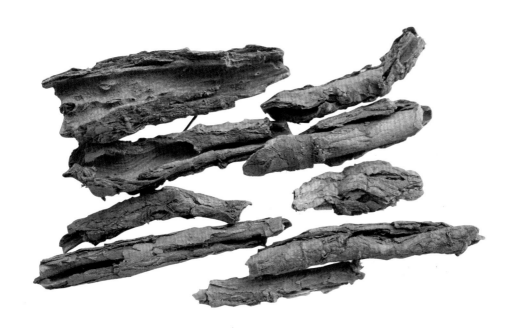

地骨皮（枸杞）

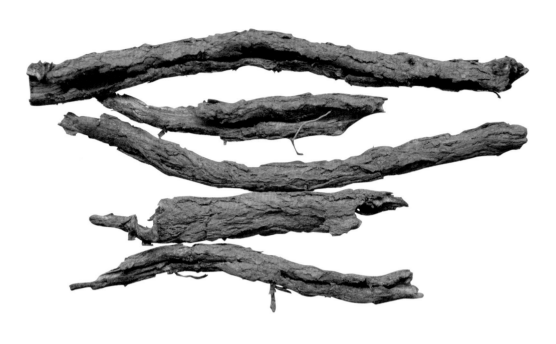

地骨皮（宁夏枸杞）

炮制规范

除去杂质及残余木心，洗净，晒干或低温干燥。

饮片性状

本品呈筒状或槽状，长短不一。外表面灰黄色至棕黄色，粗糙，有不规则纵裂纹，易成鳞片状剥落。内表面黄白色至灰黄色，较平坦，有细纵纹。体轻，质脆，易折断，断面不平坦，外层黄棕色，内层灰白色。气微，味微甘而后苦。

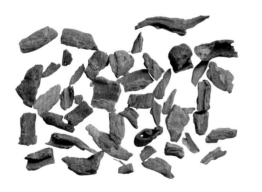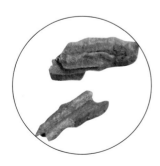

地骨皮（枸杞）

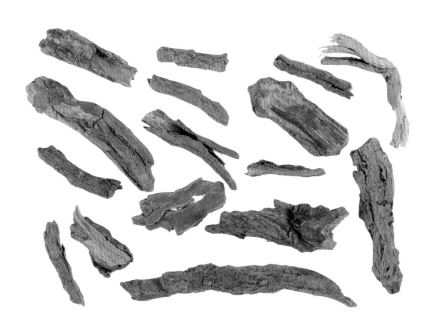

地骨皮（宁夏枸杞）

性味功效

甘，寒。凉血除蒸，清肺降火。用于阴虚潮热，骨蒸盗汗，肺热咳嗽，咯血，衄血，内热消渴。

用量用法

9~15g。

地 黄

Dihuang

REHMANNIAE RADIX

本品为玄参科植物地黄 *Rehmannia glutinosa* Libosch. 的新鲜或干燥块根。

产　　地

主产于河南武陟、温县、孟州、博爱、沁阳，山西侯马，河北安国、安平、临潭。以河南武陟、温县、孟州、博爱、沁阳为道地产区。

采收加工

秋季采挖，除去芦头、须根及泥沙，鲜用；或将地黄缓缓烘焙至约八成干。前者习称"鲜地黄"，后者习称"生地黄"。

药材性状

鲜地黄　本品呈纺锤形或条状，长 8~24cm，直径 2~9cm。外皮薄，表面浅红黄色，具弯曲的纵皱纹、芽痕、横长皮孔样突起及不规则疤痕。肉质，易断，断面皮部淡黄白色，可见橘红色油点，木部黄白色，导管呈放射状排列。气微，味微甜、微苦。

生地黄　本品多呈不规则的团块状或长圆形，中间膨大，两端稍细，有的细小，长条状，稍扁而扭曲，长 6~12cm，直径 2~6cm。表面棕黑色或棕灰色，极皱缩，具不规则的横曲纹。体重，质较软而韧，不易折断，断面棕黑色至黑色或乌黑色，有光泽，具黏性。气微，味微甜。

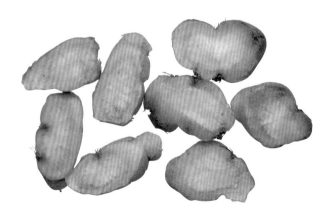

鲜地黄（切片）

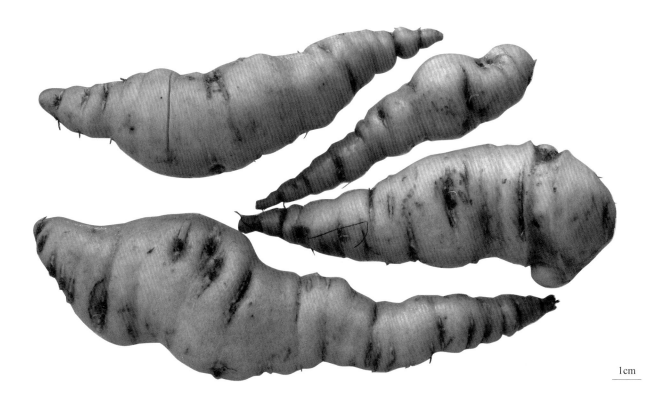

1cm

鲜地黄

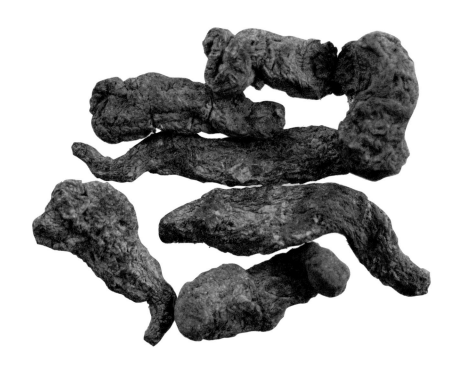

生地黄

炮制规范

除去杂质，洗净，闷润，切厚片，干燥。

饮片性状

本品呈类圆形或不规则的厚片。外表皮棕黑色或棕灰色，极皱缩，具不规则的横曲纹。切面棕黄色至黑色或乌黑色，有光泽，具黏性。气微，味微甜。

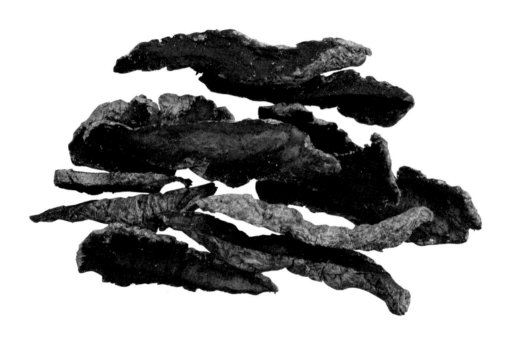

生地黄

性味功效

　　鲜地黄　甘、苦，寒。清热生津，凉血，止血。用于热病伤阴，舌绛烦渴，温毒发斑，吐血，衄血，咽喉肿痛。

　　生地黄　甘，寒。清热凉血，养阴生津。用于热入营血，温毒发斑，吐血衄血，热病伤阴，舌绛烦渴，津伤便秘，阴虚发热，骨蒸劳热，内热消渴。

用量用法

　　鲜地黄　12~30g。
　　生地黄　10~15g。

熟地黄

Shudihuang
REHMANNIAE RADIX PRAEPARATA

本品为生地黄的炮制加工品。

炮制规范

（1）取生地黄，加酒拌匀，置适宜的容器内，加热炖至酒吸尽，取出，晾晒至外皮黏液稍干时，切厚片或块，干燥，即得。每 100kg 生地黄，用黄酒 30~50kg。

（2）取生地黄，置适宜的容器内，加热蒸至黑润，取出，晒至约八成干时，切厚片或块，干燥，即得。

饮片性状

本品为不规则的块片、碎块，大小、厚薄不一。表面乌黑色，有光泽，黏性大。质柔软而带韧性，不易折断，断面乌黑色，有光泽。气微，味甜。

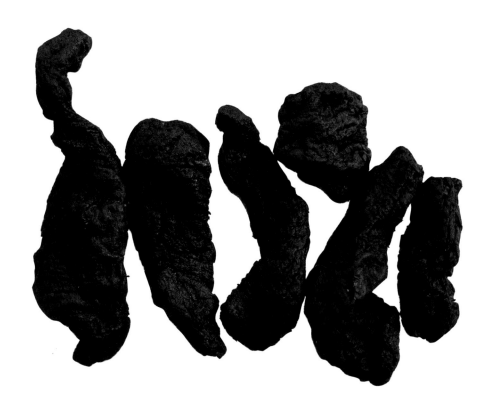

熟地黄

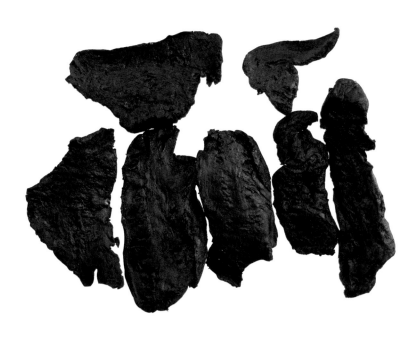

熟地黄（切片）

性味功效

　　甘，微温。补血滋阴，益精填髓。用于血虚萎黄，心悸怔忡，月经不调，崩漏下血，肝肾阴虚，腰膝酸软，骨蒸潮热，盗汗遗精，内热消渴，眩晕，耳鸣，须发早白。

用量用法

　　9~15g。

地 榆

Diyu
SANGUISORBAE RADIX

本品为蔷薇科植物地榆 *Sanguisorba officinalis* L. 或长叶地榆 *Sanguisorba officinalis* L. var. *longifolia* (Bert.) Yü et Li 的干燥根。后者习称"绵地榆"。

产 地

地榆　主产于黑龙江、山东、安徽、江苏、湖南、云南。

长叶地榆　主产于黑龙江、辽宁、吉林、安徽、江苏、湖南、浙江。

采收加工

春季将发芽时或秋季植株枯萎后采挖，除去须根，洗净，干燥，或趁鲜切片，干燥。

药材性状

地榆　本品呈不规则纺锤形或圆柱形，稍弯曲，长 5~25cm，直径 0.5~2cm。表面灰褐色至暗棕色，粗糙，有纵纹。质硬，断面较平坦，粉红色或淡黄色，木部略呈放射状排列。气微，味微苦涩。

绵地榆　本品呈长圆柱形，稍弯曲，着生于短粗的根茎上；表面红棕色或棕紫色，有细纵纹。质坚韧，断面黄棕色或红棕色，皮部有多数黄白色或黄棕色绵状纤维。气微，味微苦涩。

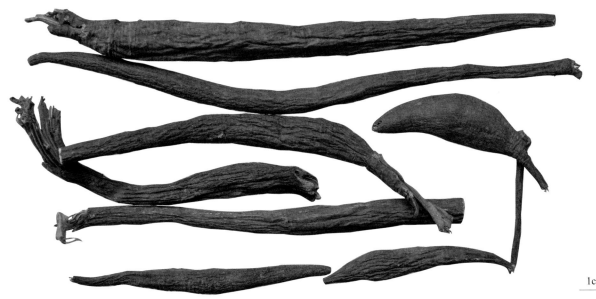

1cm

地榆

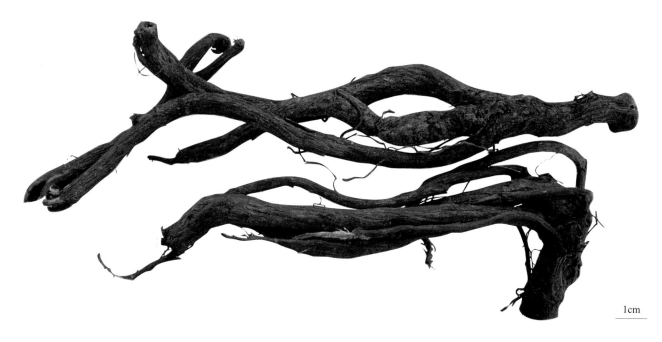

1cm

绵地榆

炮制规范

地榆　除去杂质；未切片者，洗净，除去残茎，润透，切厚片，干燥。

地榆炭　取净地榆片，置热锅内，用武火炒至表面焦黑色、内部棕褐色时，喷淋清水少许，熄灭火星，取出，晾干。

饮片性状

地榆　本品呈不规则的类圆形片或斜切片。外表皮灰褐色至深褐色。切面较平坦，粉红色、淡黄色或黄棕色，木部略呈放射状排列；或皮部有多数黄棕色绵状纤维。气微，味微苦涩。

地榆炭　本品形如地榆片，表面焦黑色，内部棕褐色。具焦香气，味微苦涩。

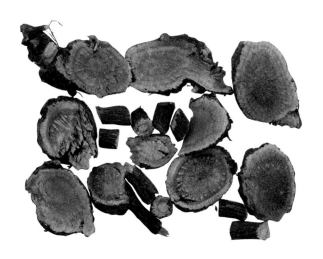

地榆（地榆）

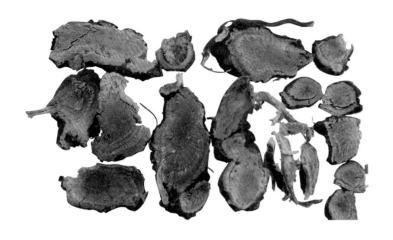

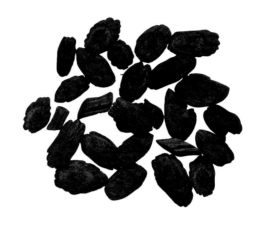

地榆（长叶地榆）　　　　　　　　　　　　　地榆炭（地榆）

性味功效

苦、酸、涩，微寒。凉血止血，解毒敛疮。用于便血，痔血，血痢，崩漏，水火烫伤，痈肿疮毒。

用量用法

9~15g。外用适量，研末涂敷患处。

对比鉴别

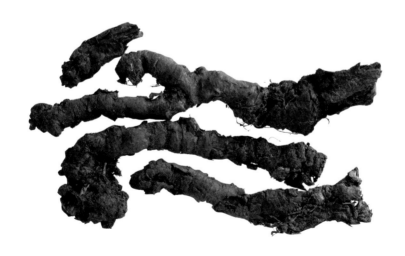

紫地榆 *Geranium strictipes* R. Knuth 的根

地锦草

Dijincao
EUPHORBIAE HUMIFUSAE HERBA

本品为大戟科植物地锦 *Euphorbia humifusa* Willd. 或斑地锦 *Euphorbia maculata* L. 的干燥全草。

产　　地

地锦　产于全国各地。

斑地锦　主产于山东、安徽、江苏、浙江、江西。

采收加工

夏、秋二季采收，除去杂质，晒干。

药材性状

地锦　本品常皱缩卷曲，根细小。茎细，呈叉状分枝，表面带紫红色，光滑无毛或疏生白色细柔毛；质脆，易折断，断面黄白色，中空。单叶对生，具淡红色短柄或几无柄；叶片多皱缩或已脱落，展平后呈长椭圆形，长5~10mm，宽4~6mm；绿色或带紫红色，通常无毛或疏生细柔毛；先端钝圆，基部偏斜，边缘具小锯齿或呈微波状。杯状聚伞花序腋生，细小。蒴果三棱状球形，表面光滑。种子细小，卵形，褐色。气微，味微涩。

斑地锦　本品叶上表面具红斑。蒴果被稀疏白色短柔毛。

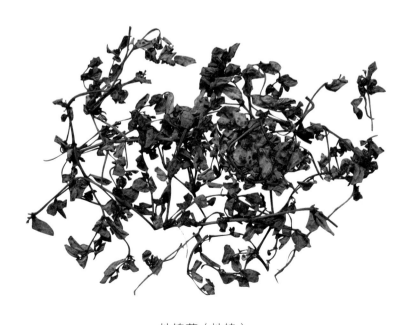

地锦草（地锦）

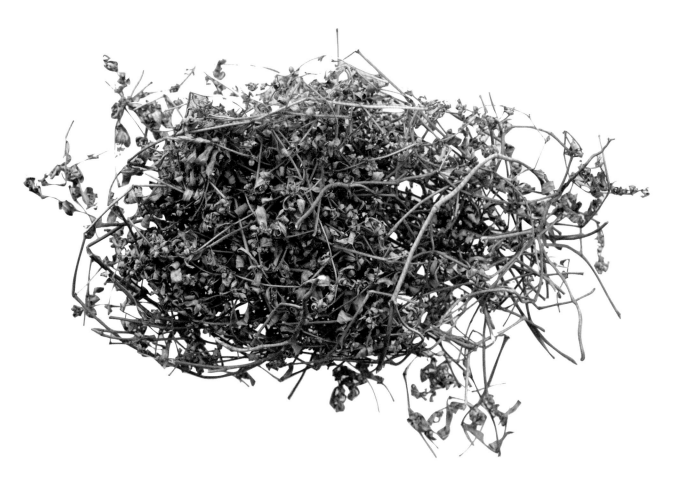

地锦草（斑地锦）

炮制规范

除去杂质，喷淋清水，稍润，切段，干燥。

饮片性状

地锦　本品呈段状。根细小。茎细，呈叉状分枝，表面黄绿色或紫红色，光滑无毛或疏生白色细柔毛；质脆，易折断，断面黄白色，中空。单叶对生，具淡红色短柄或几无柄；叶片多皱缩或已脱落；绿色或带紫红色，通常无毛或疏生细柔毛；先端钝圆，基部偏斜，边缘具小锯齿或呈微波状。可见蒴果三棱状球形，表面光滑。种子细小，卵形，褐色。气微，味微涩。

斑地锦　本品叶上表面具红斑。蒴果被稀疏白色短柔毛。

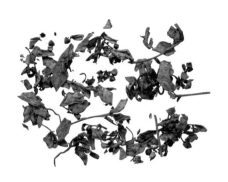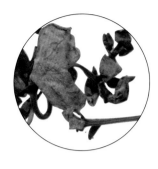

地锦草（地锦）

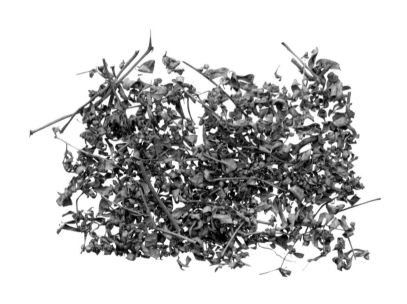

地锦草（斑地锦）

性味功效

　　辛，平。清热解毒，凉血止血，利湿退黄。用于痢疾，泄泻，咯血，尿血，便血，崩漏，疮疖痈肿，湿热黄疸。

用量用法

　　9~20g。外用适量。

亚乎奴（锡生藤）

Yahunu
CISSAMPELOTIS HERBA

本品系傣族习用药材。为防己科植物锡生藤 *Cissampelos pareira* L. var. *hirsuta* (Buch. ex DC.) Forman 的干燥全株。

产　地

主产于云南西双版纳、红河。

采收加工

春、夏二季采挖，除去泥沙，晒干。

药材性状

本品根呈扁圆柱形，多弯曲，长短不一，直径约 1cm。表面棕褐色或暗褐色，有皱纹及支根痕；断面枯木状。匍匐茎圆柱形，节略膨大，常有根痕或细根；表面棕褐色，节间有扭旋的纵沟纹；易折断，折断时有粉尘飞扬，断面具放射状纹理。缠绕茎纤细，有分枝，表面被黄棕色绒毛。叶互生，有柄，微盾状着生；叶片多皱缩，展平后呈心状扁圆形，先端微凹，具小突尖，上表面疏被白色柔毛，下表面密被褐黄色绒毛。气微，味苦、微甜。

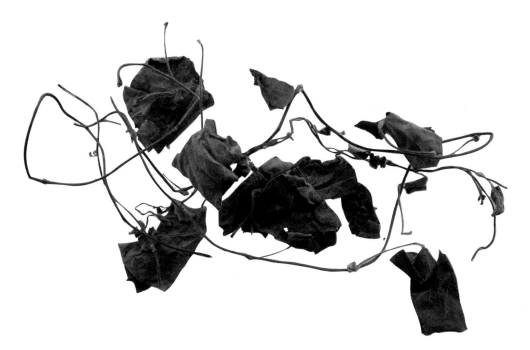

1cm

亚乎奴

性味功效

甘、苦，温。消肿止痛，止血，生肌。用于外伤肿痛，创伤出血。

用量用法

外伤肿痛，干粉适量加酒或蛋清调敷患处。创伤出血，干粉适量外敷，一日1次。

亚麻子

Yamazi
LINI SEMEN

本品为亚麻科植物亚麻 *Linum usitatissimum* L. 的干燥成熟种子。

产　地

产于黑龙江、吉林、辽宁、河北、河南、山西、内蒙古、山东、湖北、陕西、四川、云南。主产于内蒙古锡盟，黑龙江明水、望奎，辽宁昌图、康平，吉林，山西大同。

采收加工

秋季果实成熟时采收植株，晒干，打下种子，除去杂质，再晒干。

药材性状

本品呈扁平卵圆形，一端钝圆，另端尖而略偏斜，长 4~6mm，宽 2~3mm。表面红棕色或灰褐色，平滑有光泽，种脐位于尖端的凹入处；种脊浅棕色，位于一侧边缘。种皮薄，胚乳棕色，薄膜状；子叶 2，黄白色，富油性。气微，嚼之有豆腥味。

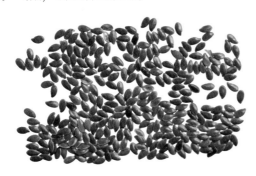
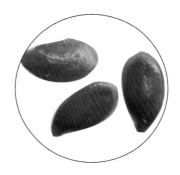

亚麻子

炮制规范

除去杂质，生用捣碎或炒研。

性味功效

甘，平。润燥通便，养血祛风。用于肠燥便秘，皮肤干燥，瘙痒，脱发。

用量用法

9~15g。大便滑泻者禁用。

西瓜霜

Xiguashuang
MIRABILITUM PRAEPARATUM

本品为葫芦科植物西瓜 *Citrullus lanatus* (Thunb.) Matsumu. et Nakai 的成熟新鲜果实与皮硝经加工制成。

药材性状

本品为类白色至黄白色的结晶性粉末。气微、味咸。

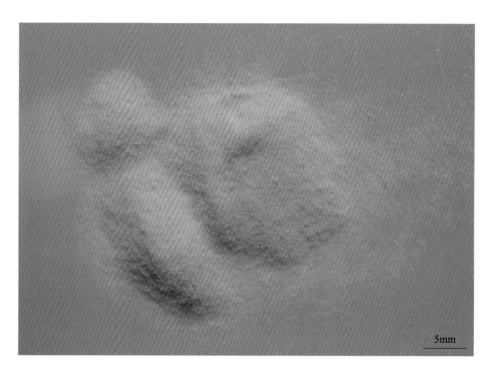

5mm

西瓜霜

性味功效

咸，寒。清热泻火，消肿止痛。用于咽喉肿痛，喉痹，口疮。

用量用法

0.5~1.5g。外用适量，研末吹敷患处。

西红花

Xihonghua
CROCI STIGMA

本品为鸢尾科植物番红花 *Crocus sativus* L. 的干燥柱头。

产　　地

原产于西班牙、希腊及阿塞拜疆等地。我国浙江杭州、江苏海门及上海有栽培。

药材性状

本品呈线形，三分枝，长约 3cm。暗红色，上部较宽而略扁平，顶端边缘显不整齐的齿状，内侧有一短裂隙，下端有时残留一小段黄色花柱。体轻，质松软，无油润光泽，干燥后质脆易断。气特异，微有刺激性，味微苦。

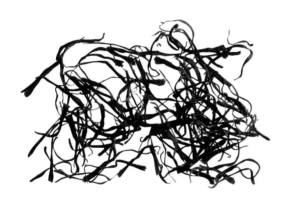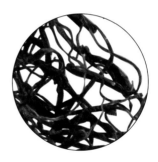

西红花

性味功效

甘，平。活血化瘀，凉血解毒，解郁安神。用于经闭癥瘕，产后瘀阻，温毒发斑，忧郁痞闷，惊悸发狂。

用量用法

1~3g，煎服或沸水泡服。孕妇慎用。

对比鉴别

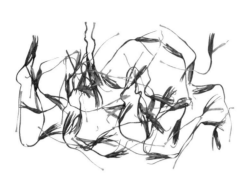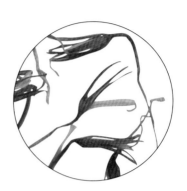

红花 *Carthamus tinctorius* L. 的花（红花）

人工伪造品

对比鉴别

西青果

Xiqingguo
CHEBULAE FRUCTUS IMMATURUS

本品为使君子科植物诃子 *Terminalia chebula* Retz. 的干燥幼果。

产　　地

主要为进口。我国产于云南镇康、保山，广东番禺、博罗、增城，广西邕宁等地。

药材性状

本品呈长卵形，略扁，长 1.5~3cm，直径 0.5~1.2cm。表面黑褐色，具有明显的纵皱纹，一端较大，另一端略小，钝尖，下部有果梗痕。质坚硬，断面褐色，有胶质样光泽，果核不明显，常有空心，小者黑褐色，无空心。气微，味苦涩、微甘。

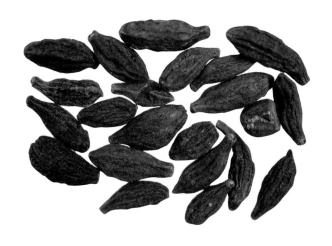

西青果

炮制规范

除去杂质，或破碎，或润软切碎，干燥。

饮片性状

本品完整者形如药材。破碎、切碎者呈不规则片或块状。表面黄褐色至黑褐色，具明显纵皱纹。断面黄色、褐色或黑褐色，有胶质样光泽。质坚硬，气微，味苦涩，微甘。

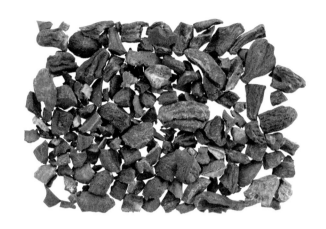

西青果

性味功效

　　苦、酸、涩，平。清热生津，解毒。用于阴虚白喉。

用量用法

　　1.5~3g。

西河柳

Xiheliu
TAMARICIS CACUMEN

本品为柽柳科植物柽柳 *Tamarix chinensis* Lour. 的干燥细嫩枝叶。

产　地

产于全国大部分地区，多自产自销。

采收加工

夏季花未开时采收，阴干。

药材性状

本品茎枝呈细圆柱形，直径 0.5~1.5mm。表面灰绿色，有多数互生的鳞片状小叶。质脆，易折断。稍粗的枝表面红褐色，叶片常脱落而残留突起的叶基，断面黄白色，中心有髓。气微，味淡。

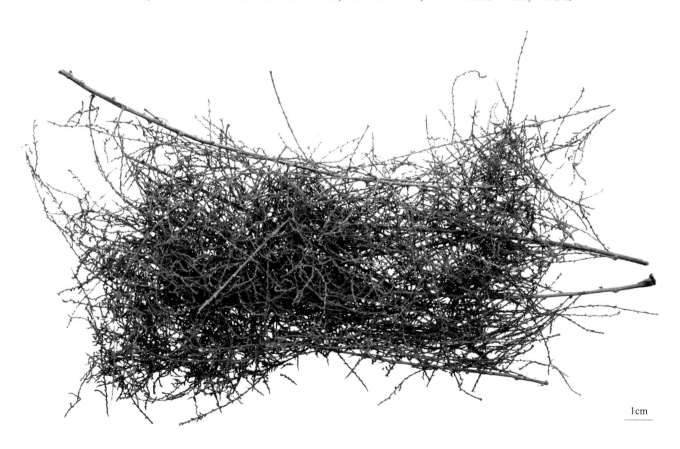

1cm

西河柳

炮制规范

除去老枝及杂质，洗净，稍润，切段，干燥。

饮片性状

本品呈圆柱形的段。表面灰绿色或红褐色，叶片常脱落而残留突起的叶基。切面黄白色，中心有髓。气微，味淡。

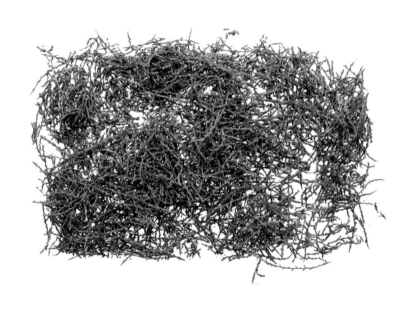

西河柳

性味功效

甘、辛，平。发表透疹，祛风除湿。用于麻疹不透，风湿痹痛。

用量用法

3~6g。外用适量，煎汤擦洗。

西洋参

Xiyangshen
PANACIS QUINQUEFOLII RADIX

本品为五加科植物西洋参 *Panax quinquefolium* L. 的干燥根。

产　　地

原产于美国、加拿大。我国吉林、山东、北京、陕西等地有栽培。

采收加工

秋季采挖，洗净，晒干或低温干燥。

药材性状

本品呈纺锤形、圆柱形或圆锥形，长 3~12cm，直径 0.8~2cm。表面浅黄褐色或黄白色，可见横向环纹和线形皮孔状突起，并有细密浅纵皱纹和须根痕。主根中下部有一至数条侧根，多已折断。有的上端有根茎（芦头），环节明显，茎痕（芦碗）圆形或半圆形，具不定根（艼）或已折断。体重，质坚实，不易折断，断面平坦，浅黄白色，略显粉性，皮部可见黄棕色点状树脂道，形成层环纹棕黄色，木部略呈放射状纹理。气微而特异，味微苦、甘。

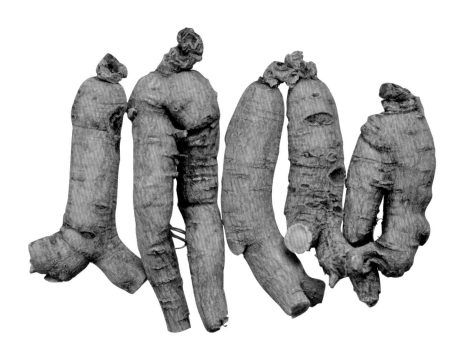

西洋参

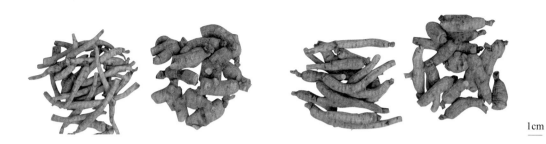

多种规格的西洋参

炮制规范

去芦，润透，切薄片，干燥或用时捣碎。

饮片性状

本品呈长圆形或类圆形薄片。外表皮浅黄褐色。切面淡黄白色至黄白色，形成层环纹棕黄色，皮部有黄棕色点状树脂道，近形成层环处较多而明显，木部略呈放射状纹理。气微而特异，味微苦、甘。

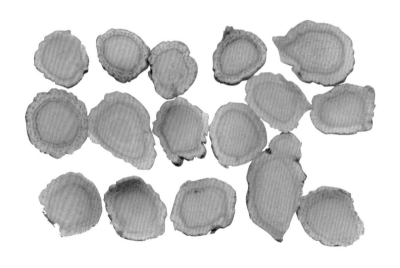

西洋参

性味功效

甘、微苦，凉。补气养阴，清热生津。用于气虚阴亏，虚热烦倦，咳喘痰血，内热消渴，口燥咽干。

用量用法

3~6g，另煎兑服。不宜与藜芦同用。

对比鉴别

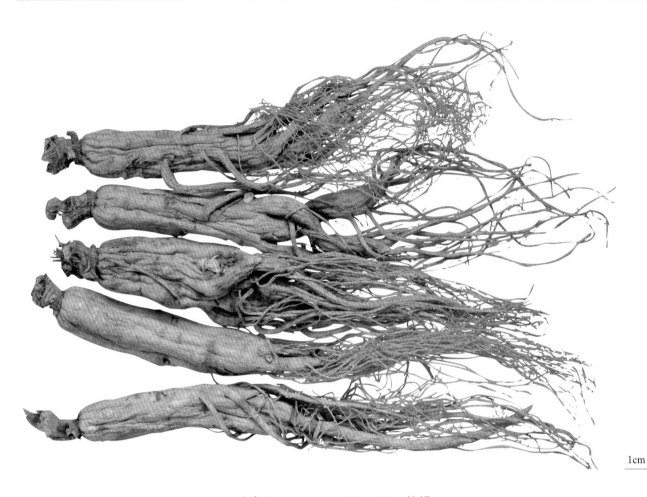

人参 *Panax ginseng* C. A. Mey. 的根

附　注

（1）西洋参 *Panax quinquefolium* L. 的新鲜根经过蒸或煮后干燥，在产地称为"西洋红"及"大力参"。

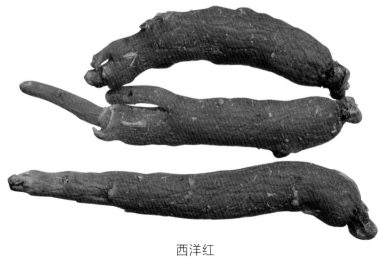

西洋红

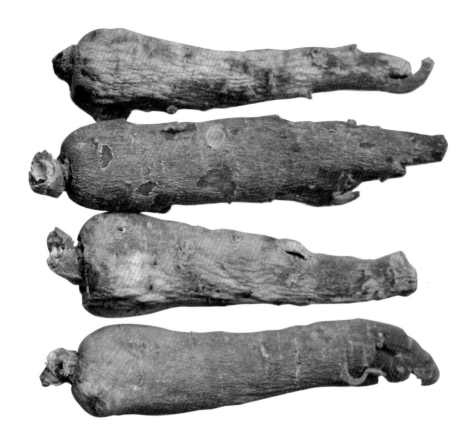

大力参

（2）西洋参 *Panax quinquefolium* L. 的花序即西洋参花，具有保健作用。

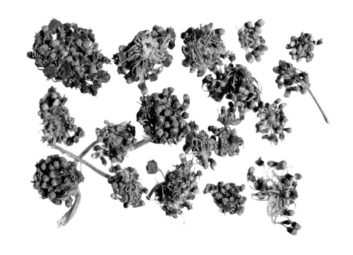

西洋参花

百 合

Baihe
LILII BULBUS

本品为百合科植物卷丹 *Lilium lancifolium* Thunb.、百合 *Lilium brownii* F. E. Brown var. *viridulum* Baker 或细叶百合 *Lilium pumilum* DC. 的干燥肉质鳞叶。

产　地

卷丹　主产于湖南、四川、贵州、江苏、浙江。

百合　产于陕西、甘肃、河南、湖南、湖北、江西、安徽、浙江、福建、广东、广西、四川、云南、贵州。

细叶百合　主产于黑龙江、吉林、辽宁、河南、河北、山东、山西、内蒙古、陕西、宁夏、甘肃、青海。

采收加工

秋季采挖，洗净，剥取鳞叶，置沸水中略烫，干燥。

药材性状

本品呈长椭圆形，长 2~5cm，宽 1~2cm，中部厚 1.3~4mm。表面黄白色至淡棕黄色，有的微带紫色，有数条纵直平行的白色维管束。顶端稍尖，基部较宽，边缘薄，微波状，略向内弯曲。质硬而脆，断面较平坦，角质样。气微，味微苦。

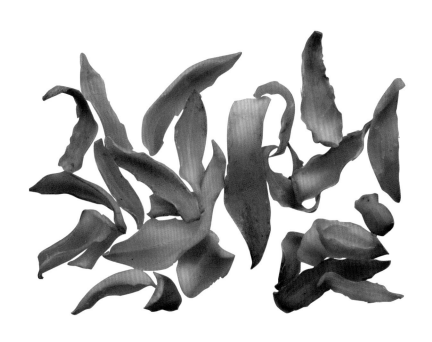

百合（卷丹）

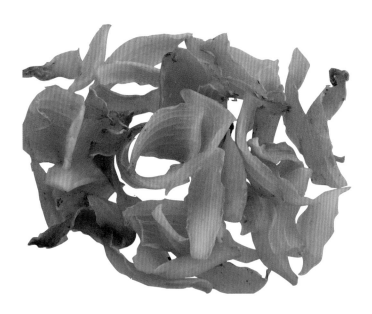

百合（百合）

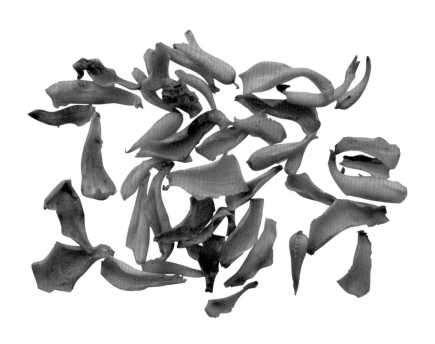

百合（细叶百合）

炮制规范

百合　除去杂质。

蜜百合　先将炼蜜加适量沸水稀释后，加入净百合中拌匀，闷透，置锅内，用文火炒至不粘手时，取出，放凉。每 100kg 百合，用炼蜜 5kg。

饮片性状

蜜百合　本品形如百合，表面棕黄色，偶见焦斑，略带黏性。味甜。

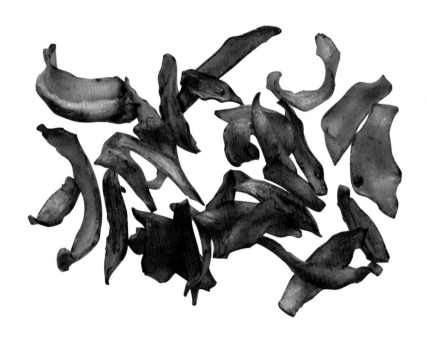

百合（卷丹）

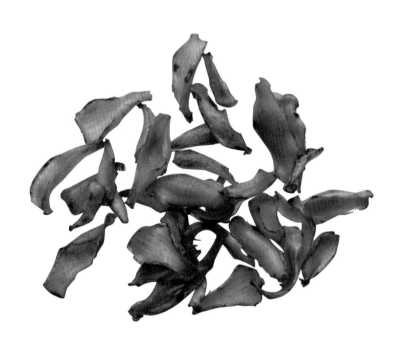

百合（细叶百合）

性味功效

甘，寒。养阴润肺，清心安神。用于阴虚燥咳，劳嗽咳血，虚烦惊悸，失眠多梦，精神恍惚。

用量用法

6~12g。

百 部

Baibu
STEMONAE RADIX

本品为百部科植物直立百部 *Stemona sessilifolia* (Miq.) Miq.、蔓生百部 *Stemona japonica* (Bl.) Miq. 或对叶百部 *Stemona tuberosa* Lour. 的干燥块根。

产　地

直立百部　产于河南、山东、安徽、浙江、江西、福建、湖南、江苏。主产于江苏、安徽、山东。
蔓生百部　产于华东地区，以及湖南、湖北、陕西、四川等地。主产于浙江、江苏、安徽、江西、湖北。
对叶百部　产于福建、台湾、江西、湖北、湖南、广东、广西、贵州、四川、云南等地。主产于湖南、湖北、广东、广西、四川、贵州。

采收加工

春、秋二季采挖，除去须根，洗净，置沸水中略烫或蒸至无白心，取出，晒干。

药材性状

直立百部　本品呈纺锤形，上端较细长，皱缩弯曲，长5~12cm，直径0.5~1cm。表面黄白色或淡棕黄色，有不规则深纵沟，间或有横皱纹。质脆，易折断，断面平坦，角质样，淡黄棕色或黄白色，皮部较宽，中柱扁缩。气微，味甘、苦。

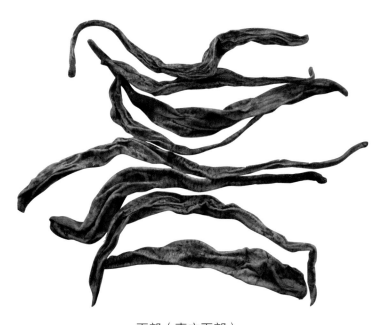

百部（直立百部）

蔓生百部　本品两端稍狭细，表面多不规则皱褶和横皱纹。

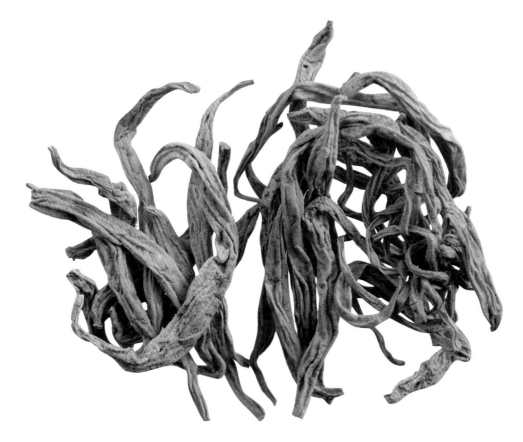

百部（蔓生百部）

对叶百部　本品呈长纺锤形或长条形，长 8~24cm，直径 0.8~2cm。表面浅黄棕色至灰棕色，具浅纵皱纹或不规则纵槽。质坚实，断面黄白色至暗棕色，中柱较大，髓部类白色。

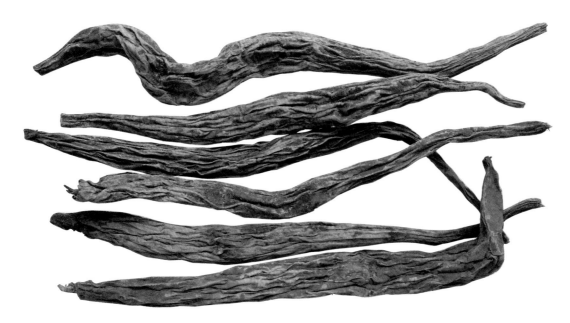

1cm

百部（对叶百部）

炮制规范

百部　除去杂质，洗净，润透，切厚片，干燥。

蜜百部　先将炼蜜加适量沸水稀释后，加入净百部片中拌匀，闷透，置锅内，用文火炒至不粘手时，取出，放凉。每100kg百部，用炼蜜12.5kg。

饮片性状

百部　本品呈不规则厚片或不规则条形斜片；表面灰白色、棕黄色，有深纵皱纹；切面灰白色、淡黄棕色或黄白色，角质样；皮部较厚，中柱扁缩。质韧软。气微，味甘、苦。

蜜百部　本品形同百部片，表面棕黄色或褐棕色，略带焦斑，稍有黏性。味甜。

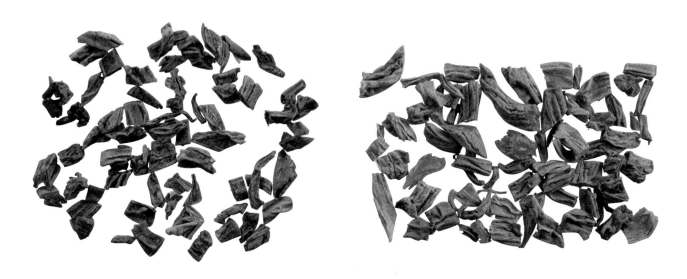

百部（直立百部）　　　　　　　　　　　　　百部（蔓生百部）

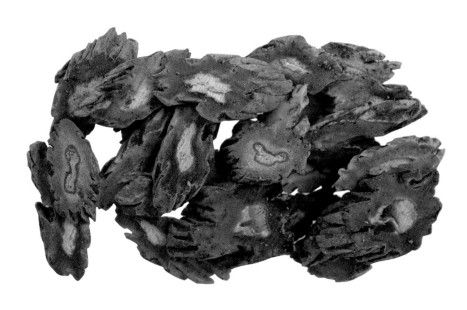

百部（对叶百部）

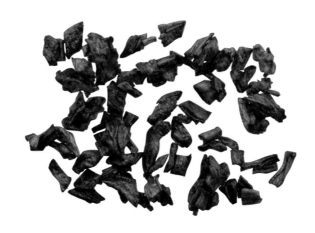

蜜百部（直立百部）

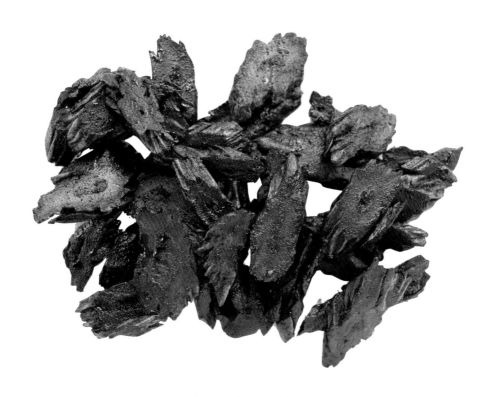

蜜百部（对叶百部）

性味功效

　　百部　甘、苦，微温。润肺下气止咳，杀虫灭虱。用于新久咳嗽，肺痨咳嗽，顿咳；外治头虱，体虱，蛲虫病，阴痒。

　　蜜百部　润肺止咳。用于阴虚劳嗽。

用量用法

3~9g。外用适量，水煎或酒浸。

对比鉴别

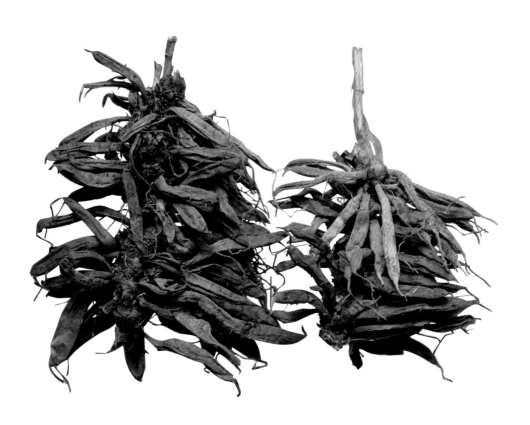

羊齿天门冬 *Asparagus filicinus* D. Don 的块根

当归

Danggui
ANGELICAE SINENSIS RADIX

本品为伞形科植物当归 *Angelica sinensis* (Oliv.) Diels 的干燥根。

产　地

主产于甘肃岷县、宕昌、漳县、渭源，云南维西、丽江。以甘肃岷县、宕昌、漳县、渭源为道地产区。

采收加工

秋末采挖，除去须根和泥沙，待水分稍蒸发后，捆成小把，上棚，用烟火慢慢熏干。

药材性状

本品略呈圆柱形，下部有支根 3~5 条或更多，长 15~25cm。表面浅棕色至棕褐色，具纵皱纹和横长皮孔样突起。根头 (归头) 直径 1.5~4cm，具环纹，上端圆钝，或具数个明显突出的根茎痕，有紫色或黄绿色的茎和叶鞘的残基；主根 (归身) 表面凹凸不平；支根 (归尾) 直径 0.3~1cm，上粗下细，多扭曲，有少数须根痕。质柔韧，断面黄白色或淡黄棕色，皮部厚，有裂隙和多数棕色点状分泌腔，木部色较淡，形成层环黄棕色。有浓郁的香气，味甘、辛、微苦。

柴性大、干枯无油或断面呈绿褐色者不可供药用。

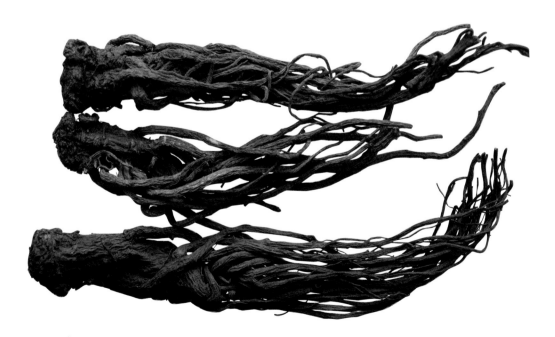

1cm

当归

炮制规范

当归　除去杂质，洗净，润透，切薄片，晒干或低温干燥。

酒当归　取净当归片，加酒拌匀，闷透，置锅内，用文火炒干，取出，放凉。每100kg当归，用黄酒10kg。

饮片性状

当归　本品呈类圆形、椭圆形或不规则薄片。外表皮浅棕色至棕褐色。切面浅棕黄色或黄白色，平坦，有裂隙，中间有浅棕色的形成层环，并有多数棕色的油点，香气浓郁，味甘、辛、微苦。

酒当归　本品形如当归片。切面深黄色或浅棕黄色，略有焦斑。香气浓郁，并略有酒香气。

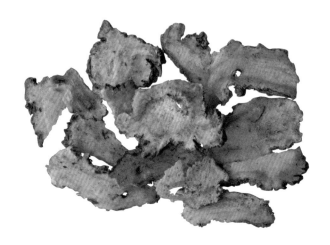

当归

酒当归

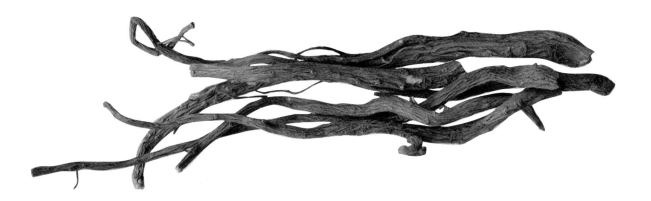

当归尾

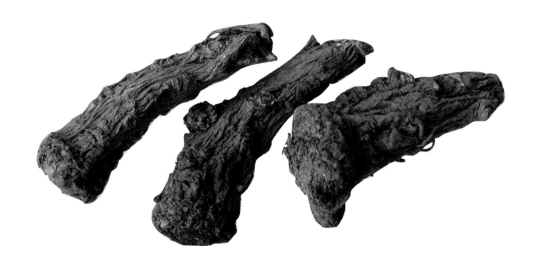

当归头

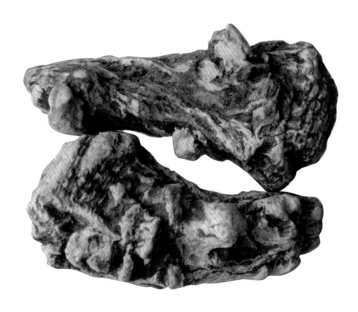

去皮的当归头

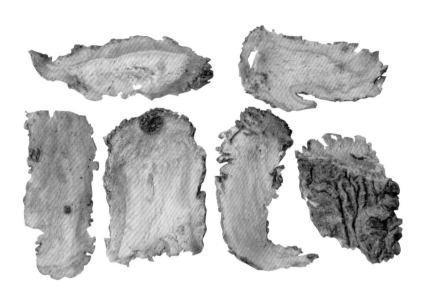

当归头片

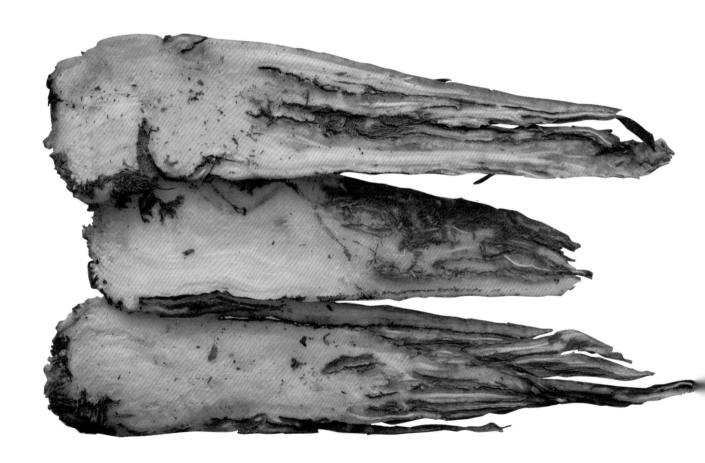

全当归片

性味功效

　　当归　甘、辛，温。补血活血，调经止痛，润肠通便。用于血虚萎黄，眩晕心悸，月经不调，经闭痛经，虚寒腹痛，风湿痹痛，跌扑损伤，痈疽疮疡，肠燥便秘。

　　酒当归　活血通经。用于经闭痛经，风湿痹痛，跌扑损伤。

用量用法

　　6~12g。

对比鉴别

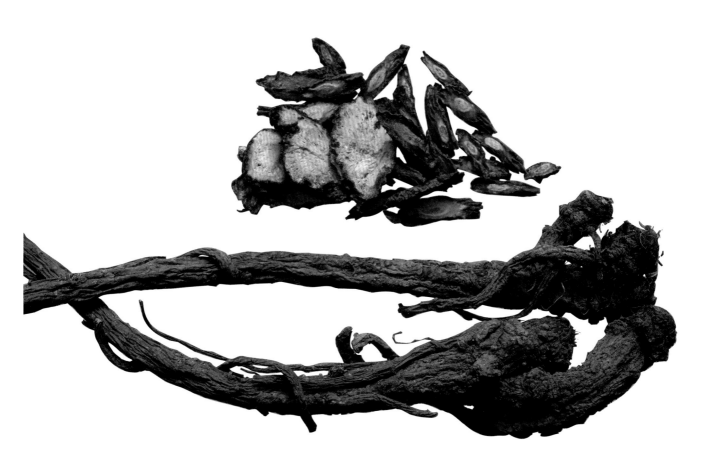

欧当归 *Levisticum officinale* Koch 的根

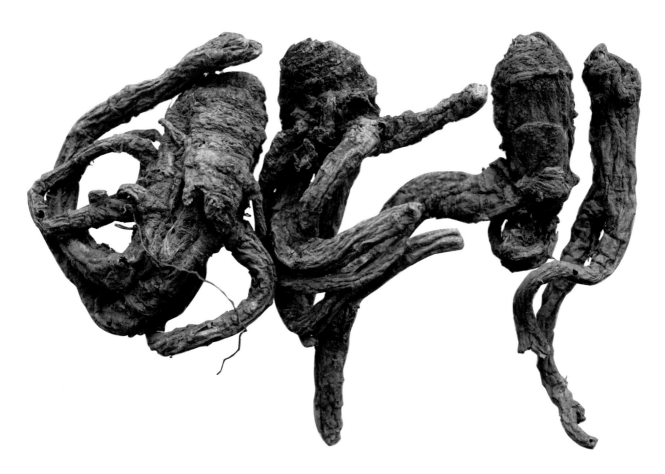

重齿毛当归 *Angelica pubescens* Maxim. f. *biserrata* Shan et Yuan 的根（独活）

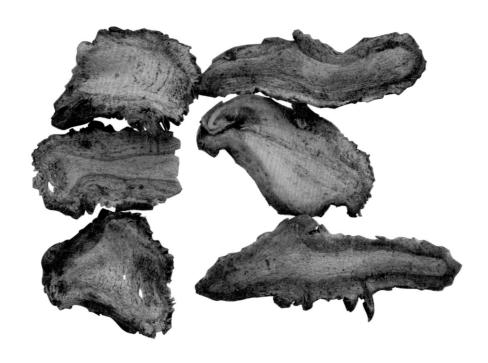

重齿毛当归 *Angelica pubescens* Maxim. f. *biserrata* Shan et Yuan 的根（独活，饮片）

当 药

Dangyao
SWERTIAE HERBA

本品为龙胆科植物瘤毛獐牙菜 *Swertia pseudochinensis* Hara 的干燥全草。

产　地

产于河北、内蒙古、宁夏、陕西、山东、山西。

采收加工

夏、秋二季采收，除去杂质，晒干。

药材性状

本品长 10~40cm。根呈长圆锥形，长 2~7cm，表面黄色或黄褐色，断面类白色。茎方柱形，常具狭翅，多分枝，直径 1~2.5mm；表面黄绿色或黄棕色带紫色，节处略膨大；质脆，易折断，断面中空。叶对生，无柄；叶片多皱缩或破碎，完整者展平后呈条状披针形，长 2~4cm，宽 0.3~0.9cm，先端渐尖，基部狭，全缘。圆锥状聚伞花序顶生或腋生。花萼 5 深裂，裂片线形。花冠淡蓝紫色或暗黄色，5 深裂，裂片内侧基部有 2 腺体，腺体周围有长毛。蒴果椭圆形。气微，味苦。

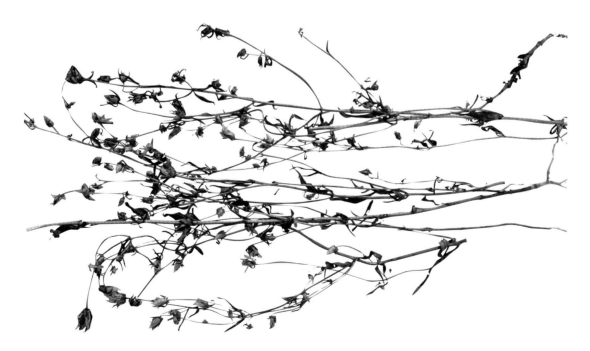

1cm

当药

炮制规范

除去杂质，喷淋清水，稍润，切段，干燥。

饮片性状

本品为不规则的段。根呈类圆柱形；表面黄色或黄褐色。茎方柱形，常具狭翅，有的可见分枝；表面黄绿色或黄棕色带紫色，节处略膨大，切面中空。叶片与花多破碎，花冠裂片内侧基部有 2 腺体，腺体周围有长毛。蒴果椭圆形。气微，味苦。

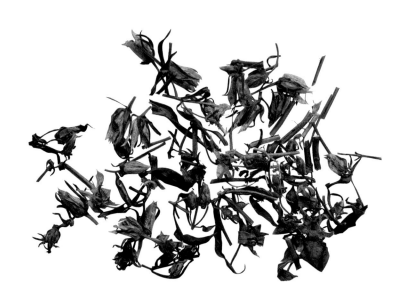

当药

性味功效

苦，寒。清湿热，健胃。用于湿热黄疸，胁痛，痢疾腹痛，食欲不振。

用量用法

6~12g，儿童酌减。

肉苁蓉

Roucongrong
CISTANCHES HERBA

本品为列当科植物肉苁蓉 *Cistanche deserticola* Y. C. Ma 或管花肉苁蓉 *Cistanche tubulosa* (Schenk) Wight 的干燥带鳞叶的肉质茎。

产　地

肉苁蓉　主产于内蒙古阿拉善左旗、阿拉善右旗、乌兰察布、河套，新疆戈壁滩、奇台、阿勒泰，甘肃张掖、永昌，青海共和、兴海等地。以内蒙古阿拉善左旗、阿拉善右旗、乌兰察布、河套，新疆戈壁滩、奇台、阿勒泰，甘肃张掖、永昌为道地产区。

管花肉苁蓉　产于新疆南部。

采收加工

春季苗刚出土时或秋季冻土之前采挖，除去茎尖。切段，晒干。

药材性状

肉苁蓉　本品呈扁圆柱形，稍弯曲，长 3~15cm，直径 2~8cm。表面棕褐色或灰棕色，密被覆瓦状排列的肉质鳞叶，通常鳞叶先端已断。体重，质硬，微有柔性，不易折断，断面棕褐色，有淡棕色点状维管束，排列成波状环纹。气微，味甜、微苦。

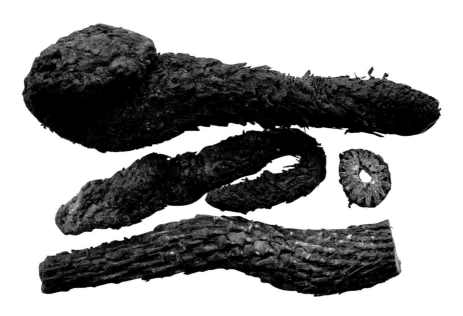

1cm

肉苁蓉（肉苁蓉）

　　管花肉苁蓉　本品呈类纺锤形、扁纺锤形或扁柱形，稍弯曲，长5~25cm，直径2.5~9cm。表面棕褐色至黑褐色。断面颗粒状，灰棕色至灰褐色，散生点状维管束。

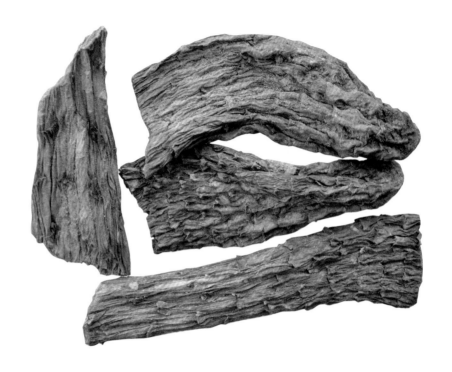

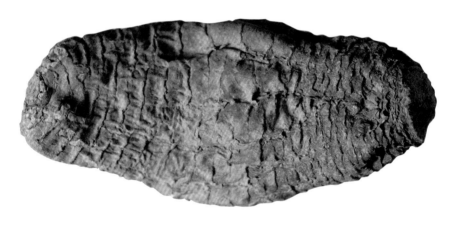

1cm

肉苁蓉（管花肉苁蓉）

炮制规范

　　肉苁蓉片　除去杂质，洗净，润透，切厚片，干燥。

　　酒苁蓉　取净肉苁蓉片，加酒拌匀，置适宜的容器内，加热炖或蒸至酒吸尽。每100kg肉苁蓉片，用黄酒30kg。

饮片性状

肉苁蓉片　本品呈不规则形的厚片。表面棕褐色或灰棕色。有的可见肉质鳞叶。切面有淡棕色或棕黄色点状维管束，排列成波状环纹。气微，味甜、微苦。

管花肉苁蓉片　本品切面散生点状维管束。

酒苁蓉　本品形如肉苁蓉片。表面黑棕色，切面点状维管束，排列成波状环纹。质柔润，略有酒香气，味甜、微苦。

酒管花肉苁蓉　本品切面散生点状维管束。

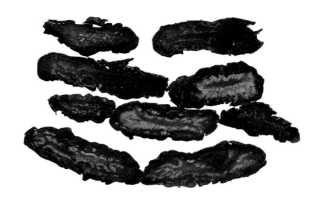

肉苁蓉片

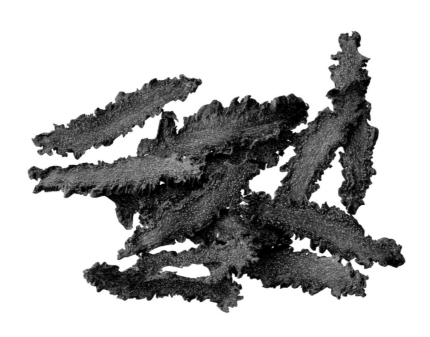

管花肉苁蓉片

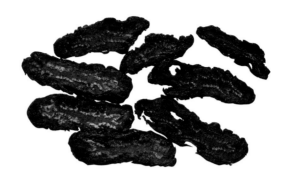

酒苁蓉

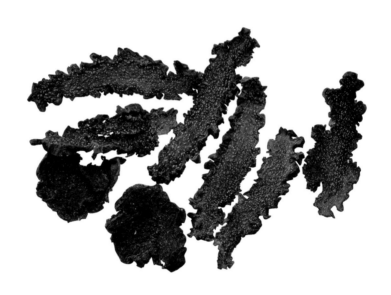

酒管花肉苁蓉

性味功效

甘、咸，温。补肾阳，益精血，润肠通便。用于肾阳不足，精血亏虚，阳痿不孕，腰膝酸软，筋骨无力，肠燥便秘。

用量用法

6~10g。

肉豆蔻

Roudoukou
MYRISTICAE SEMEN

本品为肉豆蔻科植物肉豆蔻 *Myristica fragrans* Houtt. 的干燥种仁。

产 地

主产于马来西亚、印度、印度尼西亚、巴西等国。我国的海南、广西、云南等地有引种栽培。

药材性状

本品呈卵圆形或椭圆形, 长 2~3cm, 直径 1.5~2.5cm。表面灰棕色或灰黄色, 有时外被白粉(石灰粉末)。全体有浅色纵行沟纹和不规则网状沟纹。种脐位于宽端, 呈浅色圆形突起, 合点呈暗凹陷。种脊呈纵沟状, 连接两端。质坚, 断面显棕黄色相杂的大理石花纹, 宽端可见干燥皱缩的胚, 富油性。气香浓烈, 味辛。

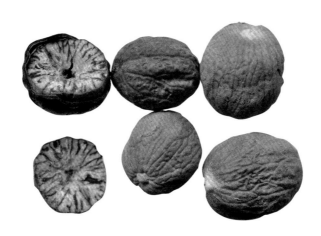

肉豆蔻

炮制规范

肉豆蔻　除去杂质, 洗净, 干燥。

麸煨肉豆蔻　取净肉豆蔻, 加入麸皮, 麸煨温度 150~160℃, 约 15 分钟, 至麸皮呈焦黄色, 肉豆蔻呈棕褐色, 表面有裂隙时, 取出, 筛去麸皮, 放凉。用时捣碎。每 100kg 肉豆蔻, 用麸皮 40kg。

饮片性状

肉豆蔻　同药材。

麸煨肉豆蔻　本品形如肉豆蔻, 表面为棕褐色, 有裂隙。气香, 味辛。

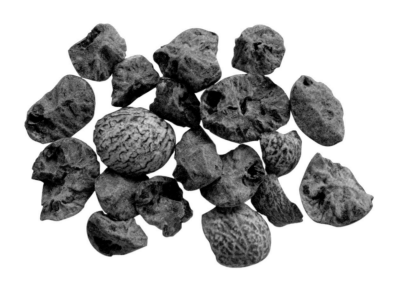

麸煨肉豆蔻

性味功效

辛，温。温中行气，涩肠止泻。用于脾胃虚寒，久泻不止，脘腹胀痛，食少呕吐。

用量用法

3~10g。

对比鉴别

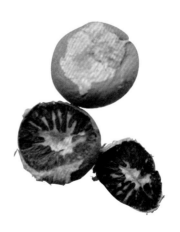

槟榔 *Areca catechu* L. 的种仁（槟榔）

肉 桂

Rougui
CINNAMOMI CORTEX

本品为樟科植物肉桂 *Cinnamomum cassia* Presl 的干燥树皮。

产 地

主产于广西、广东。以广西玉林、钦州、梧州、平南、防城港、宁明，广东肇庆、湛江为道地产区。

采收加工

多于秋季剥取，阴干。

药材性状

本品呈槽状或卷筒状，长 30~40cm，宽或直径 3~10cm，厚 0.2~0.8cm。外表面灰棕色，稍粗糙，有不规则的细皱纹和横向突起的皮孔，有的可见灰白色的斑纹；内表面红棕色，略平坦，有细纵纹，划之显油痕。质硬而脆，易折断，断面不平坦，外层棕色而较粗糙，内层红棕色而油润，两层间有 1 条黄棕色的线纹。气香浓烈，味甜、辣。

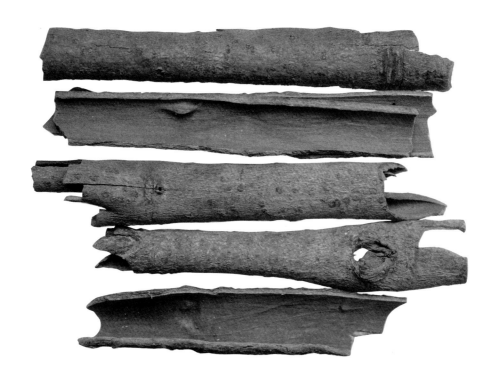

肉桂

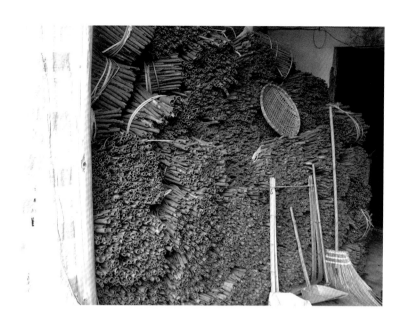

商品肉桂

炮制规范

除去杂质及粗皮。用时捣碎。

饮片性状

同药材。

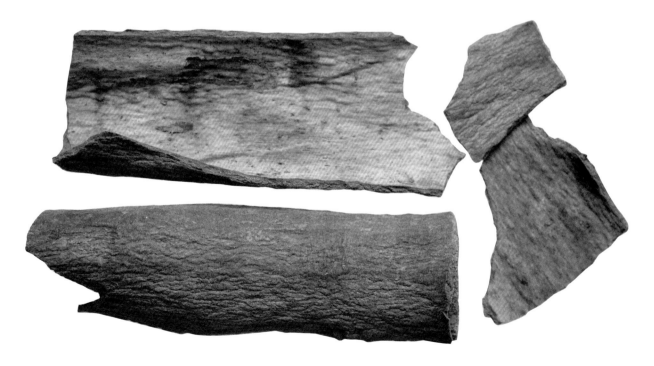

肉桂

性味功效

辛、甘，大热。补火助阳，引火归元，散寒止痛，温通经脉。用于阳痿宫冷，腰膝冷痛，肾虚作喘，虚阳上浮，眩晕目赤，心腹冷痛，虚寒吐泻，寒疝腹痛，痛经经闭。

用量用法

1~5g。有出血倾向者及孕妇慎用；不宜与赤石脂同用。

朱砂根

Zhushagen
ARDISIAE CRENATAE RADIX

本品为紫金牛科植物朱砂根 *Ardisia crenata* Sims 的干燥根。

产　地

产于长江以南各地。

采收加工

秋、冬二季采挖，洗净，晒干。

药材性状

本品根簇生于略膨大的根茎上，呈圆柱形，略弯曲，长 5~30cm，直径 0.2~1cm。表面灰棕色或棕褐色，可见多数纵皱纹，有横向或环状断裂痕，皮部与木部易分离。质硬而脆，易折断，断面不平坦，皮部厚，占断面的 1/3~1/2，类白色或粉红色，外侧有紫红色斑点散在，习称"朱砂点"；木部黄白色，不平坦。气微，味微苦，有刺舌感。

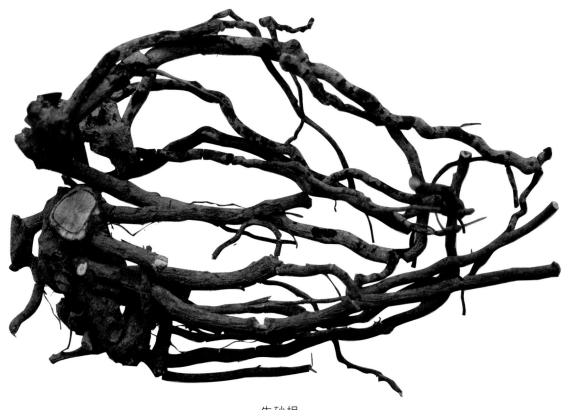

朱砂根

炮制规范

除去杂质，洗净，润透，切段，干燥。

饮片性状

本品呈不规则的段。外表皮灰棕色或棕褐色，可见纵皱纹，有横向或环状断裂痕，皮部与木部易分离。切面皮部厚，占 1/3~1/2，类白色或粉红色，外侧有紫色斑点散在；木部黄白色，不平坦。气微，味微苦，有刺舌感。

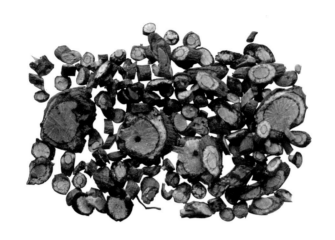

朱砂根

性味功效

微苦、辛，平。解毒消肿，活血止痛，祛风除湿。用于咽喉肿痛，风湿痹痛，跌打损伤。

用量用法

3~9g。

竹节参

Zhujieshen
PANACIS JAPONICI RHIZOMA

本品为五加科植物竹节参 *Panax japonicus* C. A. Mey. 的干燥根茎。

产　　地

主产于云南、四川、贵州。

采收加工

秋季采挖，除去主根和外皮，干燥。

药材性状

本品略呈圆柱形，稍弯曲，有的具肉质侧根。长 5~22cm，直径 0.8~2.5cm。表面黄色或黄褐色，粗糙，有致密的纵皱纹及根痕。节明显，节间长 0.8~2cm，每节有一凹陷的茎痕。质硬，断面黄白色至淡黄棕色，黄色点状维管束排列成环。气微，味苦、后微甜。

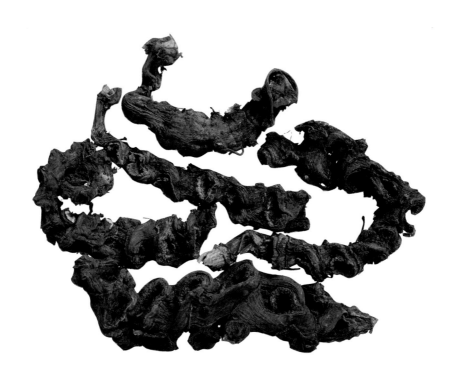

竹节参

炮制规范

用时捣碎。

饮片性状

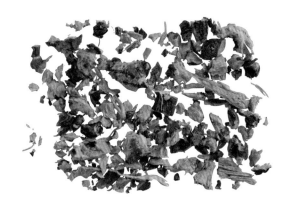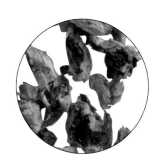

竹节参（碎片）

性味功效

甘、微苦，温。散瘀止血，消肿止痛，祛痰止咳，补虚强壮。用于劳嗽咯血，跌扑损伤，咳嗽痰多，病后虚弱。

用量用法

6~9g。

竹 茹

Zhuru

BAMBUSAE CAULIS IN TAENIAS

本品为禾本科植物青秆竹 *Bambusa tuldoides* Munro、大头典竹 *Sinocalamus beecheyanus* (Munro) McClure var. *pubescens* P. F. Li 或淡竹 *Phyllostachys nigra* (Lodd.) Munro var. *henonis* (Mitf.) Stapf ex Rendle 的茎秆的干燥中间层。

产 地

青秆竹 主产于广东、广西。

大头典竹 主产于广东、广西。

淡竹 主产于河南、山东、安徽、湖北、四川、江苏。

采收加工

全年均可采制，取新鲜茎，除去外皮，将稍带绿色的中间层刮成丝条，或削成薄片，捆扎成束，阴干。前者称"散竹茹"，后者称"齐竹茹"。

药材性状

本品为卷曲成团的不规则丝条或呈长条形薄片状。宽窄厚薄不等，浅绿色、黄绿色或黄白色。纤维性，体轻松，质柔韧，有弹性。气微，味淡。

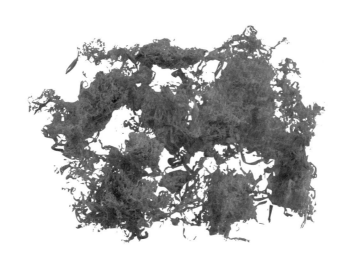

散竹茹（青秆竹）

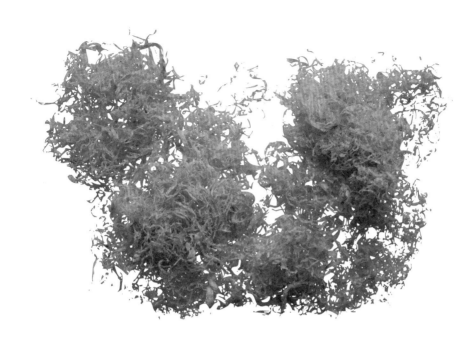

散竹茹（大头典竹）

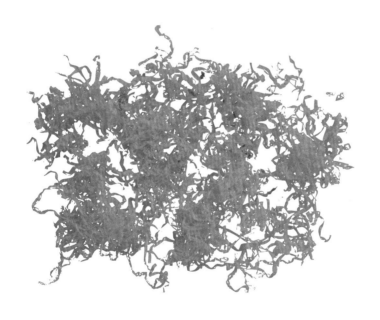

散竹茹（淡竹）

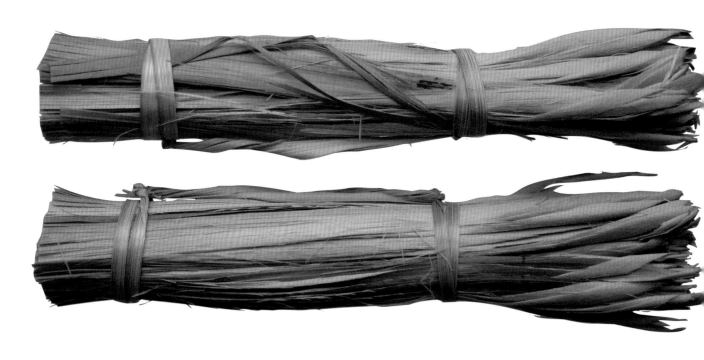

齐竹茹（淡竹）

炮制规范

竹茹　除去杂质，切段或揉成小团。

姜竹茹　先将生姜洗净，捣烂，加水适量，压榨取汁，姜渣再加水适量重复压榨一次，合并汁液，即为"姜汁"。如用干姜，捣碎后加水煎煮二次，合并煎液，滤过，取滤液。取净竹茹，加姜汁拌匀，置锅内，用文火炒至黄色时，取出，晾干。每100kg竹茹，用生姜10kg或干姜3kg。

饮片性状

竹茹　同药材。

姜竹茹　本品形如竹茹，表面黄色。微有姜香气。

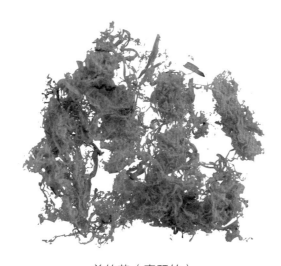

姜竹茹（青秆竹）

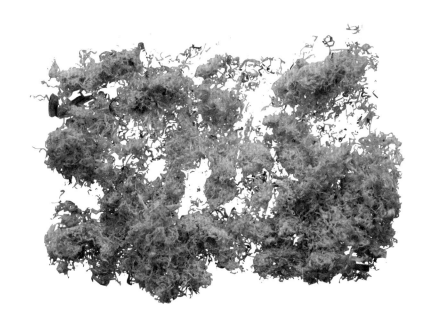

姜竹茹（大头典竹）

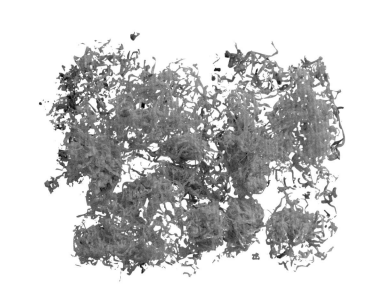

姜竹茹（淡竹）

性味功效

甘，微寒。清热化痰，除烦，止呕。用于痰热咳嗽，胆火挟痰，惊悸不宁，心烦失眠，中风痰迷，舌强不语，胃热呕吐，妊娠恶阻，胎动不安。

用量用法

5~10g。

延胡索（元胡）

Yanhusuo
CORYDALIS RHIZOMA

本品为罂粟科植物延胡索 *Corydalis yanhusuo* W. T. Wang 的干燥块茎。

产　地

主产于浙江东阳、磐安、永康、缙云，江苏南通，安徽宣城，陕西汉中。以浙江东阳、磐安为道地产区。

采收加工

夏初茎叶枯萎时采挖，除去须根，洗净，置沸水中煮或蒸至恰无白心时，取出，晒干。

药材性状

本品呈不规则的扁球形，直径 0.5~1.5cm。表面黄色或黄褐色，有不规则网状皱纹。顶端有略凹陷的茎痕，底部常有疙瘩状突起。质硬而脆，断面黄色，角质样，有蜡样光泽。气微，味苦。

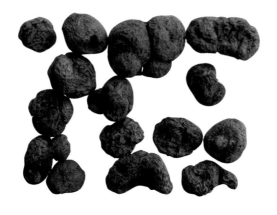

延胡索

炮制规范

延胡索　除去杂质，洗净，干燥，切厚片或用时捣碎。

醋延胡索　取净延胡索，加醋拌匀，闷透，置锅内，炒干，或煮至醋吸尽，切厚片或用时捣碎。

饮片性状

延胡索　本品呈不规则的圆形厚片。外表皮黄色或黄褐色，有不规则细皱纹。切面或断面黄色，角质样，具蜡样光泽。气微，味苦。

醋延胡索　本品形如延胡索或片，表面和切面黄褐色，质较硬。微具醋香气。

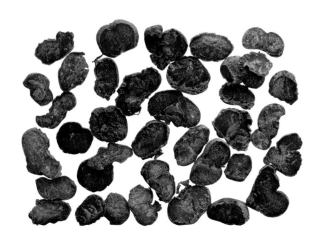

延胡索

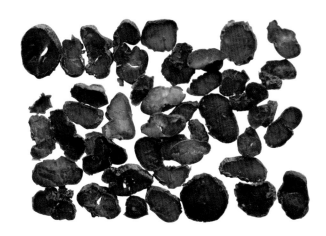

醋延胡索

性味功效

辛、苦，温。活血，行气，止痛。用于胸胁、脘腹疼痛，胸痹心痛，经闭痛经，产后瘀阻，跌扑肿痛。

用量用法

3~10g；研末吞服，一次 1.5~3g。

对比鉴别

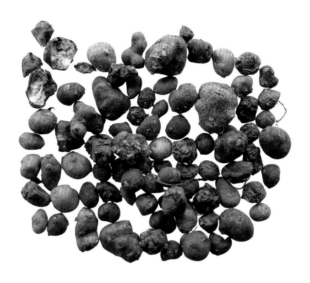

伏生紫堇 *Corydalis decumbens* (Thunb.) Pers. 的块茎（夏天无）

华山参

Huashanshen
PHYSOCHLAINAE RADIX

本品为茄科植物漏斗泡囊草 *Physochlaina infundibularis* Kuang 的干燥根。

产　地

主产于陕西太白、鄠邑、潼关、华州，河南嵩县、灵宝、栾川。

采收加工

春季采挖，除去须根，洗净，晒干。

药材性状

本品呈长圆锥形或圆柱形，略弯曲，有的有分枝，长 10~20cm，直径 1~2.5cm。表面棕褐色，有黄白色横长皮孔样突起、须根痕及纵皱纹，上部有环纹。顶端常有 1 至数个根茎，其上有茎痕和疣状突起。质硬，断面类白色或黄白色，皮部狭窄，木部宽广，可见细密的放射状纹理。具烟草气，味微苦，稍麻舌。

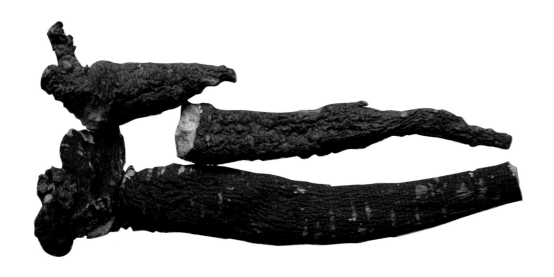

华山参

炮制规范

用时捣碎。

饮片性状

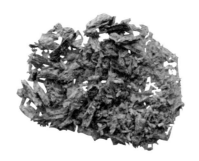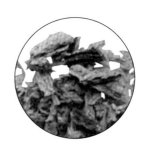

华山参（碎片）

性味功效

甘、微苦，温；有毒。温肺祛痰，平喘止咳，安神镇惊。用于寒痰喘咳，惊悸失眠。

用量用法

0.1~0.2g。不宜多服，以免中毒；青光眼患者禁服；孕妇及前列腺重度肥大者慎用。

伊贝母

Yibeimu
FRITILLARIAE PALLIDIFLORAE BULBUS

本品为百合科植物新疆贝母 *Fritillaria walujewii* Regel 或伊犁贝母 *Fritillaria pallidiflora* Schrenk 的干燥鳞茎。

产　　地

新疆贝母　主产于新疆天山地区。

伊犁贝母　主产于新疆西北部伊宁、绥定、霍城一带。

采收加工

5~7 月间采挖，除去泥沙，晒干，再去须根和外皮。

药材性状

新疆贝母　本品呈扁球形，高 0.5~1.5cm。表面类白色，光滑。外层鳞叶 2 瓣，月牙形，肥厚，大小相近而紧靠。顶端平展而开裂，基部圆钝，内有较大的鳞片和残茎、心芽各 1 枚。质硬而脆，断面白色，富粉性。气微，味微苦。

伊犁贝母　本品呈圆锥形，较大。表面稍粗糙，淡黄白色。外层鳞叶两瓣，心脏形，肥大，一片较大或近等大，抱合。顶端稍尖，少有开裂，基部微凹陷。

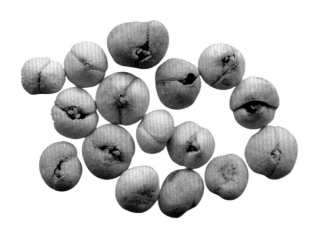

伊贝母（新疆贝母）

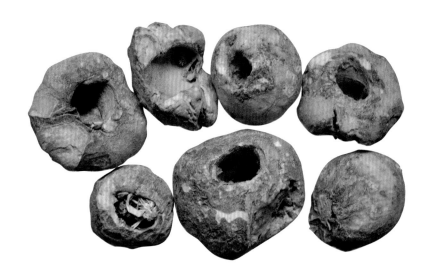

伊贝母（伊犁贝母）

苦、甘，微寒。清热润肺，化痰止咳。用于肺热燥咳，干咳少痰，阴虚劳嗽，咳痰带血。

3~9g。不宜与川乌、制川乌、草乌、制草乌、附子同用。

对比鉴别

参见"川贝母"项。

血 竭

Xuejie
DRACONIS SANGUIS

本品为棕榈科植物麒麟竭 *Daemonorops draco* Bl. 果实渗出的树脂经加工制成。

产 地

主产于印度尼西亚的加里曼丹、苏门答腊，以及马来西亚等地。

药材性状

本品略呈类圆四方形或方砖形，表面暗红，有光泽，附有因摩擦而成的红粉。质硬而脆，破碎面红色，研粉为砖红色。气微，味淡。在水中不溶，在热水中软化。

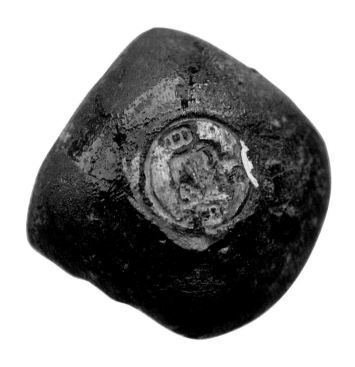

血竭

炮制规范

除去杂质，打成碎粒或研成细末。

饮片性状

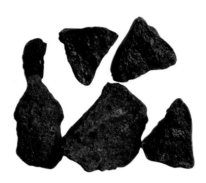

血竭

性味功效

甘、咸，平。活血定痛，化瘀止血，生肌敛疮。用于跌打损伤，心腹瘀痛，外伤出血，疮疡不敛。

用量用法

研末，1~2g，或入丸剂。外用研末撒或入膏药用。

合欢皮

Hehuanpi

ALBIZIAE CORTEX

本品为豆科植物合欢 *Albizia julibrissin* Durazz. 的干燥树皮。

产　地

主产于湖北孝感，江苏无锡、苏州，浙江兰溪、长兴，安徽宣城等地，以湖北产量最大。

采收加工

夏、秋二季剥取，晒干。

药材性状

本品呈卷曲筒状或半筒状，长 40~80cm，厚 0.1~0.3cm。外表面灰棕色至灰褐色，稍有纵皱纹，有的成浅裂纹，密生明显的椭圆形横向皮孔，棕色或棕红色，偶有突起的横棱或较大的圆形枝痕，常附有地衣斑；内表面淡黄棕色或黄白色，平滑，有细密纵纹。质硬而脆，易折断，断面呈纤维性片状，淡黄棕色或黄白色。气微香，味淡、微涩、稍刺舌，而后喉头有不适感。

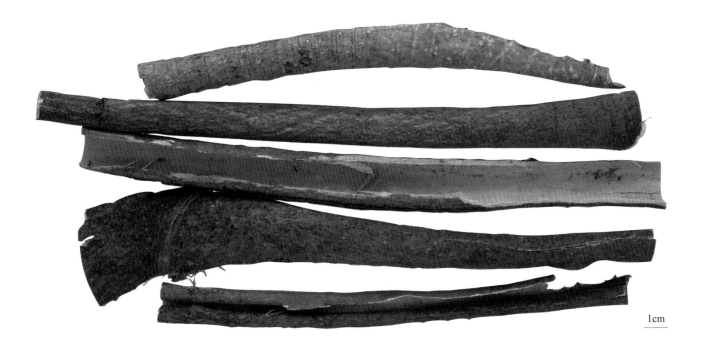

1cm

合欢皮

炮制规范

除去杂质，洗净，润透，切丝或块，干燥。

饮片性状

本品呈弯曲的丝或块片状。外表面灰棕色至灰褐色，稍有纵皱纹，密生明显的椭圆形横向皮孔，棕色或棕红色。内表面淡黄棕色或黄白色，平滑，有细密纵纹。切面呈纤维性片状，淡黄棕色或黄白色。气微香，味淡、微涩、稍刺舌，而后喉头有不适感。

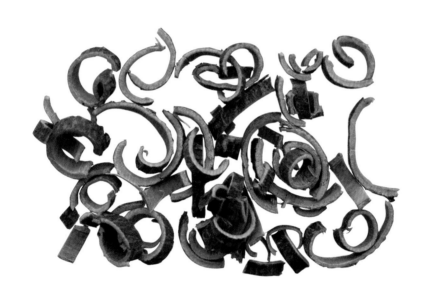

合欢皮

性味功效

甘，平。解郁安神，活血消肿。用于心神不安，忧郁失眠，肺痈，疮肿，跌扑伤痛。

用量用法

6~12g。外用适量，研末调敷。

对比鉴别

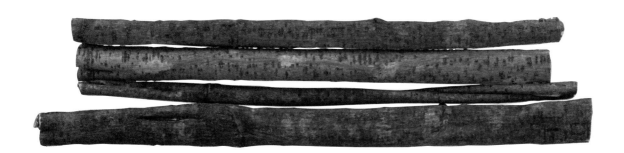

山合欢（山槐）*Albizia kalkora* (Roxb.) Prain 的树皮

合欢花

Hehuanhua
ALBIZIAE FLOS

本品为豆科植物合欢 *Albizia julibrissin* Durazz. 的干燥花序或花蕾。

产　地

主产于湖北孝感，江苏无锡、苏州，浙江兰溪、长兴，安徽宣城等地，以湖北产量最大。

采收加工

夏季花开放时择晴天采收或花蕾形成时采收，及时晒干。前者习称"合欢花"，后者习称"合欢米"。

药材性状

合欢花　本品头状花序，皱缩成团。总花梗长3~4cm，有时与花序脱离，黄绿色，有纵纹，被稀疏毛茸。花全体密被毛茸，细长而弯曲，长0.7~1cm，淡黄色或黄褐色，无花梗或几无花梗。花萼筒状，先端有5小齿；花冠筒长约为萼筒的2倍，先端5裂，裂片披针形；雄蕊多数，花丝细长，黄棕色至黄褐色，下部合生，上部分离，伸出花冠筒外。气微香，味淡。

合欢米　本品呈棒槌状，长2~6mm，膨大部分直径为2mm，淡黄色至黄褐色，全体被毛茸，花梗极短或无。花萼筒状，先端有5小齿；花冠未开放；雄蕊多数，细长并弯曲，基部连合，包于花冠内。气微香，味淡。

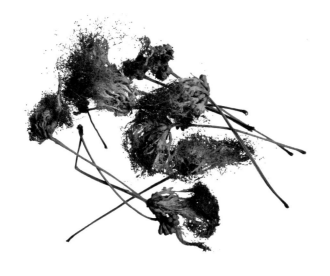
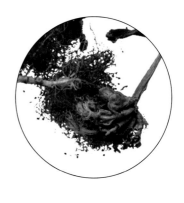

合欢花

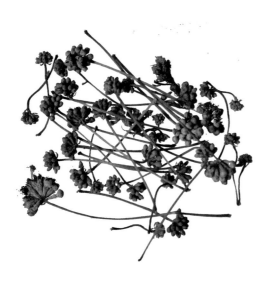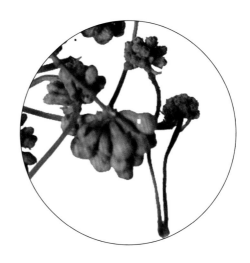

合欢米

性味功效

甘，平。解郁安神。用于心神不安，忧郁失眠。

用量用法

5~10g。

决明子

Juemingzi
CASSIAE SEMEN

本品为豆科植物钝叶决明 *Cassia obtusifolia* L. 或决明（小决明）*Cassia tora* L. 的干燥成熟种子。

产　地

决明　主产于江苏、安徽、四川。

小决明　主产于广西、云南。

采收加工

秋季采收成熟果实，晒干，打下种子，除去杂质。

药材性状

决明　本品略呈菱方形或短圆柱形，两端平行倾斜，长 3~7mm，宽 2~4mm。表面绿棕色或暗棕色，平滑有光泽。一端较平坦，另端斜尖，背腹面各有 1 条突起的棱线，棱线两侧各有 1 条斜向对称而色较浅的线形凹纹。质坚硬，不易破碎。种皮薄，子叶 2，黄色，呈"S"形折曲并重叠。气微，味微苦。

小决明　本品呈短圆柱形，较小，长 3~5mm，宽 2~3mm。表面棱线两侧各有 1 片宽广的浅黄棕色带。

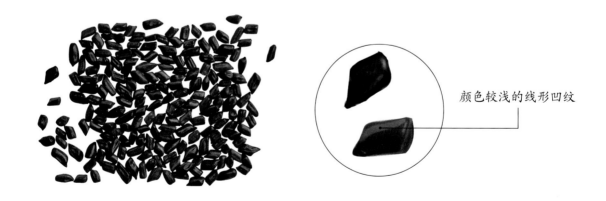

颜色较浅的线形凹纹

决明子（钝叶决明）

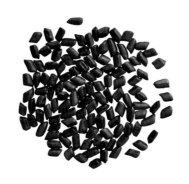
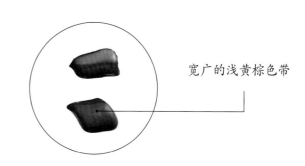

宽广的浅黄棕色带

决明子（小决明）

炮制规范

决明子　除去杂质，洗净，干燥。用时捣碎。

炒决明子　取净决明子置热锅中，用文火炒至微鼓起、有香气时，取出，放凉。用时捣碎。

饮片性状

决明子　同药材。

炒决明子　本品形如决明子，微鼓起，表面绿褐色或暗棕色，偶见焦斑。微有香气。

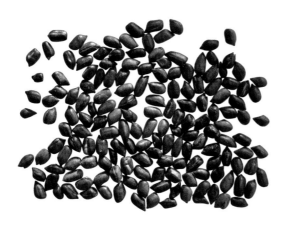
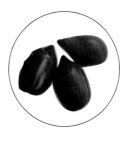

炒决明子（钝叶决明）

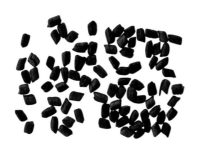
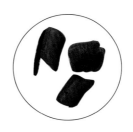

炒决明子（小决明）

性味功效

甘、苦、咸，微寒。清热明目，润肠通便。用于目赤涩痛，羞明多泪，头痛眩晕，目暗不明，大便秘结。

用量用法

9~15g。

对比鉴别

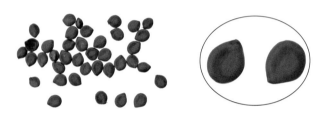

望江南 *Cassia occidentalis* L. 的种子

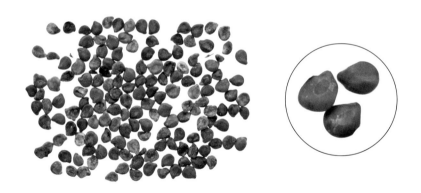

槐叶决明 *Cassia sophora* L. 的种子

关黄柏

Guanhuangbo
PHELLODENDRI AMURENSIS CORTEX

本品为芸香科植物黄檗 *Phellodendron amurense* Rupr. 的干燥树皮。

产　　地

主产于辽宁盖州、岫岩、海城，吉林敦化、通化、桦甸，河北张北、蔚县、承德，以辽宁产量大。

采收加工

剥取树皮，除去粗皮，晒干。

药材性状

本品呈板片状或浅槽状，长宽不一，厚2~4mm。外表面黄绿色或淡棕黄色，较平坦，有不规则的纵裂纹，皮孔痕小而少见，偶有灰白色的粗皮残留；内表面黄色或黄棕色。体轻，质较硬，断面纤维性，有的呈裂片状分层，鲜黄色或黄绿色。气微，味极苦，嚼之有黏性。

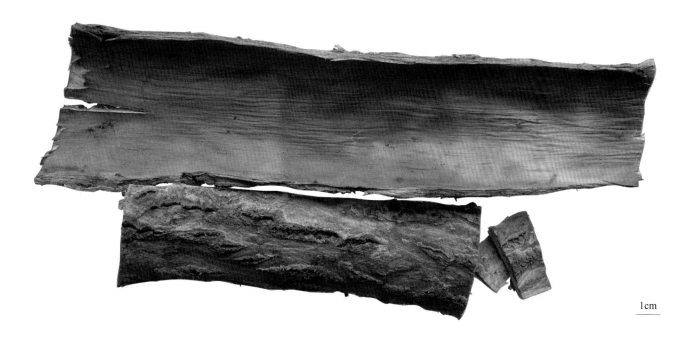

1cm

关黄柏

炮制规范

关黄柏　除去杂质，喷淋清水，润透，切丝，干燥。

盐关黄柏　取净关黄柏丝，加盐水拌匀，闷透，置锅内，以文火加热炒干，取出，放凉。每100kg关黄柏，用食盐2kg。

关黄柏炭　取净关黄柏丝，置热锅内，用武火炒至表面焦黑色时，喷淋清水少许，熄灭火星，取出，放凉。

饮片性状

关黄柏　本品呈丝状。外表面黄绿色或淡棕黄色，较平坦。内表面黄色或黄棕色。切面鲜黄色或黄绿色，有的呈片状分层。气微，味极苦。

盐关黄柏　本品形如关黄柏丝，深黄色，偶有焦斑。略具咸味。

关黄柏炭　本品形如关黄柏丝，表面焦黑色，断面焦褐色。质轻而脆。味微苦、涩。

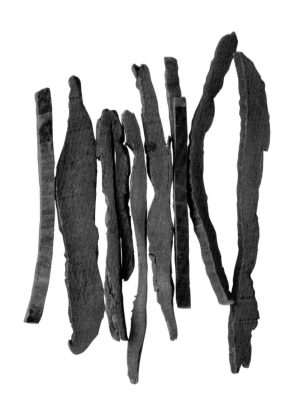

关黄柏

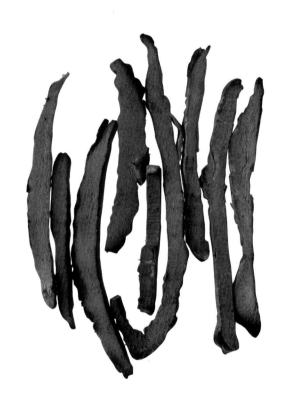

盐关黄柏

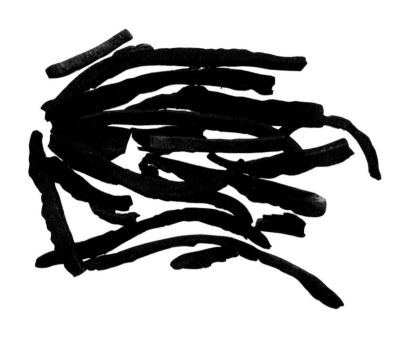

关黄柏炭

性味功效

关黄柏 苦，寒。清热燥湿，泻火除蒸，解毒疗疮。用于湿热泻痢，黄疸尿赤，带下阴痒，热淋涩痛，脚气痿躄，骨蒸劳热，盗汗，遗精，疮疡肿毒，湿疹湿疮。

盐关黄柏 滋阴降火。用于阴虚火旺，盗汗骨蒸。

用量用法

3~12g。外用适量。

对比鉴别

参见"黄柏"项。

灯心草

Dengxincao
JUNCI MEDULLA

本品为灯心草科植物灯心草 *Juncus effusus* L. 的干燥茎髓。

产　地

主产于江苏苏州郊区、吴中、相城，四川武胜，云南陆良、富民、师宗、鲁甸等地，以苏州产量最大。

采收加工

夏末至秋季割取茎，晒干，取出茎髓，理直，扎成小把。

药材性状

本品呈细圆柱形，长达 90cm，直径 0.1~0.3cm。表面白色或淡黄白色，有细纵纹。体轻，质软，略有弹性，易拉断，断面白色。气微，味淡。

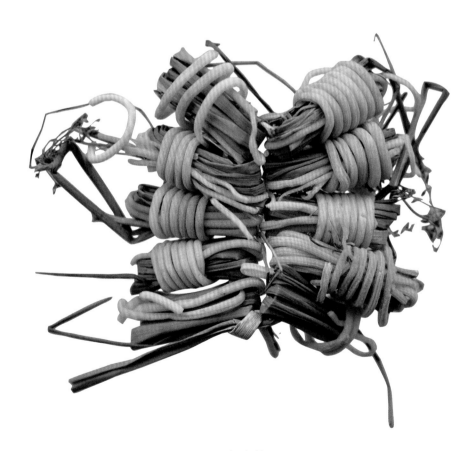

灯心草

炮制规范

灯心草　除去杂质，剪段。

灯心炭　取净灯心草，置煅锅内，密封，焖煅至透，放凉，取出。

饮片性状

灯心草　本品形如药材，呈段状，长 2~5cm。体轻，质软，断面白色。气微，味淡。

灯心炭　本品呈细圆柱形的段。表面黑色。体轻，质松脆，易碎。气微，味微涩。

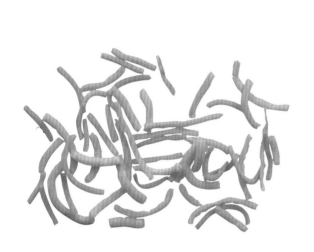

灯心草

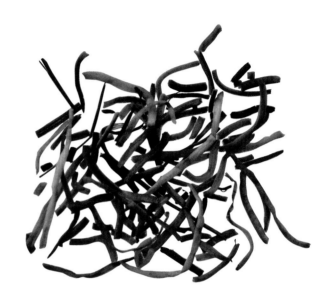

灯心炭

性味功效

甘、淡，微寒。清心火，利小便。用于心烦失眠，尿少涩痛，口舌生疮。

用量用法

1~3g。

灯盏细辛（灯盏花）

Dengzhanxixin
ERIGERONTIS HERBA

本品为菊科植物短葶飞蓬 *Erigeron breviscapus* (Vant.) Hand.-Mazz. 的干燥全草。

产　地

主产于云南。

采收加工

夏、秋二季采挖，除去杂质，晒干。

药材性状

本品长 15~25cm。根茎长 1~3cm，直径 0.2~0.5cm；表面凹凸不平，着生多数圆柱形细根，直径约 0.1cm，淡褐色至黄褐色。茎圆柱形，长 14~22cm，直径 0.1~0.2cm；黄绿色至淡棕色，具细纵棱线，被白色短柔毛；质脆，断面黄白色，有髓或中空。基生叶皱缩、破碎，完整者展平后呈倒卵状披针形、匙形、阔披针形或阔倒卵形，长 1.5~9cm，宽 0.5~1.3cm；黄绿色，先端钝圆，有短尖，基部渐狭，全缘；茎生叶互生，披针形，基部抱茎。头状花序顶生。瘦果扁倒卵形。气微香，味微苦。

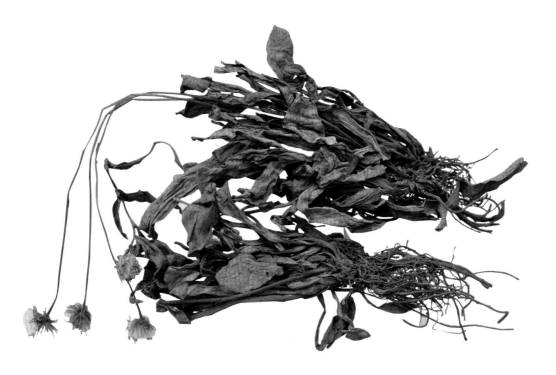

1cm

灯盏细辛

性味功效

辛、微苦，温。活血通络止痛，祛风散寒。用于中风偏瘫，胸痹心痛，风湿痹痛，头痛，牙痛。

用量用法

9~15g，煎服或研末蒸鸡蛋服。外用适量。

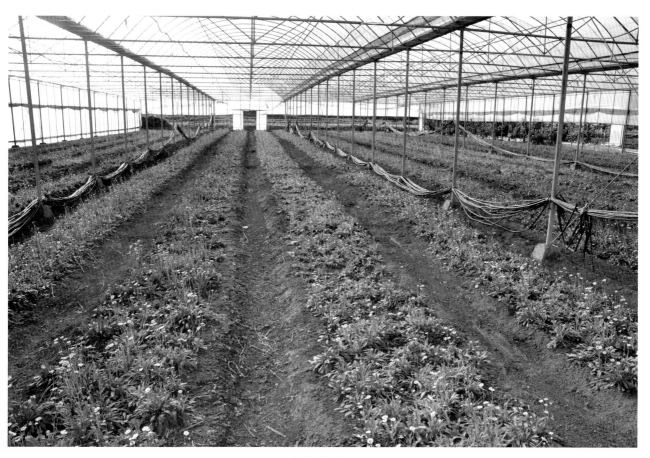

灯盏细辛种植园

安息香

Anxixiang

BENZOINUM

本品为安息香科植物白花树 *Styrax tonkinensis* (Pierre) Craib ex Hart. 的干燥树脂。

产　地

主产于广西、云南。

采收加工

树干经自然损伤或于夏、秋二季割裂树干，收集流出的树脂，阴干。

药材性状

本品为不规则的小块，稍扁平，常黏结成团块。表面橙黄色，具蜡样光泽（自然出脂）；或为不规则的圆柱状、扁平块状。表面灰白色至淡黄白色（人工割脂）。质脆，易碎，断面平坦，白色，放置后逐渐变为淡黄棕色至红棕色。加热则软化熔融。气芳香，味微辛，嚼之有沙粒感。

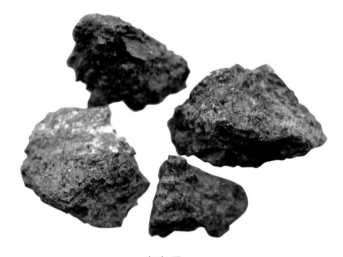

安息香

性味功效

辛、苦，平。开窍醒神，行气活血，止痛。用于中风痰厥，气郁暴厥，中恶昏迷，心腹疼痛，产后血晕，小儿惊风。

用量用法

0.6~1.5g，多入丸散用。

防 己

Fangji
STEPHANIAE TETRANDRAE RADIX

本品为防己科植物粉防己 *Stephania tetrandra* S. Moore 的干燥根。

产　地

主产于浙江临安、金华、衢州、建德，福建连江、尤溪，江西赣州，广东和平，安徽宣城。

采收加工

秋季采挖，洗净，除去粗皮，晒至半干，切段，个大者再纵切，干燥。

药材性状

本品呈不规则圆柱形、半圆柱形或块状，多弯曲，长 5~10cm，直径 1~5cm。表面淡灰黄色，在弯曲处常有深陷横沟而成结节状的瘤块样。体重，质坚实，断面平坦，灰白色，富粉性，有排列较稀疏的放射状纹理。气微，味苦。

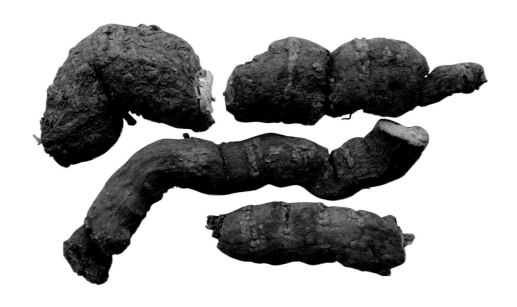

防己

炮制规范

除去杂质，稍浸，洗净，润透，切厚片，干燥。

饮片性状

本品呈类圆形或半圆形的厚片。外表皮淡灰黄色。切面灰白色，粉性，有稀疏的放射状纹理。气微，味苦。

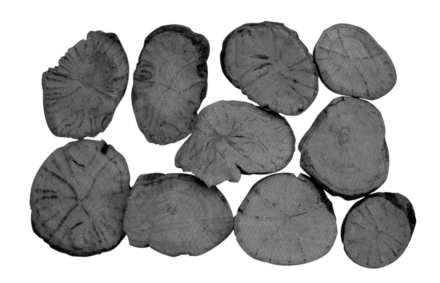

防己

性味功效

苦，寒。祛风止痛，利水消肿。用于风湿痹痛，水肿脚气，小便不利，湿疹疮毒。

用量用法

5~10g。

对比鉴别

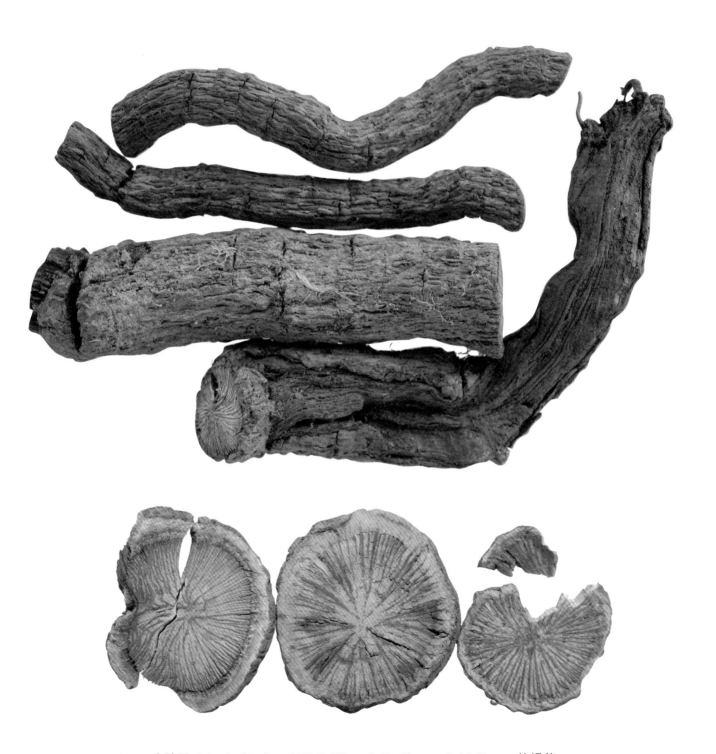

广防己 *Aristolochia fangchi* Y. C. Wu ex L. D. Chow et S. M. Hwang 的根茎

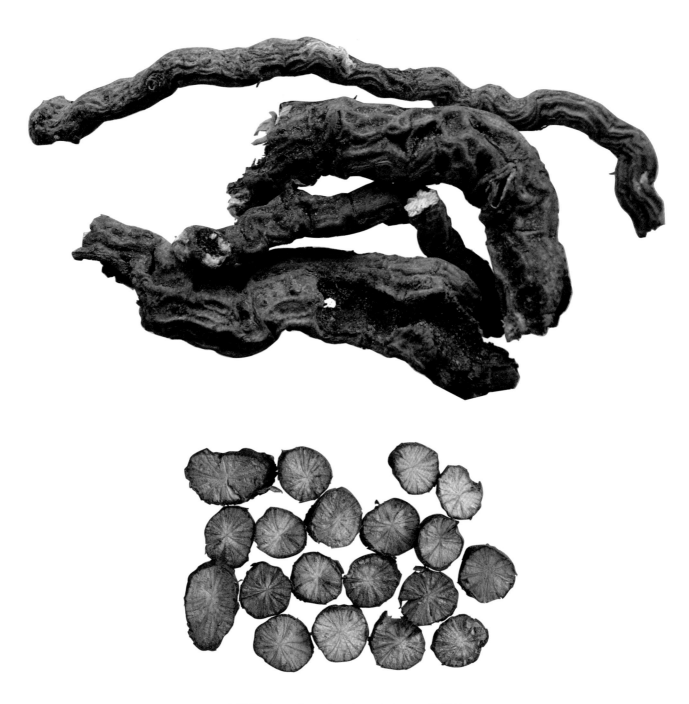

木防己 *Cocculus orbiculatus* (L.) DC. 的根茎

防风

Fangfeng
SAPOSHNIKOVIAE RADIX

本品为伞形科植物防风 *Saposhnikovia divaricata* (Turcz.) Schischk. 的干燥根。

产　地

主产于黑龙江安达、杜尔伯特、泰来、肇州、肇东、肇源，吉林洮南、镇赉，内蒙古赤峰，辽宁铁岭。以黑龙江安达、杜尔伯特、泰来、肇州、肇东、肇源为道地产区。

采收加工

春、秋二季采挖未抽花茎植株的根，除去须根和泥沙，晒干。

药材性状

本品呈长圆锥形或长圆柱形，下部渐细，有的略弯曲，长 15~30cm，直径 0.5~2cm。表面灰棕色或棕褐色，粗糙，有纵皱纹、多数横长皮孔样突起及点状的细根痕。根头部有明显密集的环纹，有的环纹上残存棕褐色毛状叶基。体轻，质松，易折断，断面不平坦，皮部棕黄色至棕色，有裂隙，木部黄色。气特异，味微甘。

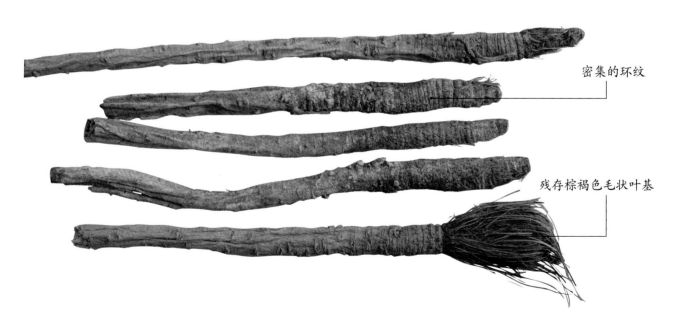

密集的环纹

残存棕褐色毛状叶基

防风

炮制规范

除去杂质，洗净，润透，切厚片，干燥。

饮片性状

本品为圆形或椭圆形的厚片。外表皮灰棕色或棕褐色，有纵皱纹、有的可见横长皮孔样突起、密集的环纹或残存的毛状叶基。切面皮部棕黄色至棕色，有裂隙，木部黄色，具放射状纹理。气特异，味微甘。

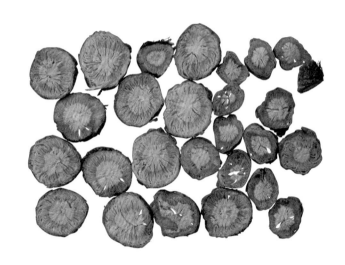

防风

性味功效

辛、甘，微温。祛风解表，胜湿止痛，止痉。用于感冒头痛，风湿痹痛，风疹瘙痒，破伤风。

用量用法

5~10g。

对比鉴别

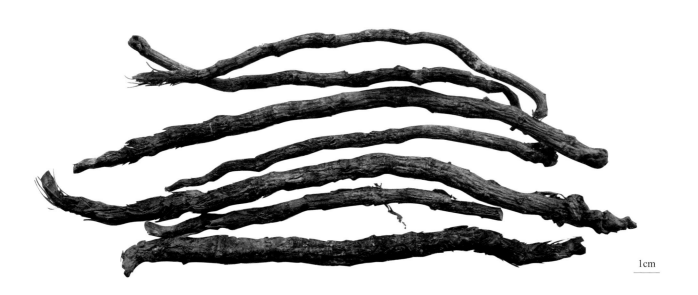

竹节前胡 *Peucedanum dielsianum* Fedde ex Wolff 的根（竹节防风）

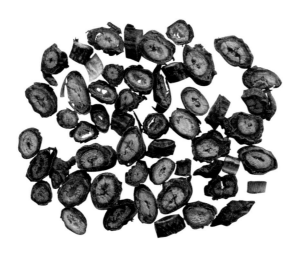

竹节前胡 *Peucedanum dielsianum* Fedde ex Wolff 的根（竹节防风，断片）

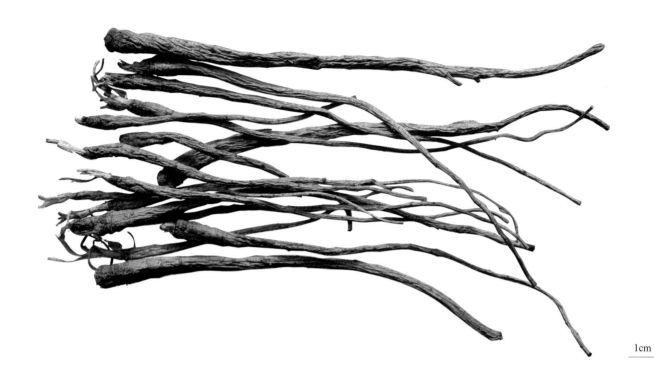

1cm

葛缕子 *Carum carvi* L. 的根（小防风）

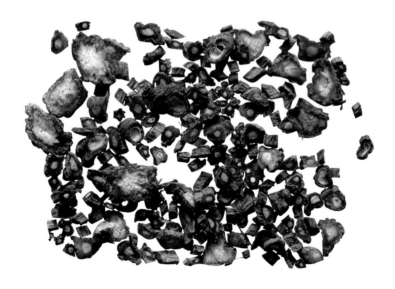

葛缕子 *Carum carvi* L. 的根（小防风，断片）

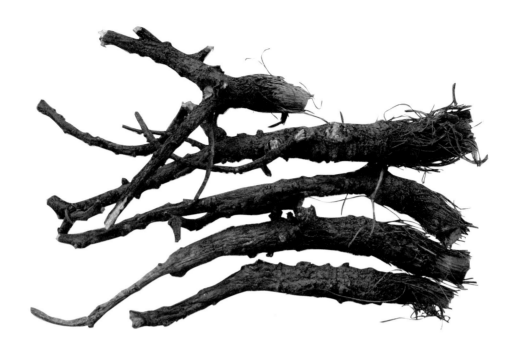

华中前胡 *Peucedanum medicum* Dunn 的根

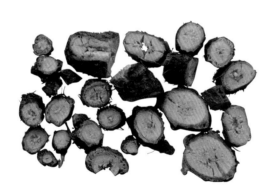

华中前胡 *Peucedanum medicum* Dunn 的根（断片）

附 注

　　近些年发展人工栽培防风 *Saposhnikovia divaricata* (Turcz.) Schischk.，其根的性状与传统上使用的野生防风存在明显的差异。

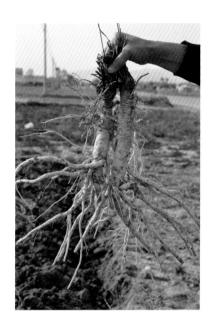
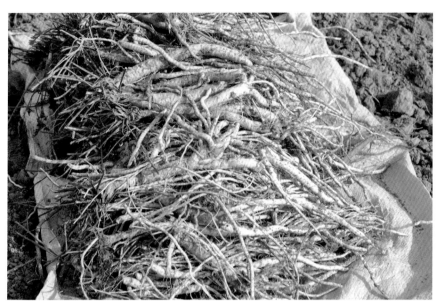

栽培防风的新鲜根

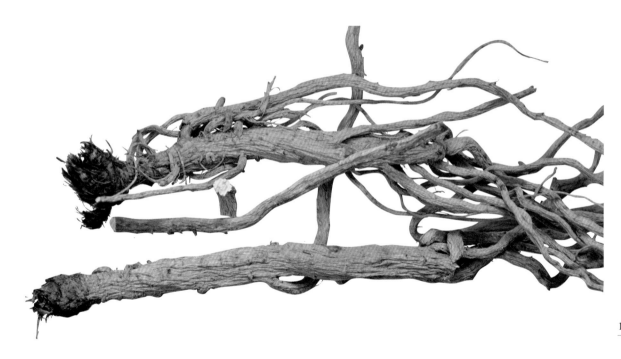

1cm

栽培防风的干燥根

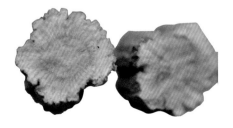

栽培防风的干燥根断面

红大戟

Hongdaji
KNOXIAE RADIX

本品为茜草科植物红大戟 *Knoxia valerianoides* Thorel et Pitard 的干燥块根。

产　地

主产于广西象州、邕宁、上思、隆安、扶绥、平乐、永福、贺州、恭城，云南弥勒、文山、个旧，广东阳江、电白。

采收加工

秋、冬二季采挖，除去须根，洗净，置沸水中略烫，干燥。

药材性状

本品略呈纺锤形，偶有分枝，稍弯曲，长 3~10cm，直径 0.6~1.2cm。表面红褐色或红棕色，粗糙，有扭曲的纵皱纹。上端常有细小的茎痕。质坚实，断面皮部红褐色，木部棕黄色。气微，味甘、微辛。

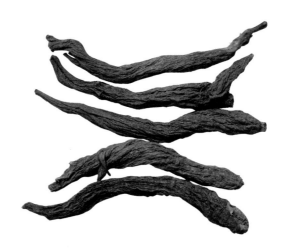

红大戟

炮制规范

除去杂质，洗净，润透，切厚片，干燥。

饮片性状

本品呈不规则长圆形或圆形厚片。外表皮红褐色或棕黄色，切面棕黄色。气微，味甘、微辛。

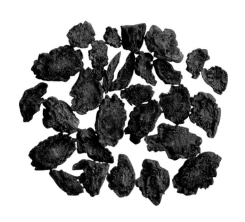
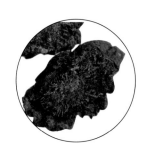

红大戟

性味功效

　　苦，寒；有小毒。泻水逐饮，消肿散结。用于水肿胀满，胸腹积水，痰饮积聚，气逆咳喘，二便不利，痈肿疮毒，瘰疬痰核。

用量用法

　　1.5~3g，入丸散服，每次 1g；内服醋制用。外用适量，生用。

红 花

Honghua
CARTHAMI FLOS

本品为菊科植物红花 *Carthamus tinctorius* L. 的干燥花。

产　　地

主产于新疆博乐、喀什、阿克苏，河南延津、封丘、卫辉、原阳、武陟、温县，浙江慈溪、余姚，四川简阳、遂宁、南充。

采收加工

夏季花由黄变红时采摘，阴干或晒干。

药材性状

本品为不带子房的管状花，长 1~2cm。表面红黄色或红色。花冠筒细长，先端 5 裂，裂片呈狭条形，长 5~8mm；雄蕊 5，花药聚合成筒状，黄白色；柱头长圆柱形，顶端微分叉。质柔软。气微香，味微苦。

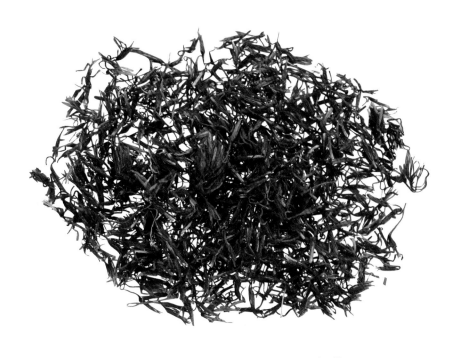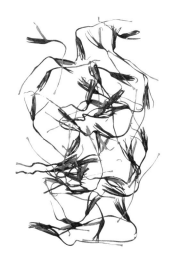

红花

炮制规范

除去杂质。

饮片性状

同药材。

性味功效

辛，温。活血通经，散瘀止痛。用于经闭，痛经，恶露不行，癥瘕痞块，胸痹心痛，瘀滞腹痛，胸胁刺痛，跌扑损伤，疮疡肿痛。

用量用法

3~10g。孕妇慎用。

对比鉴别

参见"西红花"项。

红花龙胆

Honghualongdan
GENTIANAE RHODANTHAE HERBA

本品为龙胆科植物红花龙胆 *Gentiana rhodantha* Franch. 的干燥全草。

产　地

产于我国西南地区，以及陕西、甘肃、河南、湖北、广西等地。

采收加工

秋、冬二季采挖，除去泥沙，晒干。

药材性状

本品长 30~60cm。根茎短，具数条细根；根直径 1~2mm，表面浅棕色或黄白色。茎具棱，直径 1~2mm，黄绿色或带紫色，质脆，断面中空。花单生于枝顶及上部叶腋，花萼筒状，5 裂；花冠喇叭状，长 2~3.5cm，淡紫色或淡黄棕色，先端 5 裂，裂片间褶流苏状。蒴果狭长，2 瓣裂。种子扁卵形，长约 1mm，具狭翅。气微清香，茎叶味微苦，根味极苦。

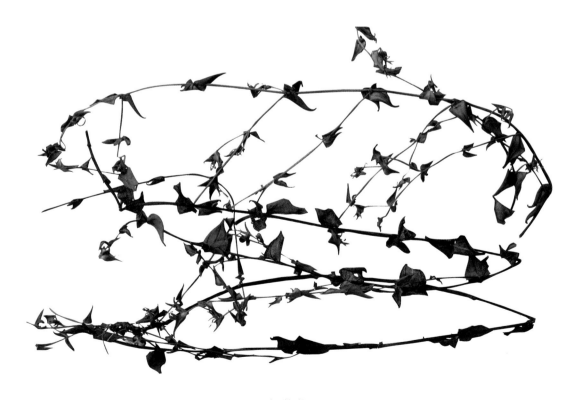

1cm

红花龙胆

炮制规范

除去杂质，喷淋清水，稍润，切段，干燥。

饮片性状

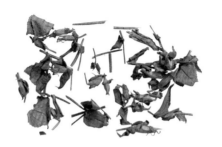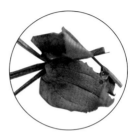

1cm

红花龙胆

性味功效

苦，寒。清热除湿，解毒，止咳。用于湿热黄疸，小便不利，肺热咳嗽。

用量用法

9~15g。

对比鉴别

参见"龙胆"项。

红 芪

Hongqi
HEDYSARI RADIX

本品为豆科植物多序岩黄芪 *Hedysarum polybotrys* Hand.-Mazz. 的干燥根。

产　地

主产于甘肃岷县、武都、临潭、宕昌，四川松潘、九寨沟、茂县。以甘肃岷县、武都、临潭、宕昌为道地产区。

采收加工

春、秋二季采挖，除去须根和根头，晒干。

药材性状

本品呈圆柱形，少有分枝，上端略粗，长 10~50cm，直径 0.6~2cm。表面灰红棕色，有纵皱纹、横长皮孔样突起及少数支根痕，外皮易脱落，剥落处淡黄色。质硬而韧，不易折断，断面纤维性，并显粉性，皮部黄白色，木部淡黄棕色，射线放射状，形成层环浅棕色。气微，味微甜，嚼之有豆腥味。

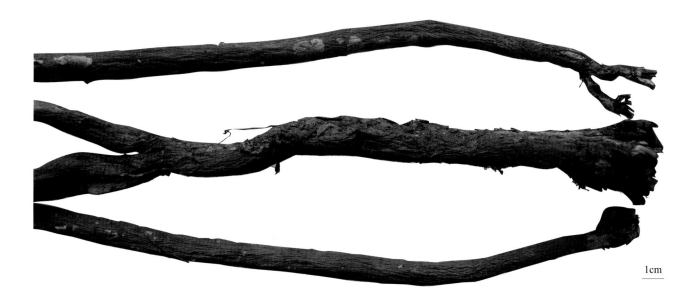

1cm

红芪

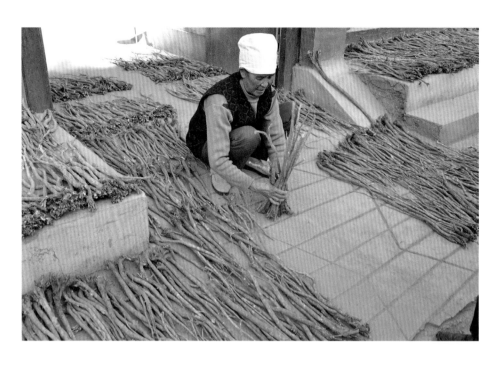

红芪晾晒

炮制规范

除去杂质，大小分开，洗净，润透，切厚片，干燥。

饮片性状

本品呈类圆形或椭圆形的厚片。外表皮红棕色或黄棕色。切面皮部黄白色，形成层环浅棕色，木质部淡黄棕色，呈放射状纹理。气微，味微甜，嚼之有豆腥味。

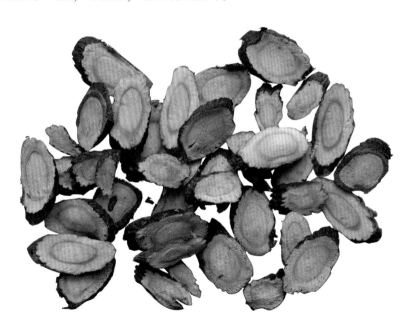

红芪

性味功效

甘，微温。补气升阳，固表止汗，利水消肿，生津养血，行滞通痹，托毒排脓，敛疮生肌。用于气虚乏力，食少便溏，中气下陷，久泻脱肛，便血崩漏，表虚自汗，气虚水肿，内热消渴，血虚萎黄，半身不遂，痹痛麻木，痈疽难溃，久溃不敛。

用量用法

9~30g。

对比鉴别

参见"黄芪"项。

炙红芪

Zhihongqi

HEDYSARI RADIX PRAEPARATA CUM MELLE

本品为红芪的炮制加工品。

炮制规范

先将炼蜜加适量沸水稀释后，加入净红芪片中拌匀，闷透，置锅内，用文火炒至不粘手时，取出，放凉。每100kg 红芪，用炼蜜 25kg。

饮片性状

本品呈圆形或椭圆形的厚片，直径 0.4~1.5cm，厚 0.2~0.4cm。外表皮红棕色，略有光泽，可见纵皱纹和残留少数支根痕。切面皮部浅黄色，形成层环浅棕色，木质部浅黄棕色至浅棕色，可见放射状纹理。具蜜香气，味甜，略带黏性，嚼之有豆腥味。

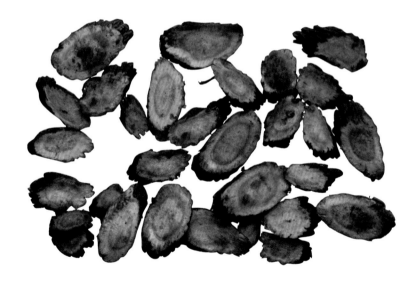

炙红芪

性味功效

甘，温。补中益气。用于气虚乏力，食少便溏。

用量用法

9~30g。

红豆蔻

Hongdoukou
GALANGAE FRUCTUS

本品为姜科植物大高良姜 *Alpinia galanga* Willd. 的干燥成熟果实。

产　　地

主产于广东惠阳、博罗、增城、阳春，海南，云南临沧、思茅，广西上林、上思、武鸣、龙州。

采收加工

秋季果实变红时采收，除去杂质，阴干。

药材性状

　　本品呈长球形，中部略细，长 0.7~1.2cm，直径 0.5~0.7cm。表面红棕色或暗红色，略皱缩，顶端有黄白色管状宿萼，基部有果梗痕。果皮薄，易破碎。种子 6，扁圆形或三角状多面形，黑棕色或红棕色，外被黄白色膜质假种皮，胚乳灰白色。气香，味辛辣。

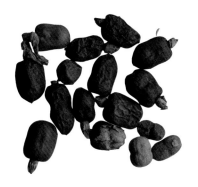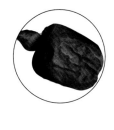

红豆蔻

炮制规范

除去杂质。用时捣碎。

饮片性状

同药材。

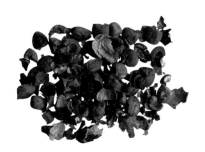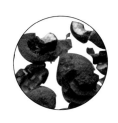

红豆蔻（碎片）

性味功效 ▶▶

辛，温。散寒燥湿，醒脾消食。用于脘腹冷痛，食积胀满，呕吐泄泻，饮酒过多。

用量用法 ▶▶

3~6g。

红 参

Hongshen
GINSENG RADIX ET RHIZOMA RUBRA

本品为五加科植物人参 *Panax ginseng* C. A. Mey. 的栽培品经蒸制后的干燥根和根茎。

产 地

产于黑龙江、吉林、辽宁。以吉林抚松、集安、长白、靖宇, 辽宁桓仁、宽甸、新宾、清原, 黑龙江依兰、宁安为道地产区。

采收加工

秋季采挖, 洗净, 蒸制后, 干燥。

药材性状

本品主根呈纺锤形、圆柱形或扁方柱形, 长 3~10cm, 直径 1~2cm。表面半透明, 红棕色, 偶有不透明的暗黄褐色斑块, 具纵沟、皱纹及细根痕; 上部有时具断续的不明显环纹; 下部有 2~3 条扭曲交叉的支根, 并带弯曲的须根或仅具须根残迹。根茎 (芦头) 长 1~2cm, 上有数个凹窝状茎痕 (芦碗), 有的带有 1~2 条完整或折断的不定根 (艼)。质硬而脆, 断面平坦, 角质样。气微香而特异, 味甘、微苦。

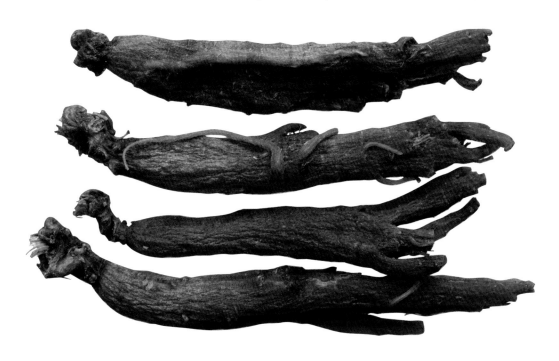

红参

炮制规范

润透，切薄片，干燥，用时粉碎或捣碎。

饮片性状

红参片 本品呈类圆形或椭圆形薄片。外表皮红棕色，半透明。切面平坦，角质样。质硬而脆。气微香而特异，味甘、微苦。

红参片

性味功效

甘、微苦，温。大补元气，复脉固脱，益气摄血。用于体虚欲脱，肢冷脉微，气不摄血，崩漏下血。

用量用法

3~9g，另煎兑服。不宜与藜芦、五灵脂同用。

对比鉴别

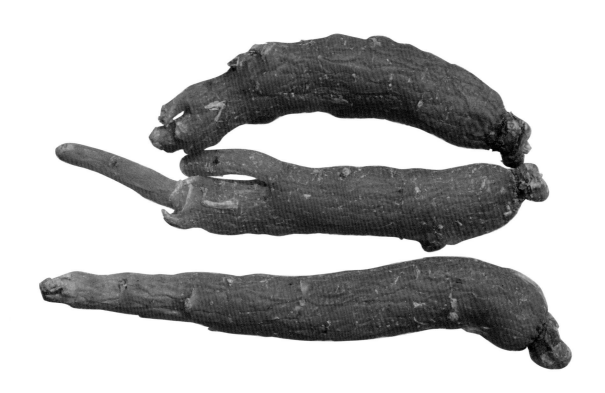

西洋参 *Panax quinquefolium* L. 经蒸制后的根及根茎

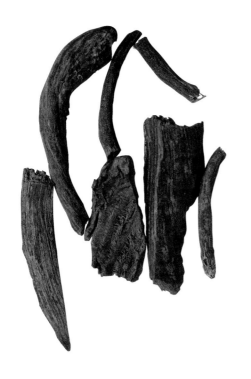

垂序商陆（美国商陆）*Phytolacca americana* L.

经蒸制后的根及根茎

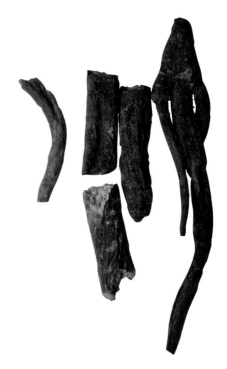

漏斗泡囊草（华山参）*Physochlaina infundibularis*

Kuang 经蒸制后的根及根茎

红景天

Hongjingtian
RHODIOLAE CRENULATAE RADIX ET RHIZOMA

本品为景天科植物大花红景天 *Rhodiola crenulata* (Hook. f. et Thoms.) H. Ohba 的干燥根和根茎。

产　　地

主产于西藏、青海。

采收加工

秋季花茎凋枯后采挖，除去粗皮，洗净，晒干。

药材性状

本品根茎呈圆柱形，粗短，略弯曲，少数有分枝，长 5~20cm，直径 2.9~4.5cm。表面棕色或褐色，粗糙有褶皱，剥开外表皮有一层膜质黄色表皮且具粉红色花纹；宿存部分老花茎，花茎基部被三角形或卵形膜质鳞片；节间不规则，断面粉红色至紫红色，有一环纹，质轻，疏松。主根呈圆柱形，粗短，长约 20cm，上部直径约 1.5cm，侧根长 10~30cm；断面橙红色或紫红色，有时具裂隙。气芳香，味微苦涩、后甜。

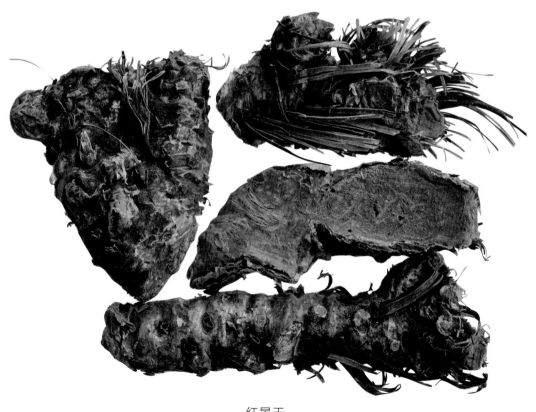

红景天

炮制规范

除去须根、杂质，切片，干燥。

饮片性状

本品呈圆形、类圆形或不规则的片状。外表皮棕色、红棕色或褐色，有的剥开外表皮有一层膜质黄色表皮，具粉红色花纹。切面粉红色至紫红色，有时具裂隙。质轻，疏松。气芳香，味微苦涩、后甜。

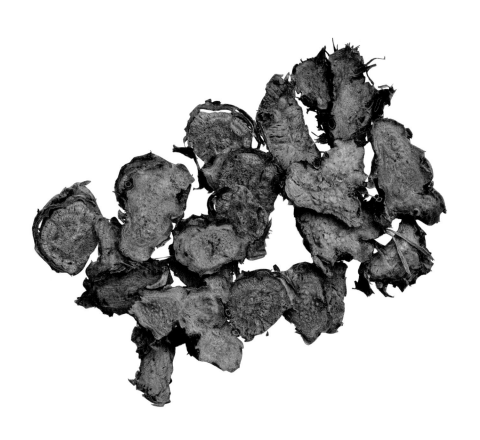

红景天

性味功效

甘、苦，平。益气活血，通脉平喘。用于气虚血瘀，胸痹心痛，中风偏瘫，倦怠气喘。

用量用法

3~6g。

对比鉴别

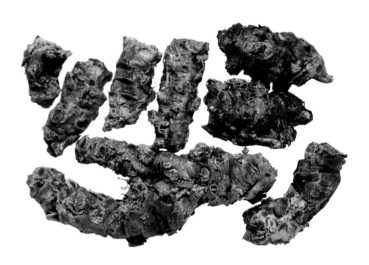

红景天 *Rhodiola rosea* L. 的根及根茎

七画

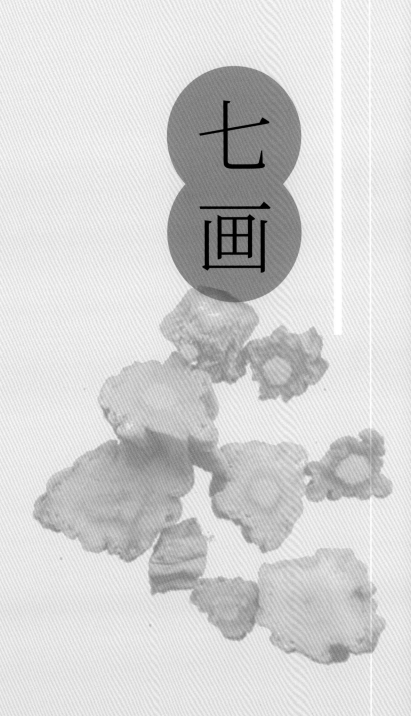

麦 冬

Maidong
OPHIOPOGONIS RADIX

本品为百合科植物麦冬 *Ophiopogon japonicus* (L. f.) Ker-Gawl. 的干燥块根。

产　　地

主产于浙江慈溪、萧山、余姚，四川绵阳、三台等地。

采收加工

夏季采挖，洗净，反复暴晒、堆置，至七八成干，除去须根，干燥。

药材性状

本品呈纺锤形，两端略尖，长 1.5~3cm，直径 0.3~0.6cm。表面淡黄色或灰黄色，有细纵纹。质柔韧，断面黄白色，半透明，中柱细小。气微香，味甘、微苦。

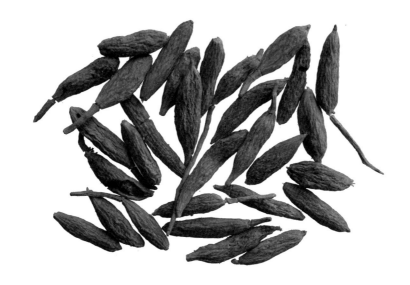

麦冬

炮制规范

除去杂质，洗净，润透，轧扁，干燥。

饮片性状

本品形如麦冬，或为轧扁的纺缍形块片，表面淡黄色或灰黄色，有细纵纹。质柔韧，断面黄白色，半透明，中柱细小。气微香，味甘、微苦。

性味功效

甘、微苦，微寒。养阴生津，润肺清心。用于肺燥干咳，阴虚痨嗽，喉痹咽痛，津伤口渴，内热消渴，心烦失眠，肠燥便秘。

用量用法

6~12g。

对比鉴别

参见"山麦冬"项。

麦 芽

Maiya

HORDEI FRUCTUS GERMINATUS

本品为禾本科植物大麦 *Hordeum vulgare* L. 的成熟果实经发芽干燥的炮制加工品。

产　地

产于全国各地，自产自销。

采收加工

将麦粒用水浸泡后，保持适宜温、湿度，待幼芽长至约 5mm 时，晒干或低温干燥。

药材性状

本品呈梭形，长 8~12mm，直径 3~4mm。表面淡黄色，背面为外稃包围，具 5 脉；腹面为内稃包围。除去内外稃后，腹面有 1 条纵沟；基部胚根处生出幼芽和须根，幼芽长披针状条形，长约 5mm。须根数条，纤细而弯曲。质硬，断面白色，粉性。气微，味微甘。

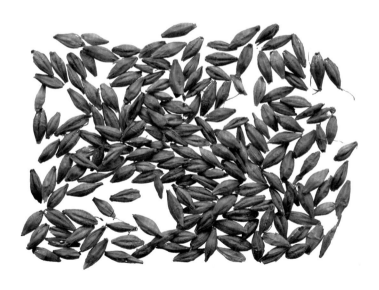

麦芽

炮制规范

麦芽　除去杂质。

炒麦芽　取净麦芽置热锅中，用文火炒至棕黄色时，取出，放凉，筛去灰屑。

焦麦芽　取净麦芽置热锅中，用中火炒至表面焦褐色，取出，放凉，筛去灰屑。

饮片性状

麦芽　同药材。

炒麦芽　本品形如麦芽，表面棕黄色，偶有焦斑。有香气，味微苦。

焦麦芽　本品形如麦芽，表面焦褐色，有焦斑。有焦香气，味微苦。

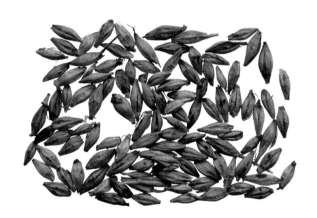

炒麦芽

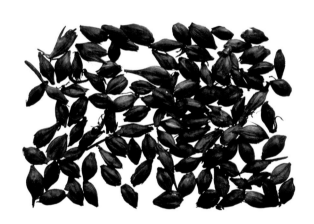

焦麦芽

性味功效

麦芽　甘，平。行气消食，健脾开胃，回乳消胀。用于食积不消，脘腹胀痛，脾虚食少，乳汁郁积，乳房胀痛，妇女断乳，肝郁胁痛，肝胃气痛。

生麦芽　健脾和胃，疏肝行气。用于脾虚食少，乳汁郁积。

炒麦芽　行气消食回乳。用于食积不消，妇女断乳。

焦麦芽　消食化滞。用于食积不消，脘腹胀痛。

用量用法

10~15g；回乳炒用 60g。

远 志

Yuanzhi
POLYGALAE RADIX

本品为远志科植物远志 *Polygala tenuifolia* Willd. 或卵叶远志 *Polygala sibirica* L. 的干燥根。

产 地

远志 主产于山西阳高、闻喜、榆次、芮城、万荣，陕西韩城、大荔、华阴、绥德、咸阳，河南巩义、嵩县、卢氏、伊川。以山西阳高、闻喜、榆次、芮城、万荣为道地产区。

卵叶远志 产于黑龙江、吉林、辽宁、河北、河南、山东、山西、内蒙古、陕西、宁夏、甘肃、青海、四川等地。

采收加工

春、秋二季采挖，除去须根和泥沙，晒干或抽取木心晒干。

药材性状

本品呈圆柱形，略弯曲，长 2~30cm，直径 0.2~1cm。表面灰黄色至灰棕色，有较密并深陷的横皱纹、纵皱纹及裂纹，老根的横皱纹较密更深陷，略呈结节状。质硬而脆，易折断，断面皮部棕黄色，木部黄白色，皮部易与木部剥离，抽取木心者中空。气微，味苦、微辛，嚼之有刺喉感。

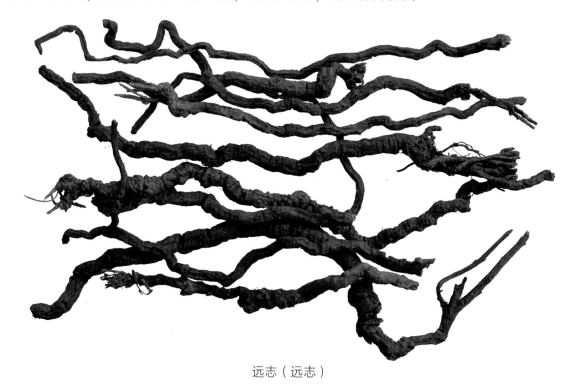

远志（远志）

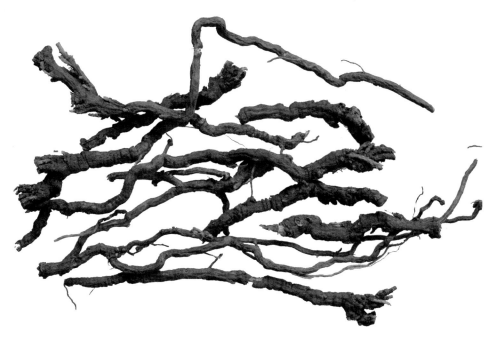

远志（卵叶远志）

炮制规范

远志　取抽去木心者，除去杂质，略洗，润透，切段，干燥。

制远志　取甘草，加适量水煎汤，去渣，加入净远志，用文火煮至汤吸尽，取出，干燥。每100kg远志，用甘草6kg。

饮片性状

远志　本品呈圆筒形的段。外表皮灰黄色至灰棕色，有横皱纹。切面棕黄色。气微，味苦、微辛，嚼之有刺喉感。

制远志　本品形如远志段，表面黄棕色。味微甜。

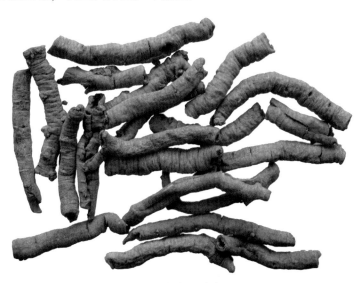

远志（远志）

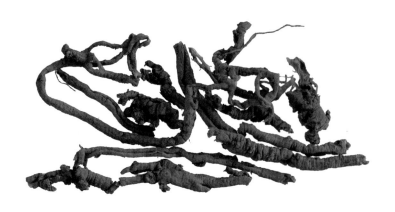

远志（卵叶远志）

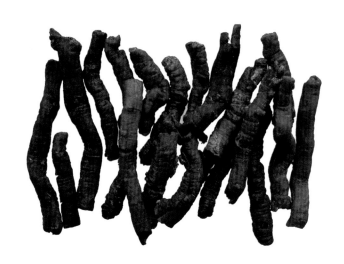

制远志（远志）

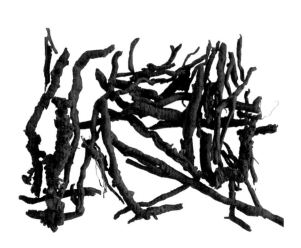

制远志（卵叶远志）

性味功效

苦、辛，温。安神益智，交通心肾，祛痰，消肿。用于心肾不交引起的失眠多梦、健忘惊悸、神志恍惚，咳痰不爽，疮疡肿毒，乳房肿痛。

用量用法

3~10g。

赤小豆

Chixiaodou
VIGNAE SEMEN

本品为豆科植物赤小豆 *Vigna umbellata* Ohwi et Ohashi 或赤豆 *Vigna angularis* Ohwi et Ohashi 的干燥成熟种子。

产　地

赤小豆　主产于浙江、江西、湖南、广东、广西。

赤豆　主产于吉林、北京、河北、陕西、山东、安徽、江苏、浙江、江西、广东、四川、云南。

采收加工

秋季果实成熟而未开裂时拔取全株，晒干，打下种子，除去杂质，再晒干。

药材性状

赤小豆　本品呈长圆形而稍扁，长 5~8mm，直径 3~5mm。表面紫红色，无光泽或微有光泽；一侧有线形突起的种脐，偏向一端，白色，约为全长 2/3，中间凹陷成纵沟；另侧有 1 条不明显的棱脊。质硬，不易破碎。子叶 2，乳白色。气微，味微甘。

赤豆　本品呈短圆柱形，两端较平截或钝圆，直径 4~6mm。表面暗棕红色，有光泽，种脐不突起。

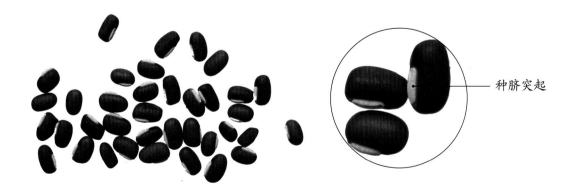

种脐突起

赤小豆（赤小豆）

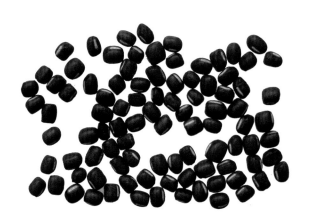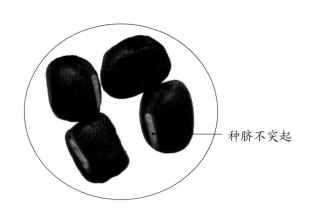

种脐不突起

赤小豆（赤豆）

炮制规范

除去杂质，筛去灰屑。

饮片性状

同药材。

性味功效

甘、酸，平。利水消肿，解毒排脓。用于水肿胀满，脚气浮肿，黄疸尿赤，风湿热痹，痈肿疮毒，肠痈腹痛。

用量用法

9~30g。外用适量，研末调敷。

赤 芍

Chishao
PAEONIAE RADIX RUBRA

本品为毛茛科植物芍药 *Paeonia lactiflora* Pall. 或川赤芍 *Paeonia veitchii* Lynch 的干燥根。

产　地

芍药　主产于内蒙古呼伦贝尔、兴安盟、通辽、锡盟及赤峰。

川赤芍　主产于四川阿坝。

采收加工

春、秋二季采挖，除去根茎、须根及泥沙，晒干。

药材性状

本品呈圆柱形，稍弯曲，长 5~40cm，直径 0.5~3cm。表面棕褐色，粗糙，有纵沟和皱纹，并有须根痕和横长的皮孔样突起，有的外皮易脱落。质硬而脆，易折断，断面粉白色或粉红色，皮部窄，木部放射状纹理明显，有的有裂隙。气微香，味微苦、酸涩。

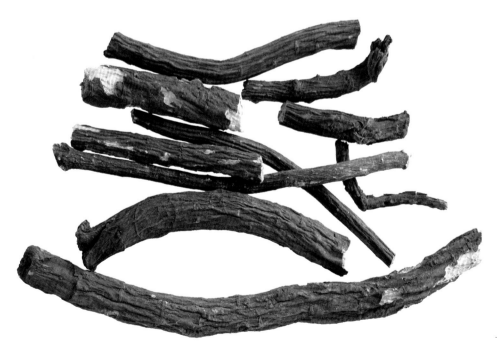

1cm

赤芍（芍药）

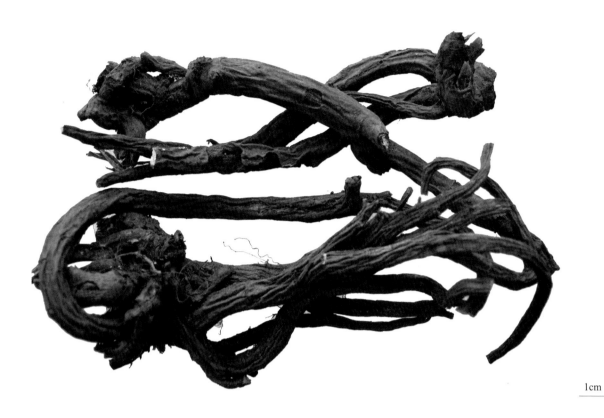

1cm

赤芍（川赤芍）

炮制规范

除去杂质，分开大小，洗净，润透，切厚片，干燥。

饮片性状

本品为类圆形切片，外表皮棕褐色。切面粉白色或粉红色，皮部窄，木部放射状纹理明显，有的有裂隙。

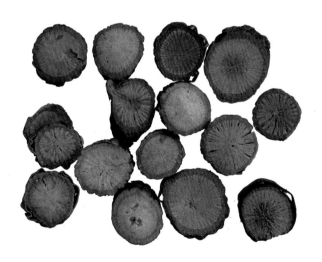

赤芍（芍药）

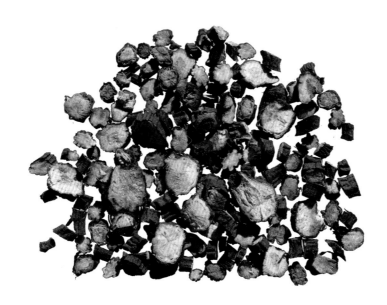

赤芍（川赤芍）

性味功效

苦，微寒。清热凉血，散瘀止痛。用于热入营血，温毒发斑，吐血衄血，目赤肿痛，肝郁胁痛，经闭痛经，癥瘕腹痛，跌扑损伤，痈肿疮疡。

用量用法

6~12g。不宜与藜芦同用。

芫 花

Yuanhua
GENKWA FLOS

本品为瑞香科植物芫花 *Daphne genkwa* Sieb. et Zucc. 的干燥花蕾。

产　地

主产于安徽滁州，江苏南京、徐州、淮阴，四川绵阳、广元，河南嵩县、新密，山东胶州、日照、莒南、历城、泰安。

采收加工

春季花未开放时采收，除去杂质，干燥。

药材性状

本品常 3~7 朵簇生于短花轴上，基部有苞片 1~2 片，多脱落为单朵。单朵呈棒槌状，多弯曲，长 1~1.7cm，直径约 1.5mm；花被筒表面淡紫色或灰绿色，密被短柔毛，先端 4 裂，裂片淡紫色或黄棕色。质软。气微，味甘、微辛。

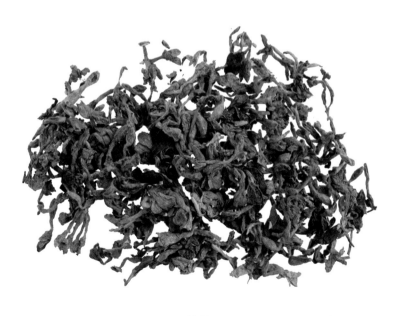

芫花

炮制规范

芫花　除去杂质。

醋芫花　取净芫花，加醋拌匀，闷透，置锅内，炒至醋吸尽时，取出，放凉。每100kg 芫花，用醋 30kg。

饮片性状

芫花　同药材。

醋芫花　本品形如芫花，表面微黄色。微有醋香气。

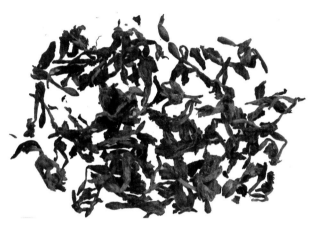 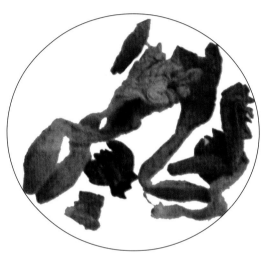

醋芫花

性味功效

苦、辛，温；有毒。泻水逐饮；外用杀虫疗疮。用于水肿胀满，胸腹积水，痰饮积聚，气逆咳喘，二便不利；外治疥癣秃疮，痈肿，冻疮。

用量用法

1.5~3g。醋芫花研末吞服，一次 0.6~0.9g，一日 1 次。外用适量。孕妇禁用；不宜与甘草同用。

花 椒

Huajiao
ZANTHOXYLI PERICARPIUM

本品为芸香科植物青椒 *Zanthoxylum schinifolium* Sieb. et Zucc. 或花椒 *Zanthoxylum bungeanum* Maxim. 的干燥成熟果皮。

产　地

青椒　主产于辽宁、吉林、河北、江苏、广东。

花椒　主产于四川、陕西、河北、山东。以四川汉源，陕西凤县、韩城为道地产区。

采收加工

秋季采收成熟果实，晒干，除去种子和杂质。

药材性状

青椒　本品多为 2~3 个上部离生的小蓇葖果，集生于小果梗上，蓇葖果球形，沿腹缝线开裂，直径 3~4mm。外表面灰绿色或暗绿色，散有多数油点和细密的网状隆起皱纹；内表面类白色，光滑。内果皮常由基部与外果皮分离。残存种子呈卵形，长 3~4mm，直径 2~3mm，表面黑色，有光泽。气香，味微甜而辛。

花椒　本品蓇葖果多单生，直径 4~5mm。外表面紫红色或棕红色，散有多数疣状突起的油点，直径 0.5~1mm，对光观察半透明；内表面淡黄色。香气浓，味麻辣而持久。

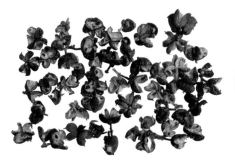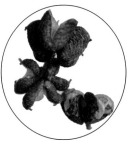

花椒（青椒）

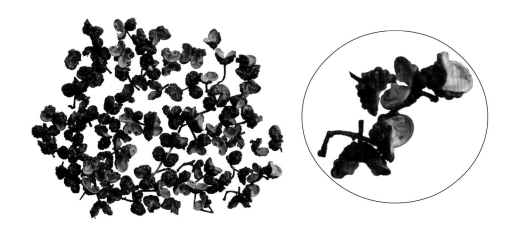

花椒（花椒）

炮制规范

花椒　除去椒目、果柄等杂质。

炒花椒　取净花椒置热锅中，用文火炒至有香气时，取出，放凉。

饮片性状

花椒　同药材。

炒花椒　本品形如药材，可见或偶见焦斑。

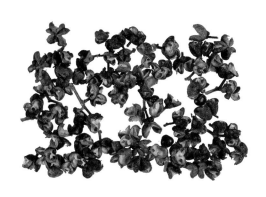

炒花椒（青椒）

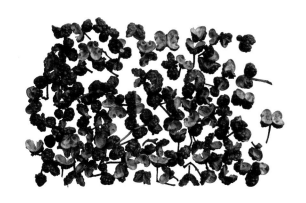

炒花椒（花椒）

性味功效

辛，温。温中止痛，杀虫止痒。用于脘腹冷痛，呕吐泄泻，虫积腹痛；外治湿疹，阴痒。

用量用法

3~6g。外用适量，煎汤熏洗。

对比鉴别

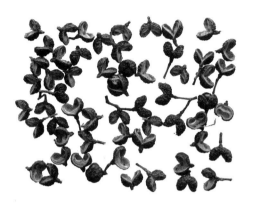
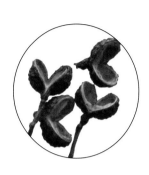

野花椒 *Zanthoxylum simulans* Hance 的成熟果皮

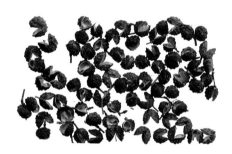
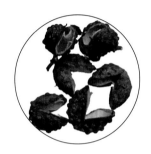

竹叶花椒 *Zanthoxylum armatum* DC. 的成熟果皮

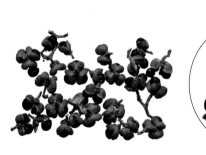
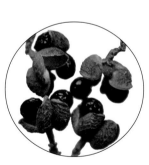
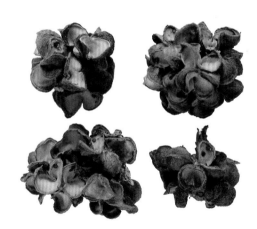

朵花椒 *Zanthoxylum molle* Rehd. 的成熟果皮　　砚壳花椒 *Zanthoxylum dissitum* Hemsl. 的成熟果皮

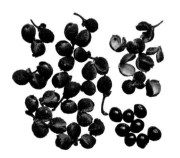
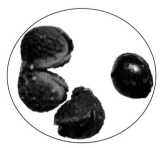

两面针 *Zanthoxylum nitidum* (Roxb.) DC. 的成熟果皮

芥 子

Jiezi
SINAPIS SEMEN

本品为十字花科植物白芥 *Sinapis alba* L. 或芥 *Brassica juncea* (L.) Czern. et Coss. 的干燥成熟种子。前者习称"白芥子"，后者习称"黄芥子"。

产　　地

白芥（白芥子）　全国各地稀见栽培。

芥（黄芥子）　产于全国各地。

采收加工

夏末秋初果实成熟时采割植株，晒干，打下种子，除去杂质。

药材性状

白芥子　本品呈球形，直径 1.5~2.5mm。表面灰白色至淡黄色，具细微的网纹，有明显的点状种脐。种皮薄而脆，破开后内有白色折叠的子叶，有油性。气微，味辛辣。

黄芥子　本品较小，直径 1~2mm。表面黄色至棕黄色，少数呈暗红棕色。研碎后加水浸湿，则产生辛烈的特异臭气。

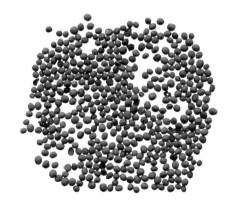
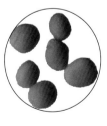

白芥子

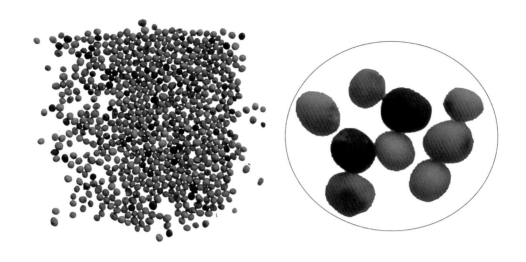

黄芥子

炮制规范

芥子　除去杂质。用时捣碎。

炒芥子　取净芥子置热锅中，用文火炒至淡黄色至深黄色（炒白芥子）或深黄色至棕褐色（炒黄芥子），有香辣气时，取出，放凉。用时捣碎。

饮片性状

芥子　同药材。

炒芥子　本品形如芥子，表面淡黄色至深黄色（炒白芥子）或深黄色至棕褐色（炒黄芥子），偶有焦斑。有香辣气。

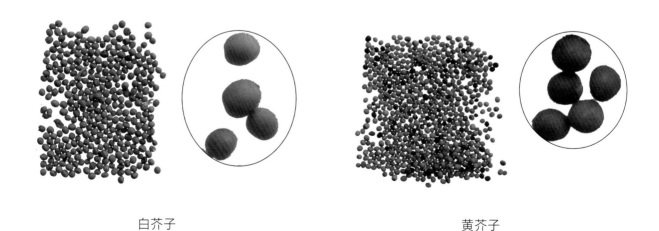

<table>
<tr><td style="text-align:center">白芥子</td><td style="text-align:center">黄芥子</td></tr>
</table>

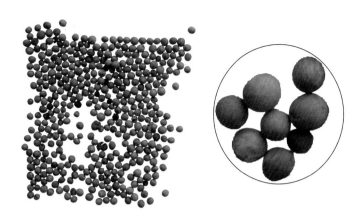

炒白芥子

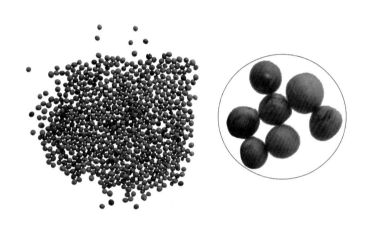

炒黄芥子

性味功效

辛，温。温肺豁痰利气，散结通络止痛。用于寒痰咳嗽，胸胁胀痛，痰滞经络，关节麻木、疼痛，痰湿流注，阴疽肿毒。

用量用法

3~9g。外用适量。

苍　术

Cangzhu
ATRACTYLODIS RHIZOMA

本品为菊科植物茅苍术 *Atractylodes lancea* (Thunb.) DC. 或北苍术 *Atractylodes chinensis* (DC.) Koidz. 的干燥根茎。

产　　地

主产于河北、山西、陕西、辽宁、湖北、江苏。以江苏句容为道地产区。

采收加工

春、秋二季采挖，除去泥沙，晒干，撞去须根。

药材性状

　　茅苍术　本品呈不规则连珠状或结节状圆柱形，略弯曲，偶有分枝，长 3~10cm，直径 1~2cm。表面灰棕色，有皱纹、横曲纹及残留须根，顶端具茎痕或残留茎基。质坚实，断面黄白色或灰白色，散有多数橙黄色或棕红色油室，暴露稍久，可析出白色细针状结晶。气香特异，味微甘、辛、苦。

　　北苍术　本品呈疙瘩块状或结节状圆柱形，长 4~9cm，直径 1~4cm。表面黑棕色，除去外皮者黄棕色。质较疏松，断面散有黄棕色油室。香气较淡，味辛、苦。

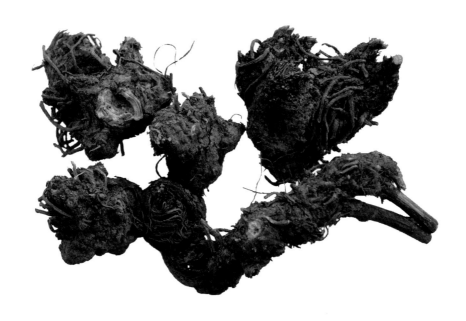

苍术（茅苍术）

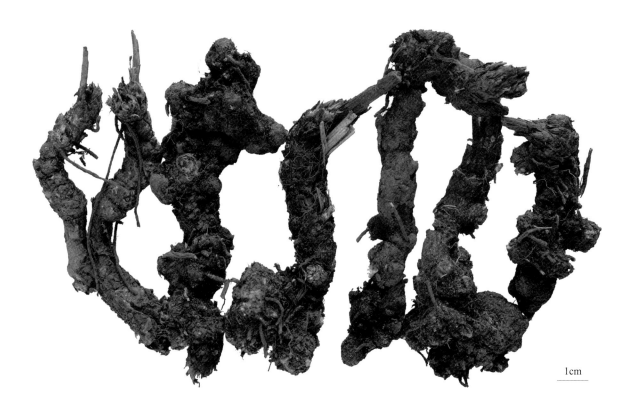

苍术（茅苍术，续）

炮制规范

苍术　除去杂质，洗净，润透，切厚片，干燥。

麸炒苍术　取麸皮，撒在热锅中，加热至冒烟时，加入苍术片，迅速翻动，炒至药材表面呈深黄色时，取出，筛去麸皮，放凉。每 100kg 苍术，用麸皮 10kg。

饮片性状

苍术　本品呈不规则类圆形或条形厚片。外表皮灰棕色至黄棕色，有皱纹，有时可见根痕。切面黄白色或灰白色，散有多数橙黄色或棕红色油室，有的可析出白色细针状结晶。气香特异，味微甘、辛、苦。

麸炒苍术　本品形如苍术片，表面深黄色，散有多数棕褐色油室。有焦香气。

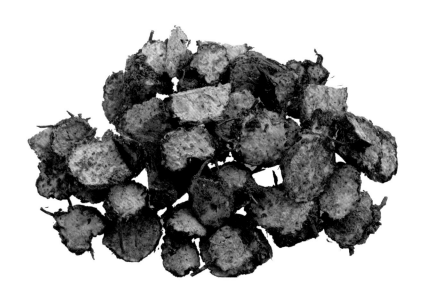

苍术

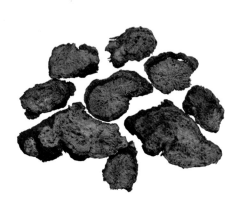

麸炒苍术

性味功效

辛、苦，温。燥湿健脾，祛风散寒，明目。用于湿阻中焦，脘腹胀满，泄泻，水肿，脚气痿躄，风湿痹痛，风寒感冒，夜盲，眼目昏涩。

用量用法

3~9g。

附 注

Flora of China、《中国植物志》等记载北苍术 *Atractylodes chinensis* (DC.) Koidz. 为茅苍术 *Atractylodes lancea* (Thunb.) DC. 的异名。

苍耳子

Cang'erzi
XANTHII FRUCTUS

本品为菊科植物苍耳 *Xanthium sibiricum* Patr. 的干燥成熟带总苞的果实。

产　地

产于全国各地,自产自销。

采收加工

秋季果实成熟时采收,干燥,除去梗、叶等杂质。

药材性状

本品呈纺锤形或卵圆形,长 1~1.5cm,直径 0.4~0.7cm。表面黄棕色或黄绿色,全体有钩刺,顶端有 2 枚较粗的刺,分离或相连,基部有果梗痕。质硬而韧,横切面中央有纵隔膜,2 室,各有 1 枚瘦果。瘦果略呈纺锤形,一面较平坦,顶端具一突起的花柱基,果皮薄,灰黑色,具纵纹。种皮膜质,浅灰色,子叶 2,有油性。气微,味微苦。

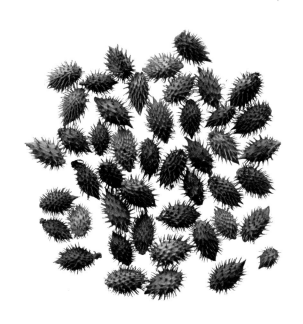

苍耳子

炮制规范

苍耳子　除去杂质。

炒苍耳子　取净苍耳子置热锅中，用文火炒至黄褐色时，取出，去刺，筛净。

饮片性状

苍耳子　同药材。

炒苍耳子　本品形如苍耳子，表面黄褐色，有刺痕。微有香气。

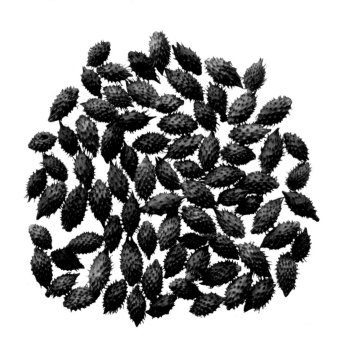

炒苍耳子

性味功效

辛、苦，温；有毒。散风寒，通鼻窍，祛风湿。用于风寒头痛，鼻塞流涕，鼻衄，鼻渊，风疹瘙痒，湿痹拘挛。

用量用法

3~10g。

芡 实

Qianshi
EURYALES SEMEN

本品为睡莲科植物芡 *Euryale ferox* Salisb. 的干燥成熟种仁。

产　地

主产于山东济宁，江苏高淳、宝应，安徽明光，湖南常德、临湘，湖北荆州、孝感、黄冈，四川双流、简阳、金堂等地。

采收加工

秋末冬初采收成熟果实，除去果皮，取出种子，洗净，再除去硬壳（外种皮），晒干。

药材性状

本品呈类球形，多为破粒，完整者直径 5~8mm。表面有棕红色或红褐色内种皮，一端黄白色，约占全体 1/3，有凹点状的种脐痕，除去内种皮显白色。质较硬，断面白色，粉性。气微，味淡。

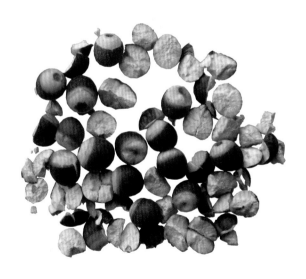

芡实

炮制规范

芡实　除去杂质。

麸炒芡实　取麸皮，撒在热锅中，加热至冒烟时，加入净芡实，迅速翻动，炒至药材表面呈微黄色时，取出，筛去麸皮，放凉。每 100kg 芡实，用麸皮 10kg。

饮片性状

芡实　同药材。

麸炒芡实　本品形如芡实，表面黄色或微黄色。味淡、微酸。

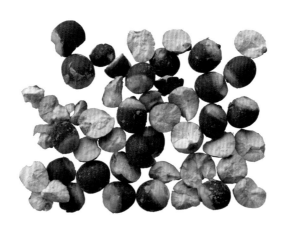

麸炒芡实

性味功效

甘、涩，平。益肾固精，补脾止泻，除湿止带。用于遗精滑精，遗尿尿频，脾虚久泻，白浊，带下。

用量用法

9~15g。

芦 荟

Luhui
ALOE

本品为百合科植物库拉索芦荟 *Aloe barbadensis* Miller、好望角芦荟 *Aloe ferox* Miller 或其他同属近缘植物叶的汁液浓缩干燥物。前者习称"老芦荟"，后者习称"新芦荟"。

产 地

药材为进口。

药材性状

库拉索芦荟　本品呈不规则块状，常破裂为多角形，大小不一。表面呈暗红褐色或深褐色，无光泽。体轻，质硬，不易破碎，断面粗糙或显麻纹。富吸湿性。有特殊臭气，味极苦。

好望角芦荟　本品表面呈暗褐色，略显绿色，有光泽。体轻，质松，易碎，断面玻璃样而有层纹。

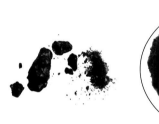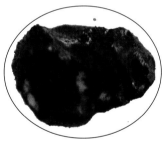

芦荟（库拉索芦荟）

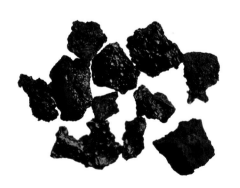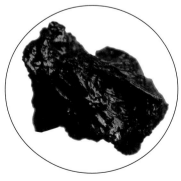

芦荟（好望角芦荟）

炮制规范

砸成小块。

性味功效

苦，寒。泻下通便，清肝泻火，杀虫疗疮。用于热结便秘，惊痫抽搐，小儿疳积；外治癣疮。

用量用法

2~5g，宜入丸散。外用适量，研末敷患处。孕妇慎用。

芦 根

Lugen
PHRAGMITIS RHIZOMA

本品为禾本科植物芦苇 *Phragmites communis* Trin. 的新鲜或干燥根茎。

产　地

产于全国各地。主产于安徽安庆、蚌埠，上海崇明，江苏启东、苏州，浙江宁波，湖北孝感等地。

采收加工

全年均可采挖，除去芽、须根及膜状叶，鲜用或晒干。

药材性状

鲜芦根　本品呈长圆柱形，有的略扁，长短不一，直径1~2cm。表面黄白色，有光泽，外皮疏松可剥离，节呈环状，有残根和芽痕。体轻，质韧，不易折断。切断面黄白色，中空，壁厚1~2mm，有小孔排列成环。气微，味甘。

芦根　本品呈扁圆柱形。节处较硬，节间有纵皱纹。

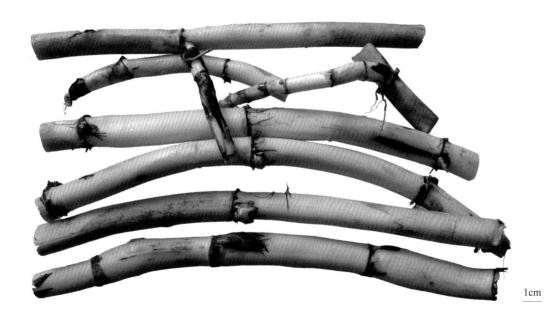

1cm

鲜芦根

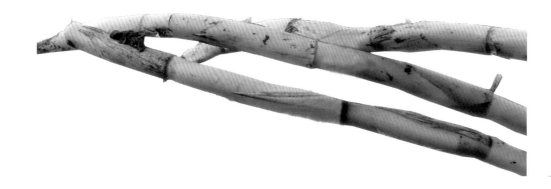

1cm

鲜芦根（续）

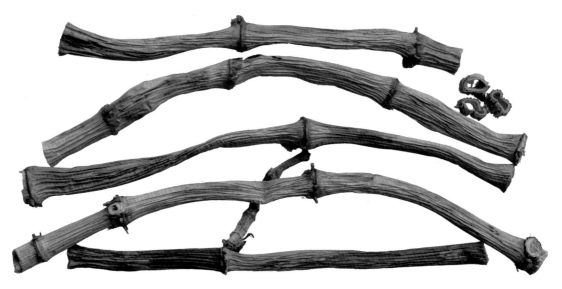

1cm

芦根

炮制规范

鲜芦根　除去杂质，洗净，切段。

芦根　除去杂质，洗净，切段，干燥。

饮片性状

鲜芦根　本品呈圆柱形段。表面黄白色，有光泽，节呈环状。切面黄白色，中空，有小孔排列成环。气微，味甘。

芦根　本品呈扁圆柱形段。表面黄白色，节间有纵皱纹。切面中空，有小孔排列成环。

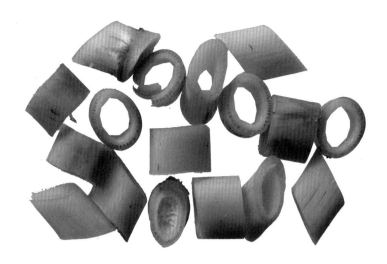

鲜芦根

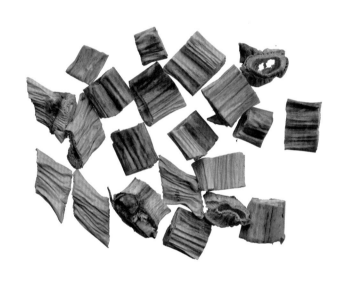

芦根

性味功效

甘，寒。清热泻火，生津止渴，除烦，止呕，利尿。用于热病烦渴，肺热咳嗽，肺痈吐脓，胃热呕哕，热淋涩痛。

用量用法

15~30g；鲜品用量加倍，或捣汁用。

苏　木

Sumu

SAPPAN LIGNUM

本品为豆科植物苏木 *Caesalpinia sappan* L. 的干燥心材。

产　　地

主产于广西百色、隆安、龙州，云南景东、元江、麻栗坡、马关、丽江，广东，海南，台湾等地。

采收加工

多于秋季采伐，除去白色边材，干燥。

药材性状

本品呈长圆柱形或对剖半圆柱形，长 10~100cm，直径 3~12cm。表面黄红色至棕红色，具刀削痕，常见纵向裂缝。质坚硬。断面略具光泽，年轮明显，有的可见暗棕色、质松、带亮星的髓部。气微，味微涩。

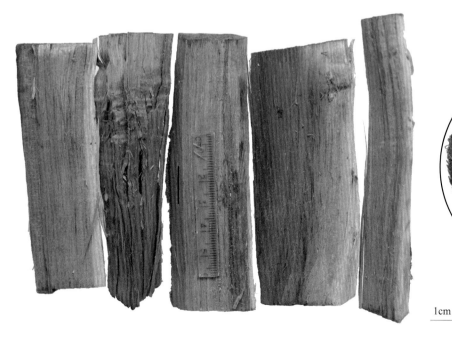
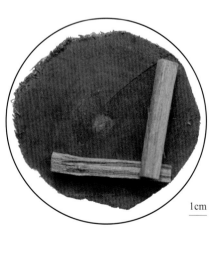

1cm

1cm

苏木

炮制规范

锯成长约 3cm 的段，再劈成片或碾成粗粉。

饮片性状

本品呈细条状、不规则片状，或为粗粉。片、条表面黄红色至棕红色，常见纵向纹理。质坚硬。有的可见暗棕色、质松、带亮星的髓部。气微，味微涩。

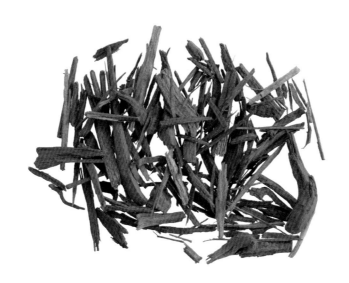

苏木

性味功效

甘、咸，平。活血祛瘀，消肿止痛。用于跌打损伤，骨折筋伤，瘀滞肿痛，经闭痛经，产后瘀阻，胸腹刺痛，痈疽肿痛。

用量用法

3~9g。孕妇慎用。

苏合香

Suhexiang
STYRAX

本品为金缕梅科植物苏合香树 *Liquidambar orientalis* Mill. 的树干渗出的香树脂经加工精制而成。

产　地

主产于土耳其南部。

药材性状

本品为半流动性的浓稠液体。棕黄色或暗棕色，半透明。质黏稠，气芳香。

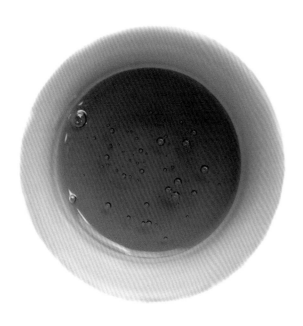

苏合香

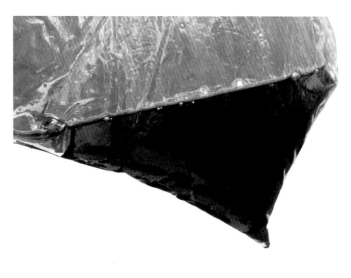

苏合香

性味功效

辛，温。开窍，辟秽，止痛。用于中风痰厥，猝然昏倒，胸痹心痛，胸腹冷痛，惊痫。

用量用法

0.3~1g，宜入丸散服。

杜 仲

Duzhong
EUCOMMIAE CORTEX

本品为杜仲科植物杜仲 *Eucommia ulmoides* Oliv. 的干燥树皮。

产　地

主产于四川绵阳、青川、平武、温江、彭州、都江堰，陕西西乡、宁强、凤翔、旬阳，湖北襄阳、恩施、宜昌，河南嵩县、栾川、洛宁、卢氏、南阳，贵州毕节、赤水，云南永善、镇雄等地。以四川绵阳、青川、平武、温江、彭州、都江堰，陕西西乡、宁强、凤翔、旬阳，贵州毕节、赤水为道地产区。

采收加工

4~6 月剥取，刮去粗皮，堆置"发汗"至内皮呈紫褐色，晒干。

药材性状

本品呈板片状或两边稍向内卷，大小不一，厚 3~7mm。外表面淡棕色或灰褐色，有明显的皱纹或纵裂槽纹，有的树皮较薄，未去粗皮，可见明显的皮孔。内表面暗紫色，光滑。质脆，易折断，断面有细密、银白色、富弹性的橡胶丝相连。气微，味稍苦。

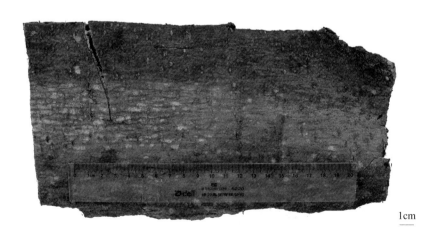

1cm

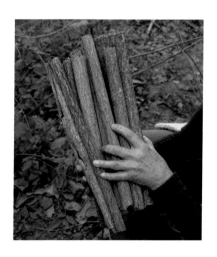

杜仲

炮制规范

　　杜仲　刮去残留粗皮，洗净，切块或丝，干燥。

　　盐杜仲　取净杜仲块或丝，加盐水拌匀，闷透，置锅内，以文火加热，炒至断丝、表面焦黑色时，取出，放凉。每100kg杜仲，用食盐2kg。

饮片性状

　　杜仲　本品呈小方块或丝状。外表面淡棕色或灰褐色，有明显的皱纹。内表面暗紫色，光滑。断面有细密、银白色、富弹性的橡胶丝相连。气微，味稍苦。

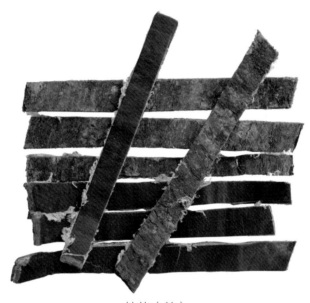

杜仲（丝）

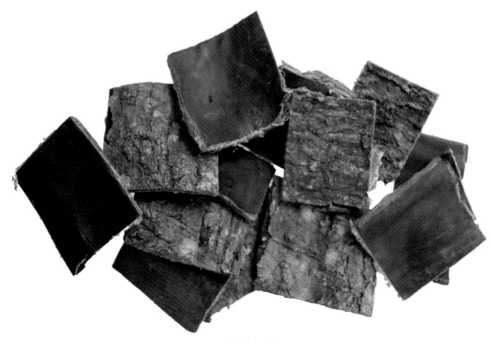

杜仲（块）

盐杜仲 本品形如杜仲块或丝，表面黑褐色，内表面褐色，折断时胶丝弹性较差。味微咸。

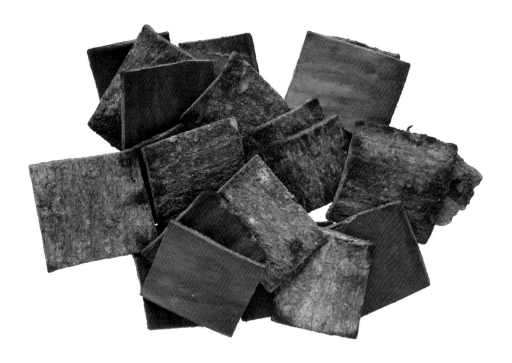

盐杜仲（块）

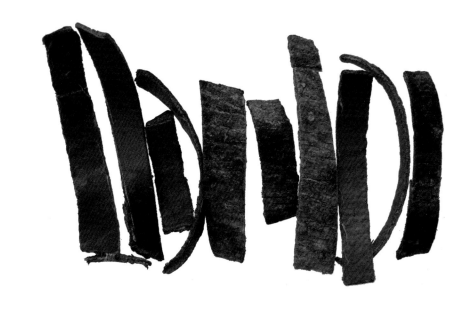

盐杜仲（丝）

性味功效

甘，温。补肝肾，强筋骨，安胎。用于肝肾不足，腰膝酸痛，筋骨无力，头晕目眩，妊娠漏血，胎动不安。

用量用法

6~10g。

杜仲叶

Duzhongye
EUCOMMIAE FOLIUM

本品为杜仲科植物杜仲 *Eucommia ulmoides* Oliv. 的干燥叶。

产　　地

主产于四川绵阳、青川、平武、温江、彭州、都江堰，陕西西乡、宁强、凤翔、旬阳，湖北襄阳、恩施、宜昌，河南嵩县、栾川、洛宁、卢氏、南阳，贵州毕节、赤水，云南永善、镇雄等地。

采收加工

夏、秋二季枝叶茂盛时采收，晒干或低温烘干。

药材性状

本品多破碎，完整叶片展平后呈椭圆形或卵形，长 7~15cm，宽 3.5~7cm。表面黄绿色或黄褐色，微有光泽，先端渐尖，基部圆形或广楔形，边缘有锯齿，具短叶柄。质脆，搓之易碎，折断面有少量银白色橡胶丝相连。气微，味微苦。

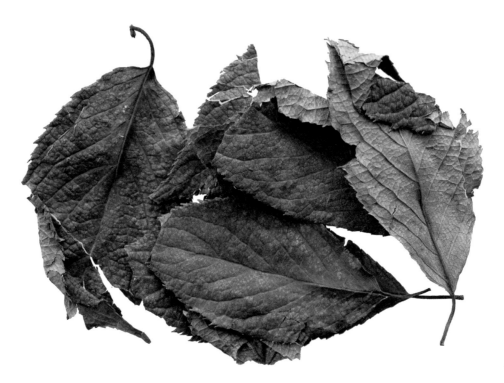

1cm

杜仲叶

性味功效

微辛，温。补肝肾，强筋骨。用于肝肾不足，头晕目眩，腰膝酸痛，筋骨痿软。

用量用法

10~15g。

杠板归

Gangbangui

POLYGONI PERFOLIATI HERBA

本品为蓼科植物杠板归 *Polygonum perfoliatum* L. 的干燥地上部分。

产　地

产于全国各地。

采收加工

夏季开花时采割，晒干。

药材性状

本品茎略呈方柱形，有棱角，多分枝，直径可达 0.2cm；表面紫红色或紫棕色，棱角上有倒生钩刺，节略膨大，节间长 2~6cm，断面纤维性，黄白色，有髓或中空。叶互生，有长柄，盾状着生；叶片多皱缩，展平后呈近等边三角形，灰绿色至红棕色，下表面叶脉和叶柄均有倒生钩刺；托叶鞘包于茎节上或脱落。短穗状花序顶生或生于上部叶腋，苞片圆形，花小，多萎缩或脱落。气微，茎味淡，叶味酸。

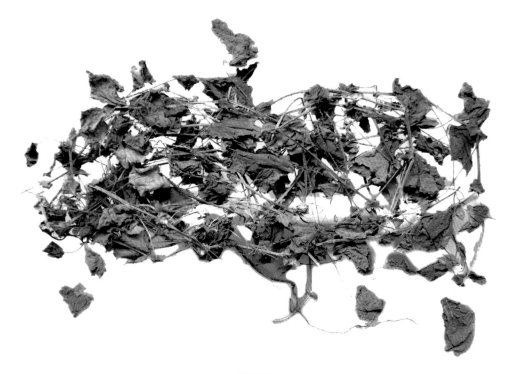

1cm

杠板归

炮制规范

除去杂质，略洗，切段，干燥。

饮片性状

本品呈不规则的段，其余同药材。

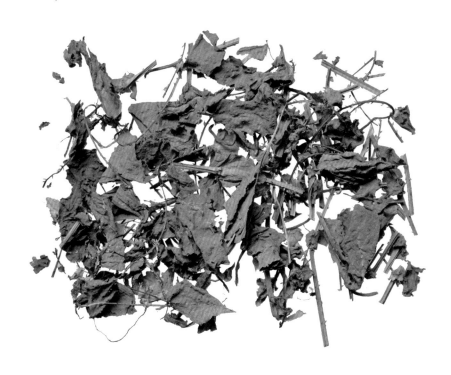

杠板归

性味功效

酸，微寒。清热解毒，利水消肿，止咳。用于咽喉肿痛，肺热咳嗽，小儿顿咳，水肿尿少，湿热泻痢，湿疹，疖肿，蛇虫咬伤。

用量用法

15~30g。外用适量，煎汤熏洗。

巫山淫羊藿

Wushan Yinyanghuo
EPIMEDII WUSHANENSIS FOLIUM

本品为小檗科植物巫山淫羊藿 *Epimedium wushanense* T. S. Ying 的干燥叶。

产　　地

主产于陕西、贵州、四川。

采收加工

夏、秋季茎叶茂盛时采收，除去杂质，晒干或阴干。

药材性状

本品为三出复叶，小叶片披针形至狭披针形，长 9~23cm，宽 1.8~4.5cm，先端渐尖或长渐尖，边缘具刺齿，侧生小叶基部的裂片偏斜，内边裂片小，圆形，外边裂片大，三角形，渐尖。下表面被绵毛或秃净。近革质。气微，味微苦。

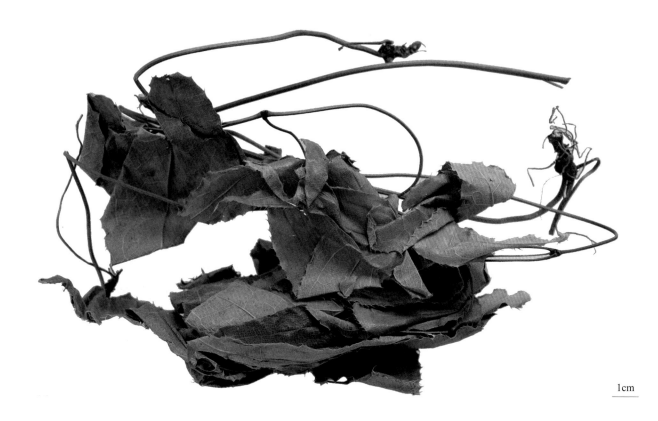

1cm

巫山淫羊藿

炮制规范

巫山淫羊藿　除去杂质，喷淋清水，稍润，切丝，干燥。

炙巫山淫羊藿　取羊脂油加热熔化，加入巫山淫羊藿丝，用文火炒至均匀有光泽，取出，放凉。每100kg巫山淫羊藿，用羊脂油（炼油）20kg。

饮片性状

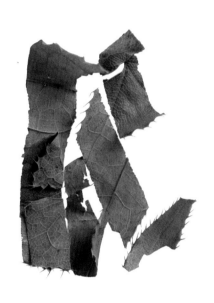

巫山淫羊藿

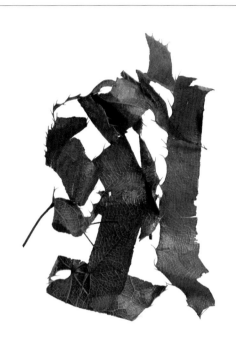

炙巫山淫羊藿

性味功效

辛、甘，温。补肾阳，强筋骨，祛风湿。用于肾阳虚衰，阳痿遗精，筋骨痿软，风湿痹痛，麻木拘挛，绝经期眩晕。

用量用法

3~9g。

对比鉴别

参见"淫羊藿"项。

豆 蔻

Doukou
AMOMI FRUCTUS ROTUNDUS

本品为姜科植物白豆蔻 *Amomum kravanh* Pierre ex Gagnep. 或爪哇白豆蔻 *Amomum compactum* Soland ex Maton 的干燥成熟果实。按产地不同分为"原豆蔻"和"印尼白蔻"。

产　地

白豆蔻　原产于柬埔寨和泰国，称为"原豆蔻"。我国的海南、云南和广西有栽培。

爪哇白豆蔻　原产于印度尼西亚，称为"印尼白蔻"。我国海南和云南南部地区有栽培。

药材性状

原豆蔻　本品呈类球形，直径 1.2~1.8cm。表面黄白色至淡黄棕色，有 3 条较深的纵向槽纹，顶端有突起的柱基，基部有凹下的果柄痕，两端均具浅棕色绒毛。果皮体轻，质脆，易纵向裂开，内分 3 室，每室含种子约 10 粒；种子呈不规则多面体，背面略隆起，直径 3~4mm，表面暗棕色，有皱纹，并被有残留的假种皮。气芳香，味辛凉略似樟脑。

印尼白蔻　本品个略小。表面黄白色，有的微显紫棕色。果皮较薄，种子瘦瘪。气味较弱。

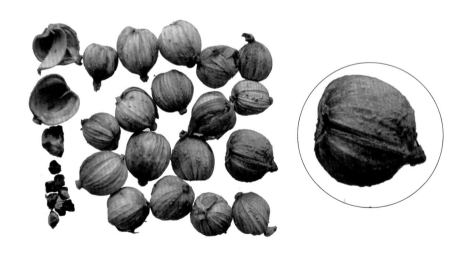

原豆蔻

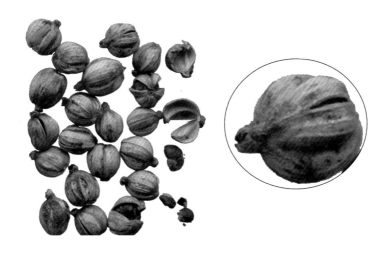

印尼白蔻

炮制规范

除去杂质。用时捣碎。

饮片性状

同药材。

性味功效

辛,温。化湿行气,温中止呕,开胃消食。用于湿浊中阻,不思饮食,湿温初起,胸闷不饥,寒湿呕逆,胸腹胀痛,食积不消。

用量用法

3~6g,后下。

两头尖

Liangtoujian
ANEMONES RADDEANAE RHIZOMA

本品为毛茛科植物多被银莲花 *Anemone raddeana* Regel 的干燥根茎。

产　地

主产于辽宁、吉林。

采收加工

夏季采挖，除去须根，洗净，干燥。

药材性状

本品呈类长纺锤形，两端尖细，微弯曲，其中近一端处较膨大，长 1~3cm，直径 2~7mm。表面棕褐色至棕黑色，具微细纵皱纹，膨大部位常有 1~3 个支根痕呈鱼鳍状突起，偶见不明显的 3~5 环节。质硬而脆，易折断，断面略平坦，类白色或灰褐色，略角质样。气微，味先淡后微苦而麻辣。

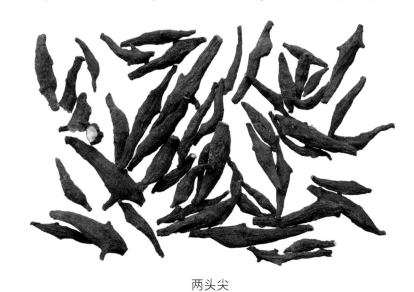

两头尖

性味功效

辛，热；有毒。祛风湿，消痈肿。用于风寒湿痹，四肢拘挛，骨节疼痛，痈肿溃烂。

用量用法

1~3g。外用适量。孕妇禁用。

两面针

Liangmianzhen
ZANTHOXYLI RADIX

本品为芸香科植物两面针 *Zanthoxylum nitidum* (Roxb.) DC. 的干燥根。

产　地

主产于广东、广西、福建、云南等地。

采收加工

全年均可采挖，洗净，切片或段，晒干。

药材性状

本品为厚片或圆柱形短段，长 2~20cm，厚 0.5~6(~10)cm。表面淡棕黄色或淡黄色，有鲜黄色或黄褐色类圆形皮孔样斑痕。切面较光滑，皮部淡棕色，木部淡黄色，可见同心性环纹和密集的小孔。质坚硬。气微香，味辛辣麻舌而苦。

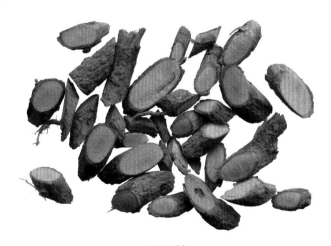

两面针

性味功效

苦、辛，平；有小毒。活血化瘀，行气止痛，祛风通络，解毒消肿。用于跌扑损伤，胃痛，牙痛，风湿痹痛，毒蛇咬伤；外治烧烫伤。

用量用法

5~10g。外用适量，研末调敷或煎水洗患处。不能过量服用；忌与酸味食物同服。

连钱草

Lianqiancao
GLECHOMAE HERBA

本品为唇形科植物活血丹 *Glechoma longituba* (Nakai) Kupr. 的干燥地上部分。

产　地

产于全国各地。主产于上海、江苏。

采收加工

春至秋季采收，除去杂质，晒干。

药材性状

本品长 10~20cm，疏被短柔毛。茎呈方柱形，细而扭曲；表面黄绿色或紫红色，节上有不定根；质脆，易折断，断面常中空。叶对生，叶片多皱缩，展平后呈肾形或近心形，长 1~3cm，宽 1.5~3cm，灰绿色或绿褐色，边缘具圆齿；叶柄纤细，长 4~7cm。轮伞花序腋生，花冠二唇形，长达 2cm。搓之气芳香，味微苦。

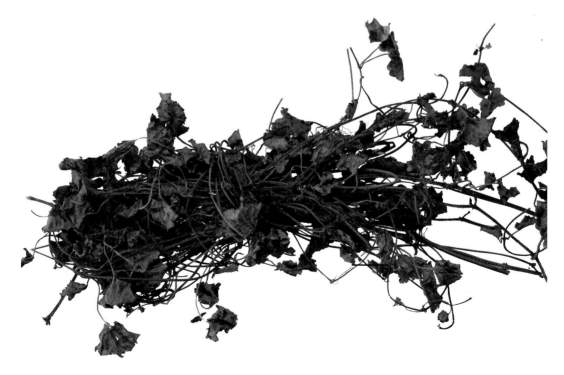

1cm

连钱草

炮制规范

除去杂质，洗净，切段，干燥。

饮片性状

本品呈不规则的段。茎四方形，表面黄绿色或紫红色。切面常中空。叶对生，叶片多皱缩，灰绿色或绿褐色。轮伞花序腋生，花冠唇形。搓之气芳香，味微苦。

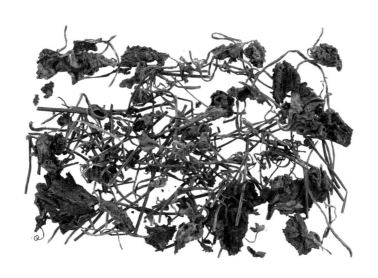

连钱草

性味功效

辛、微苦，微寒。利湿通淋，清热解毒，散瘀消肿。用于热淋，石淋，湿热黄疸，疮痈肿痛，跌打损伤。

用量用法

15~30g。外用适量，煎汤洗。

连 翘

Lianqiao
FORSYTHIAE FRUCTUS

本品为木犀科植物连翘 *Forsythia suspensa* (Thunb.) Vahl 的干燥果实。

产　地

主产于山西安泽、陵川、沁水、浮山、沁源、古县、闻喜、绛县、垣曲、阳城，河南卢氏、栾川、嵩县、西峡、桐柏、济源、辉县，陕西洛南、商南、丹凤、山阳。

采收加工

秋季果实初熟尚带绿色时采收，除去杂质，蒸熟，晒干，习称"青翘"；果实熟透时采收，晒干，除去杂质，习称"老翘"。

药材性状

本品呈长卵形至卵形，稍扁，长 1.5~2.5cm，直径 0.5~1.3cm。表面有不规则的纵皱纹和多数突起的小斑点，两面各有 1 条明显的纵沟。顶端锐尖，基部有小果梗或已脱落。

青翘　本品多不开裂，表面绿褐色，突起的灰白色小斑点较少；质硬；种子多数，黄绿色，细长，一侧有翅。

老翘　本品自顶端开裂或裂成两瓣，表面黄棕色或红棕色，内表面多为浅黄棕色，平滑，具一纵隔；质脆；种子棕色，多已脱落。气微香，味苦。

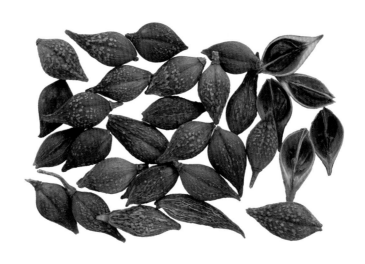

青翘

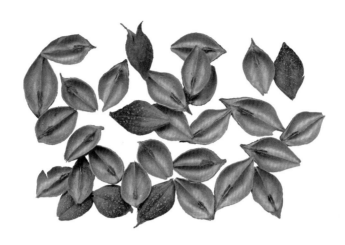

老翘

苦，微寒。清热解毒，消肿散结，疏散风热。用于痈疽，瘰疬，乳痈，丹毒，风热感冒，温病初起，温热入营，高热烦渴，神昏发斑，热淋涩痛。

6~15g。

对比鉴别

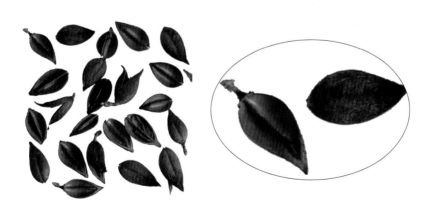

秦连翘 *Forsythia giraldiana* Lingelsheim 的果实

吴茱萸

Wuzhuyu
EUODIAE FRUCTUS

本品为芸香科植物吴茱萸 *Euodia rutaecarpa* (Juss.) Benth.、 石虎 *Euodia rutaecarpa* (Juss.) Benth. var. *officinalis* (Dode) Huang 或疏毛吴茱萸 *Euodia rutaecarpa* (Juss.) Benth. var. *bodinieri* (Dode) Huang 的干燥近成熟果实。

产　　地

主产于广西乐业、凌云、田林、都安、马山，湖南新晃，贵州铜仁，安徽宣城。

采收加工

8~11 月果实尚未开裂时，剪下果枝，晒干或低温干燥，除去枝、叶、果梗等杂质。

药材性状

本品呈球形或略呈五角状扁球形，直径 2~5mm。表面暗黄绿色至褐色，粗糙，有多数点状突起或凹下的油点。顶端有五角星状的裂隙，基部残留被有黄色茸毛的果梗。质硬而脆，横切面可见子房 5 室，每室有淡黄色种子 1 粒。气芳香浓郁，味辛辣而苦。

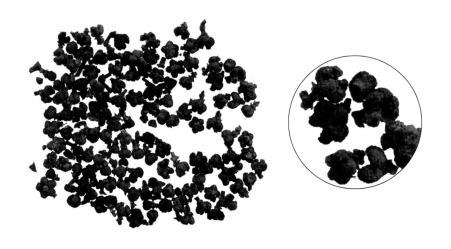

吴茱萸

炮制规范

吴茱萸　除去杂质。

制吴茱萸 取甘草捣碎，加适量水，煎汤，去渣，加入净吴茱萸，闷润吸尽后，炒至微干，取出，干燥。每 100kg 吴茱萸，用甘草 6kg。

饮片性状

吴茱萸 同药材。

制吴茱萸 本品形如吴茱萸，表面棕褐色至暗褐色。

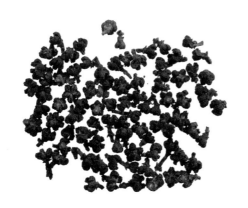 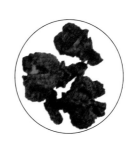

制吴茱萸

性味功效

辛、苦，热；有小毒。散寒止痛，降逆止呕，助阳止泻。用于厥阴头痛，寒疝腹痛，寒湿脚气，经行腹痛，脘腹胀痛，呕吐吞酸，五更泄泻。

用量用法

2~5g。外用适量。

对比鉴别

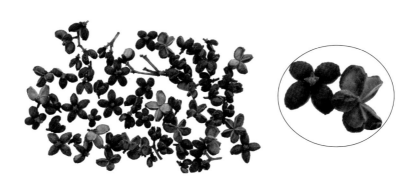

臭辣树 *Evodia fargesii* Dode 的幼果

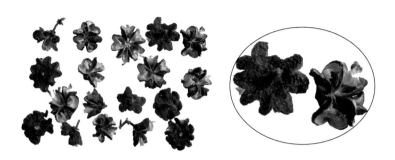

吴茱萸 *Euodia rutaecarpa* (Juss.) Benth. 的开裂成熟果实不堪入药

附　注

　　Flora of China 记载植物吴茱萸 *Euodia rutaecarpa* (Juss.) Benth.、石虎 *Euodia rutaecarpa* (Juss.) Benth. var. *officinalis* (Dode) Huang 及疏毛吴茱萸 *Euodia rutaecarpa* (Juss.) Benth. var. *bodinieri* (Dode) Huang 均为吴茱萸 *Tetradium ruticarpum* (A. Jussieu) T. G. Hartley 的异名。

牡丹皮

Mudanpi
MOUTAN CORTEX

本品为毛茛科植物牡丹 *Paeonia suffruticosa* Andr. 的干燥根皮。

产 地

主产于安徽铜陵、南陵，四川都江堰，重庆垫江，湖南邵阳，河南洛阳，山东菏泽。

采收加工

秋季采挖根部，除去细根和泥沙，剥取根皮，晒干；或刮去粗皮，除去木心，晒干。前者习称"连丹皮"，后者习称"刮丹皮"。

药材性状

连丹皮　本品呈筒状或半筒状，有纵剖开的裂缝，略向内卷曲或张开，长 5~20cm，直径 0.5~1.2cm，厚 0.1~0.4cm。外表面灰褐色或黄褐色，有多数横长皮孔样突起和细根痕，栓皮脱落处粉红色；内表面淡灰黄色或浅棕色，有明显的细纵纹，常见发亮的结晶。质硬而脆，易折断，断面较平坦，淡粉红色，粉性。气芳香，味微苦而涩。

刮丹皮　本品外表面有刮刀削痕，外表面红棕色或淡灰黄色，有时可见灰褐色斑点状残存外皮。

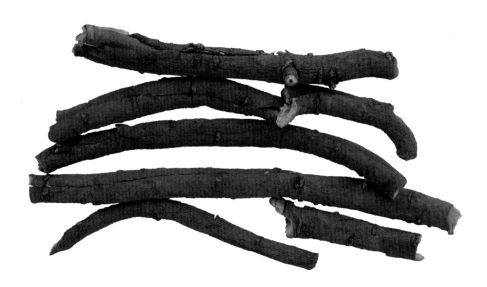

连丹皮

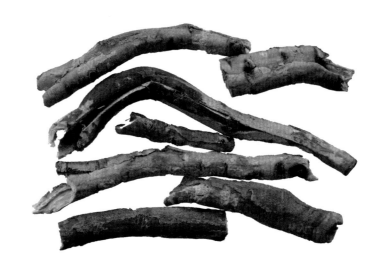

刮丹皮

炮制规范

迅速洗净，润后切薄片，晒干。

饮片性状

本品呈圆形或卷曲形的薄片。连丹皮外表面灰褐色或黄褐色，栓皮脱落处粉红色；刮丹皮外表面红棕色或淡灰黄色。内表面有时可见发亮的结晶。切面淡粉红色，粉性。气芳香，味微苦而涩。

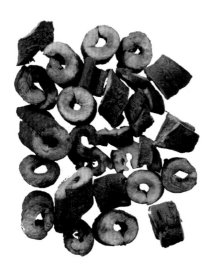

连丹皮

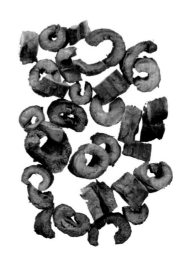

刮丹皮

性味功效

苦、辛，微寒。清热凉血，活血化瘀。用于热入营血，温毒发斑，吐血衄血，夜热早凉，无汗骨蒸，经闭痛经，跌扑伤痛，痈肿疮毒。

用量用法

6~12g。孕妇慎用。

对比鉴别

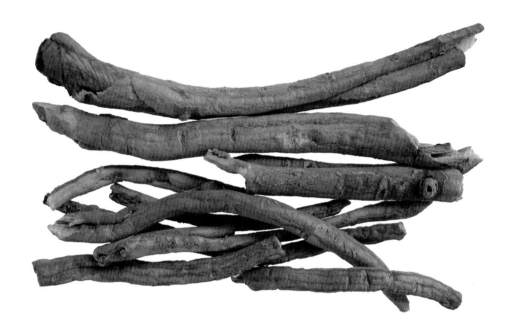

凤丹 *Paeonia ostii* T. Hong & J. X. Zhang 的根皮

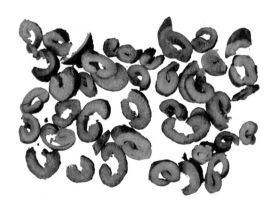

凤丹 *Paeonia ostii* T. Hong & J. X. Zhang 的根皮（断片）

牡荆叶

Mujingye
VITICIS NEGUNDO FOLIUM

本品为马鞭草科植物牡荆 *Vitex negundo* L. var. *cannabifolia* (Sieb. et Zucc.) Hand.-Mazz. 的新鲜叶。

产　地

产于华东地区，以及河北、湖北、湖南、广东、广西、贵州、四川、云南等地。

采收加工

夏、秋二季叶茂盛时采收，除去茎枝。

药材性状

本品为掌状复叶，小叶 5 片或 3 片，披针形或椭圆状披针形，中间小叶长 5~10cm，宽 2~4cm，两侧小叶依次渐小，先端渐尖，基部楔形，边缘具粗锯齿；上表面绿色，下表面淡绿色，两面沿叶脉有短茸毛，嫩叶下表面毛较密；总叶柄长 2~6cm，有一浅沟槽，密被灰白色茸毛。气芳香，味辛微苦。

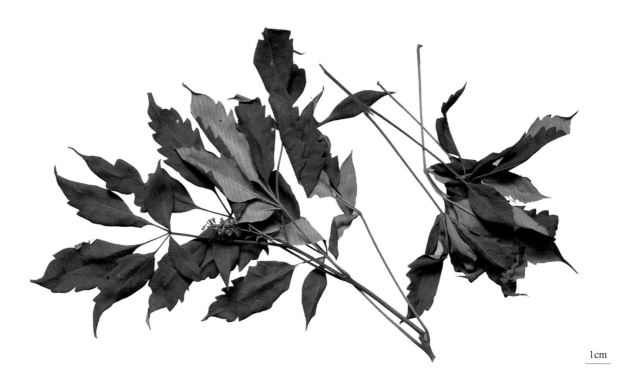

1cm

牡荆叶

性味功效

微苦、辛，平。祛痰，止咳，平喘。用于咳嗽痰多。

用量用法

鲜用，供提取牡荆油用。

何首乌

Heshouwu
POLYGONI MULTIFLORI RADIX

本品为蓼科植物何首乌 *Polygonum multiflorum* Thunb. 的干燥块根。

产　　地

主产于河南嵩县、卢氏，湖北建始、恩施，广西南丹、靖西，广东德庆，贵州铜仁、黔南，四川乐山、宜宾，江苏南京、浦口。广东德庆、阳春，贵州铜仁、黔南大量栽培，以广东德庆为道地产区。

采收加工

秋、冬二季叶枯萎时采挖，削去两端，洗净，个大的切成块，干燥。

药材性状

本品呈团块状或不规则纺锤形，长6~15cm，直径4~12cm。表面红棕色或红褐色，皱缩不平，有浅沟，并有横长皮孔样突起和细根痕。体重，质坚实，不易折断，断面浅黄棕色或浅红棕色，显粉性，皮部有4~11个类圆形异型维管束环列，形成云锦状花纹，中央木部较大，有的呈木心。气微，味微苦而甘涩。

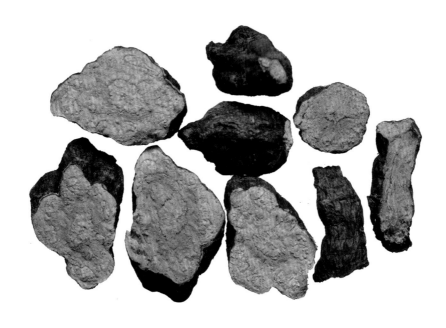

何首乌

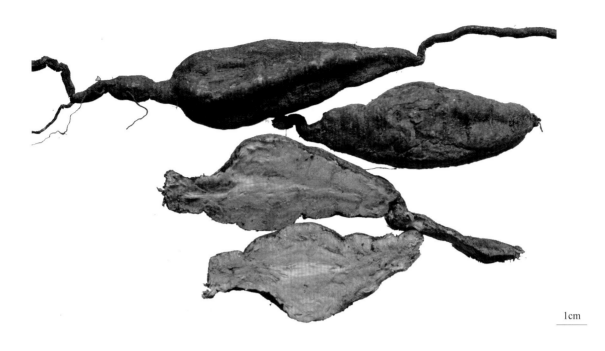

新鲜何首乌及纵切面

1cm

炮制规范

除去杂质，洗净，稍浸，润透，切厚片或块，干燥。

饮片性状

本品呈不规则的厚片或块。外表皮红棕色或红褐色，皱缩不平，有浅沟，并有横长皮孔样突起及细根痕。切面浅黄棕色或浅红棕色，显粉性；横切面有的皮部可见云锦状花纹，中央木部较大，有的呈木心。气微，味微苦而甘涩。

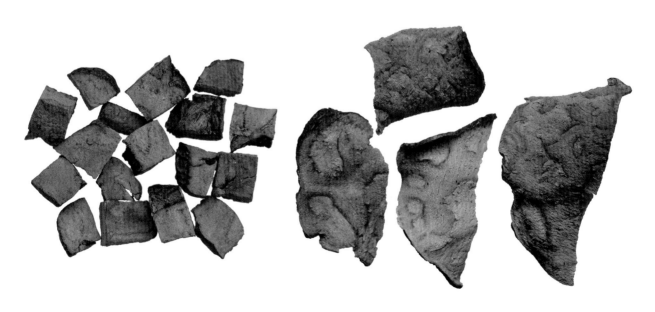

何首乌

性味功效

苦、甘、涩，微温。解毒，消痈，截疟，润肠通便。用于疮痈，瘰疬，风疹瘙痒，久疟体虚，肠燥便秘。

用量用法

3~6g。

对比鉴别

翼蓼 *Pteroxygonum giraldii* Damm. et Diels 的块根

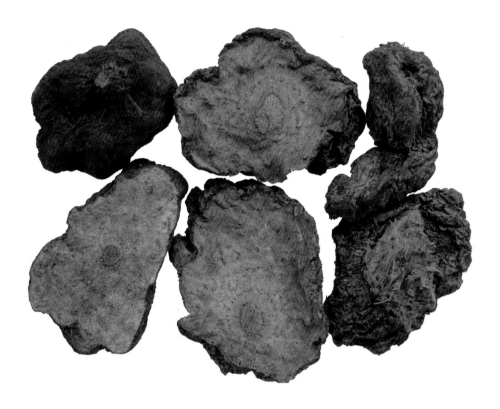

木藤蓼 *Polygonum aubertii* L. 的块根

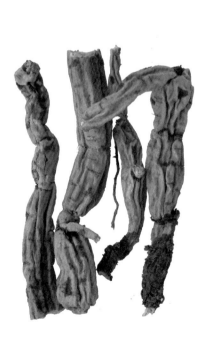

隔山消 *Cynanchum wilfordii* (Maxim.) Hemsl. 的块根

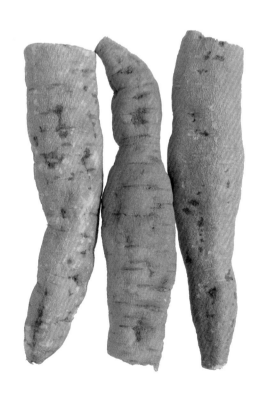

牛皮消 *Cynanchum auriculatum* Royle ex Wight 的块根

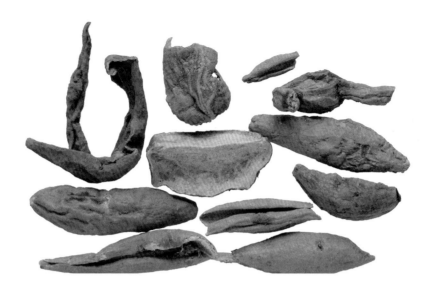

白首乌 *Cynanchum bungei* Decne. 的块根

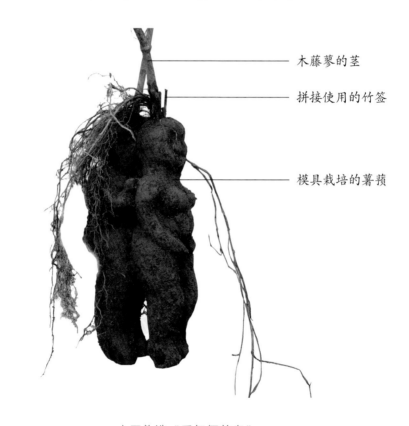

木藤蓼的茎

拼接使用的竹签

模具栽培的薯蓣

人工伪造"千年何首乌"

制何首乌

Zhiheshouwu
POLYGONI MULTIFLORI RADIX PRAEPARATA

本品为何首乌的炮制加工品。

炮制规范

（1）取何首乌片或块，用黑豆汁拌匀，置非铁质的适宜容器内，炖至汁液吸尽；或清蒸或用黑豆汁拌匀后蒸，蒸至内外均呈棕褐色，或晒至半干，切片，干燥。每 100kg 何首乌片（块），用黑豆 10kg。

（2）黑豆汁制法　取黑豆 10kg，加水适量，煮约 4 小时，熬汁约 15kg，豆渣再加水煮约 3 小时，熬汁约 10kg，合并得黑豆汁约 25kg。

饮片性状

本品呈不规则皱缩状的块片，厚约 1cm。表面黑褐色或棕褐色，凹凸不平。质坚硬，断面角质样，棕褐色或黑色。气微，味微甘而苦涩。

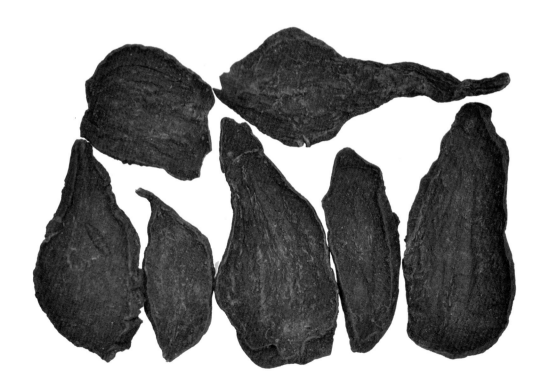

制何首乌

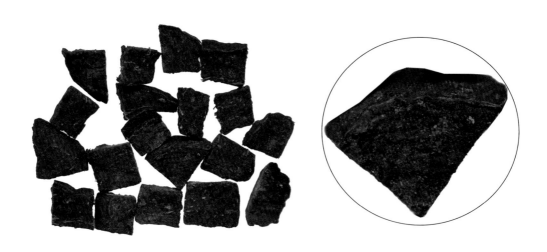

制何首乌（续）

性味功效

苦、甘、涩，微温。补肝肾，益精血，乌须发，强筋骨，化浊降脂。用于血虚萎黄，眩晕耳鸣，须发早白，腰膝酸软，肢体麻木，崩漏带下，高脂血症。

用量用法

6~12g。

伸筋草

Shenjincao
LYCOPODII HERBA

本品为石松科植物石松 *Lycopodium japonicum* Thunb. 的干燥全草。

产　地

主产于浙江杭州、宁波、奉化，湖北襄阳、孝感，江苏常州。

采收加工

夏、秋二季茎叶茂盛时采收，除去杂质，晒干。

药材性状

本品匍匐茎呈细圆柱形，略弯曲，长可达2m，直径1~3mm，其下有黄白色细根；直立茎作二叉状分枝。叶密生茎上，螺旋状排列，皱缩弯曲，线形或针形，长3~5mm，黄绿色至淡黄棕色，无毛，先端芒状，全缘，易碎断。质柔软，断面皮部浅黄色，木部类白色。气微，味淡。

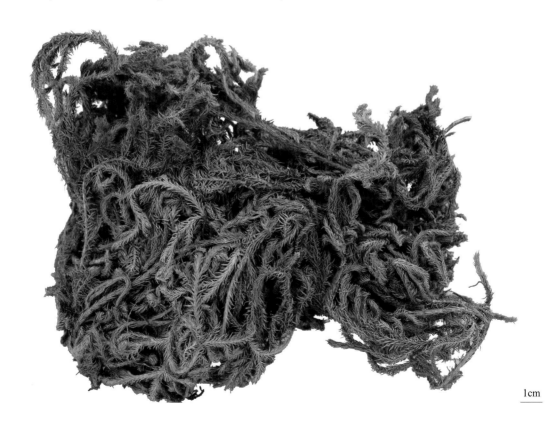

1cm

伸筋草

炮制规范

除去杂质，洗净，切段，干燥。

饮片性状

本品呈不规则的段，茎呈圆柱形，略弯曲。叶密生茎上，螺旋状排列，皱缩弯曲，线形或针形，黄绿色至淡黄棕色，先端芒状，全缘。切面皮部浅黄色，木部类白色。气微，味淡。

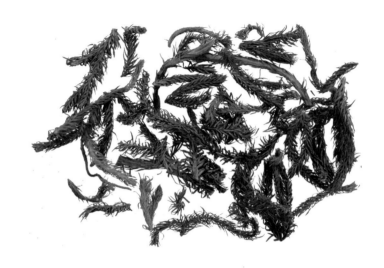

伸筋草

性味功效

微苦、辛，温。祛风除湿，舒筋活络。用于关节酸痛，屈伸不利。

用量用法

3~12g。

皂角刺

Zaojiaoci
GLEDITSIAE SPINA

本品为豆科植物皂荚 *Gleditsia sinensis* Lam. 的干燥棘刺。

产　地

产于华北、华东、中南、西南地区，以及陕西、甘肃等地。主产于山东、四川。

采收加工

全年均可采收，干燥，或趁鲜切片，干燥。

药材性状

本品为主刺和 1~2 次分枝的棘刺。主刺长圆锥形，长 3~15cm 或更长，直径 0.3~1cm；分枝刺长 1~6cm，刺端锐尖。表面紫棕色或棕褐色。体轻，质坚硬，不易折断。切片厚 0.1~0.3cm，常带有尖细的刺端；木部黄白色，髓部疏松，淡红棕色；质脆，易折断。气微，味淡。

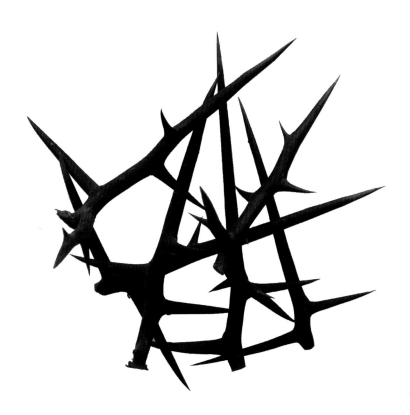

1cm

皂角刺

炮制规范

除去杂质；未切片者略泡，润透，切厚片，干燥。

饮片性状

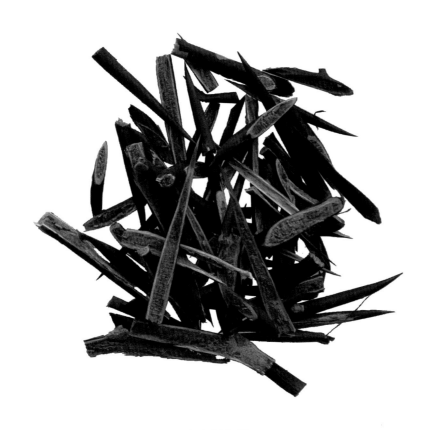

皂角刺厚片

性味功效

辛，温。消肿托毒，排脓，杀虫。用于痈疽初起或脓成不溃；外治疥癣麻风。

用量用法

3~10g。外用适量，醋蒸取汁涂患处。

佛 手

Foshou
CITRI SARCODACTYLIS FRUCTUS

本品为芸香科植物佛手 *Citrus medica* L. var. *sarcodactylis* Swingle 的干燥果实。

产　地

主产于四川合江、犍为、沐川、宜宾，重庆万州、江津、云阳，广东肇庆、云浮。

采收加工

秋季果实尚未变黄或变黄时采收，纵切成薄片，晒干或低温干燥。

药材性状

本品为类椭圆形或卵圆形的薄片，常皱缩或卷曲，长6~10cm，宽3~7cm，厚0.2~0.4cm。顶端稍宽，常有3~5个手指状的裂瓣，基部略窄，有的可见果梗痕。外皮黄绿色或橙黄色，有皱纹和油点。果肉浅黄白色或浅黄色，散有凹凸不平的线状或点状维管束。质硬而脆，受潮后柔韧。气香，味微甜后苦。

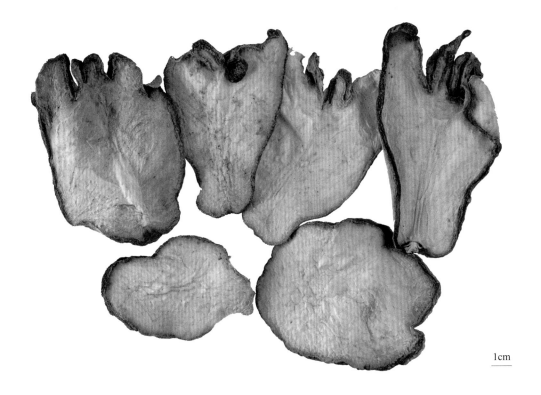

1cm

佛手

炮制规范

除去杂质；或润透，切丝，干燥。

饮片性状

本品为类椭圆形、卵圆形的薄片或不规则的丝条，常皱缩或卷曲。薄片长 6~10cm，宽 3~7cm，厚 0.2~0.4cm；顶端稍宽，常有 3~5 个手指状的裂瓣，基部略窄，有的可见果梗痕。丝长 0.4~10cm，宽 0.2~1cm，厚 0.2~0.4cm。外皮黄绿色或橙黄色，有皱纹和油点。果肉浅黄白色或浅黄色，散有凹凸不平的线状或点状维管束。质硬而脆，受潮后柔韧。气香，味微甜后苦。

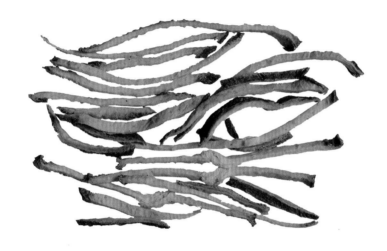

佛手

性味功效

辛、苦、酸，温。疏肝理气，和胃止痛，燥湿化痰。用于肝胃气滞，胸胁胀痛，胃脘痞满，食少呕吐，咳嗽痰多。

用量用法

3~10g。

余甘子

Yuganzi
PHYLLANTHI FRUCTUS

本品系藏族习用药材。为大戟科植物余甘子 *Phyllanthus emblica* L. 的干燥成熟果实。

产　地

主产于云南、福建。

采收加工

冬季至次春果实成熟时采收，除去杂质，干燥。

药材性状

本品呈球形或扁球形，直径 1.2~2cm。表面棕褐色至墨绿色，有浅黄色颗粒状突起，具皱纹及不明显的 6 棱，果梗长约 1mm。外果皮厚 1~4mm，质硬而脆。内果皮黄白色，硬核样，表面略具 6 棱，背缝线的偏上部有数条筋脉纹，干后可裂成 6 瓣，种子 6，近三棱形，棕色。气微，味酸涩，回甜。

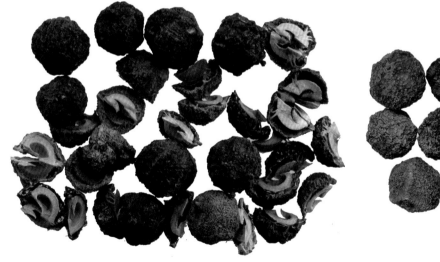
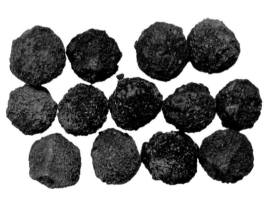

余甘子

性味功效

甘、酸、涩, 凉。清热凉血, 消食健胃, 生津止咳。用于血热血瘀, 消化不良, 腹胀, 咳嗽, 喉痛, 口干。

用量用法

3~9g, 多入丸散服。

谷 芽

Guya
SETARIAE FRUCTUS GERMINATUS

本品为禾本科植物粟 *Setaria italica* (L.) Beauv. 的成熟果实经发芽干燥的炮制加工品。

产　　地

产于全国各地。

采收加工

将粟谷用水浸泡后，保持适宜的温、湿度，待须根长至约 6mm 时，晒干或低温干燥。

药材性状

本品呈类圆球形，直径约 2mm，顶端钝圆，基部略尖。外壳为革质的稃片，淡黄色，具点状皱纹，下端有初生的细须根，长 3~6mm，剥去稃片，内含淡黄色或黄白色颖果 (小米)1 粒。气微，味微甘。

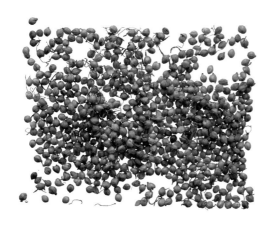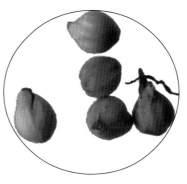

谷芽

炮制规范

谷芽　除去杂质。

炒谷芽　取净谷芽置热锅中，用文火炒至深黄色时，取出，放凉。

焦谷芽　取净谷芽置热锅中，用中火炒至表面焦褐色时，取出，放凉。

饮片性状

谷芽　同药材。

炒谷芽　本品形如谷芽，表面深黄色。有香气，味微苦。

焦谷芽　本品形如谷芽，表面焦褐色。有焦香气。

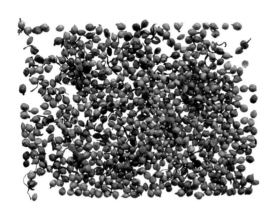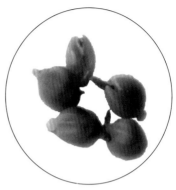

炒谷芽

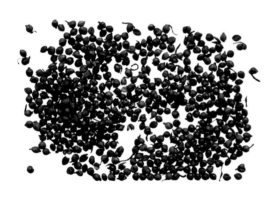

焦谷芽

性味功效

谷芽　甘，温。消食和中，健脾开胃。用于食积不消，腹胀口臭，脾胃虚弱，不饥食少。

炒谷芽　偏于消食，用于不饥食少。

焦谷芽　善化积滞，用于积滞不消。

用量用法

9~15g。

谷精草

Gujingcao
ERIOCAULI FLOS

本品为谷精草科植物谷精草 *Eriocaulon buergerianum* Koern. 的干燥带花茎的头状花序。

产 地

主产于浙江吴兴，湖北黄冈、孝感，江苏镇江、溧阳。

采收加工

秋季采收，将花序连同花茎拔出，晒干。

药材性状

本品头状花序呈半球形，直径 4~5mm。底部有苞片层层紧密排列，苞片淡黄绿色，有光泽，上部边缘密生白色短毛；花序顶部灰白色。揉碎花序，可见多数黑色花药和细小黄绿色未成熟的果实。花茎纤细，长短不一，直径不及 1mm，淡黄绿色，有数条扭曲的棱线。质柔软。气微，味淡。

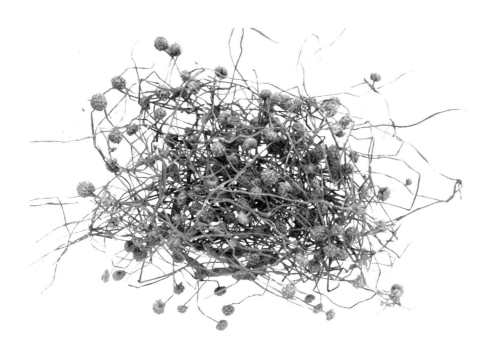

谷精草

炮制规范

除去杂质，切段。

饮片性状

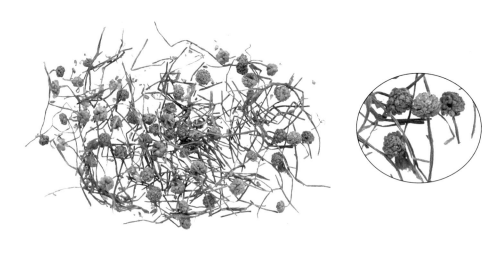

谷精草

性味功效

辛、甘，平。疏散风热，明目退翳。用于风热目赤，肿痛羞明，眼生翳膜，风热头痛。

用量用法

5~10g。

辛 夷

Xinyi

MAGNOLIAE FLOS

本品为木兰科植物望春花 *Magnolia biondii* Pamp.、玉兰 *Magnolia denudata* Desr. 或武当玉兰 *Magnolia sprengeri* Pamp. 的干燥花蕾。

产 地

望春花 主产于河南南召、鲁山。

玉兰 主产于安徽黄山、怀宁、祁门、广德，江西庐山，湖南衡山。

武当玉兰 主产于湖北南漳、宜昌、巴东，四川梓潼、青川。

采收加工

冬末春初花未开放时采收，除去枝梗，阴干。

药材性状

望春花 本品呈长卵形，似毛笔头，长 1.2~2.5cm，直径 0.8~1.5cm。基部常具短梗，长约 5mm，梗上有类白色点状皮孔。苞片 2~3 层，每层 2 片，两层苞片间有小鳞芽，苞片外表面密被灰白色或灰绿色茸毛，内表面类棕色，无毛。花被片 9，棕色，外轮花被片 3，条形，约为内两轮长的 1/4，呈萼片状，内两轮花被片 6，每轮 3，轮状排列。雄蕊和雌蕊多数，螺旋状排列。体轻，质脆。气芳香，味辛凉而稍苦。

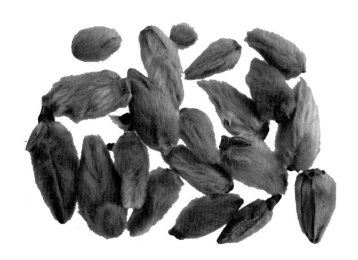

辛夷（望春花）

玉兰　本品长 1.5~3cm，直径 1~1.5cm。基部枝梗较粗壮，皮孔浅棕色。苞片外表面密被灰白色或灰绿色茸毛。花被片 9，内外轮同型。

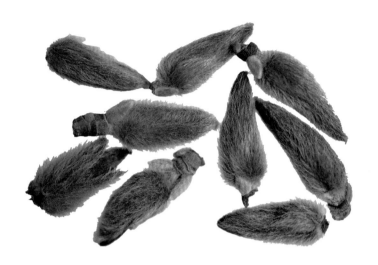

辛夷（玉兰）

武当玉兰　本品长 2~4cm，直径 1~2cm。基部枝梗粗壮，皮孔红棕色。苞片外表面密被淡黄色或淡黄绿色茸毛，有的最外层苞片茸毛已脱落而呈黑褐色。花被片 10~12(15)，内外轮无显著差异。

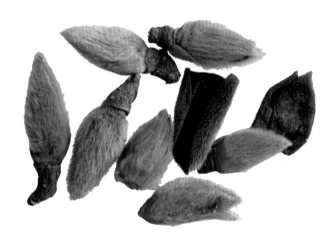

辛夷（武当玉兰）

性味功效

辛，温。散风寒，通鼻窍。用于风寒头痛，鼻塞流涕，鼻鼽，鼻渊。

用量用法

3~10g，包煎。外用适量。

对比鉴别

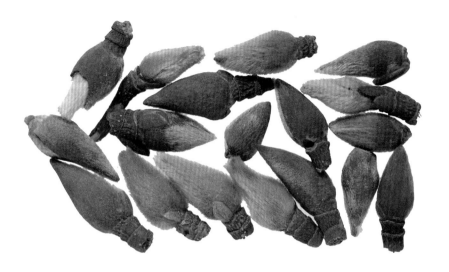

紫玉兰 *Magnolia liliflora* Desr. 的花蕾

羌活

Qianghuo
NOTOPTERYGII RHIZOMA ET RADIX

本品为伞形科植物羌活 *Notopterygium incisum* Ting ex H. T. Chang 或宽叶羌活 *Notopterygium franchetii* H. de Boiss. 的干燥根茎和根。

产　地

羌活　主产于四川阿坝、甘孜、凉山，青海黄南、海南、玉树、果洛，甘肃甘南州、定西、武威、天水，西藏昌都。以四川阿坝、甘孜、凉山为道地产区。

宽叶羌活　主产于四川、青海、甘肃。

采收加工

春、秋二季采挖，除去须根及泥沙，晒干。

药材性状

羌活　本品为圆柱状略弯曲的根茎，长 4~13cm，直径 0.6~2.5cm，顶端具茎痕。表面棕褐色至黑褐色，外皮脱落处呈黄色。节间缩短，呈紧密隆起的环状，形似蚕，习称"蚕羌"；节间延长，形如竹节状，习称"竹节羌"。节上有多数点状或瘤状突起的根痕及棕色破碎鳞片。体轻，质脆，易折断，断面不平整，有多数裂隙，皮部黄棕色至暗棕色，油润，有棕色油点，木部黄白色，射线明显，髓部黄色至黄棕色。气香，味微苦而辛。

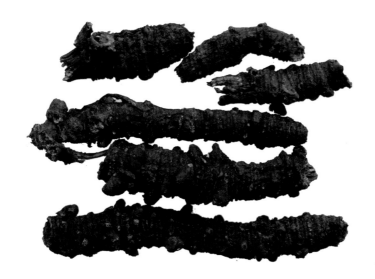

1cm

羌活（蚕羌）

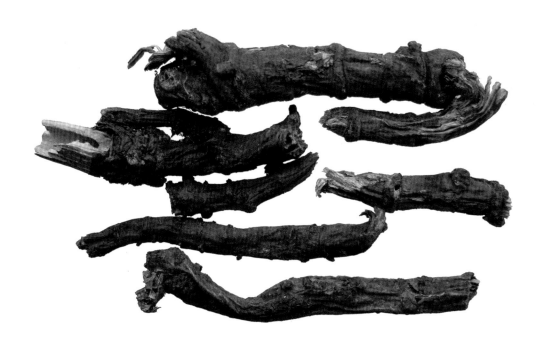

羌活（竹节羌）

宽叶羌活　本品为根茎和根。根茎类圆柱形，顶端具茎和叶鞘残基，根类圆锥形，有纵皱纹和皮孔；表面棕褐色，近根茎处有较密的环纹，长 8~15cm，直径 1~3cm，习称"条羌"。有的根茎粗大，不规则结节状，顶部具数个茎基，根较细，习称"大头羌"。质松脆，易折断，断面略平坦，皮部浅棕色，木部黄白色。气味较淡。

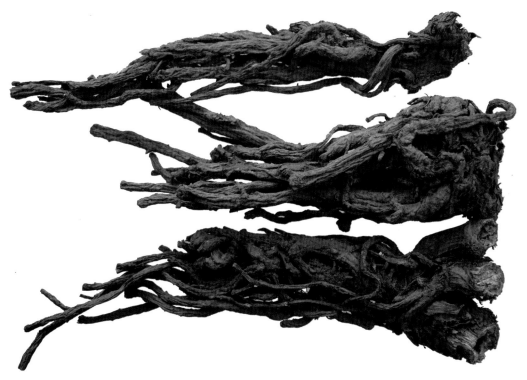

1cm

羌活（宽叶羌活）

炮制规范

除去杂质，洗净，润透，切厚片，干燥。

饮片性状

本品呈类圆形、不规则形横切或斜切片，表皮棕褐色至黑褐色，切面外侧棕褐色，木部黄白色，有的可见放射状纹理。体轻，质脆。气香，味微苦而辛。

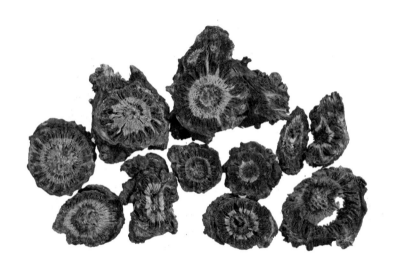

羌活（蚕羌）

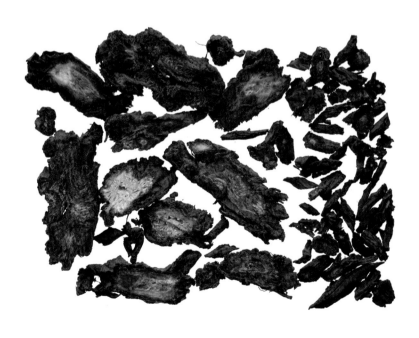

羌活（宽叶羌活）

性味功效

辛、苦，温。解表散寒，祛风除湿，止痛。用于风寒感冒，头痛项强，风湿痹痛，肩背酸痛。

用量用法

3~10g。

沙苑子

Shayuanzi

ASTRAGALI COMPLANATI SEMEN

本品为豆科植物扁茎黄芪 *Astragalus complanatus* R. Br. 的干燥成熟种子。

产　　地

主产于陕西。以陕西兴平、渭南为道地产区。

采收加工

秋末冬初果实成熟尚未开裂时采割植株，晒干，打下种子，除去杂质，晒干。

药材性状

本品略呈肾形而稍扁，长 2~2.5mm，宽 1.5~2mm，厚约 1mm。表面光滑，褐绿色或灰褐色，边缘一侧微凹处具圆形种脐。质坚硬，不易破碎。子叶 2，淡黄色，胚根弯曲，长约 1mm。气微，味淡，嚼之有豆腥味。

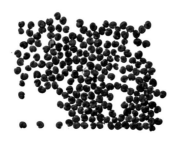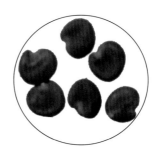

沙苑子

炮制规范

沙苑子　除去杂质，洗净，干燥。

盐沙苑子　取净沙苑子，加盐水拌匀，闷透，置锅内以文火加热，炒干，取出，放凉。每 100kg 沙苑子，用食盐 2kg。

饮片性状

沙苑子　同药材。

盐沙苑子　本品形如沙苑子，表面鼓起，深褐绿色或深灰褐色。气微，味微咸，嚼之有豆腥味。

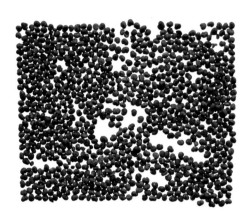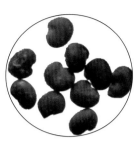

盐沙苑子

性味功效

甘，温。补肾助阳，固精缩尿，养肝明目。用于肾虚腰痛，遗精早泄，遗尿尿频，白浊带下，眩晕，目暗昏花。

用量用法

9~15g。

对比鉴别

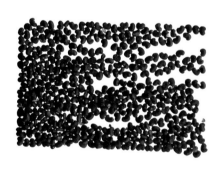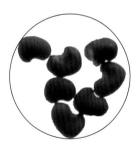

华黄芪 *Astragalus chinensis* L. f. 的成熟种子

沙 棘

Shaji

HIPPOPHAE FRUCTUS

本品系蒙古族、藏族习用药材。为胡颓子科植物沙棘 *Hippophae rhamnoides* L. 的干燥成熟果实。

产　地

主产于河北、山西、河南、甘肃、青海、新疆、内蒙古、陕西。

采收加工

秋、冬二季果实成熟或冻硬时采收，除去杂质，干燥或蒸后干燥。

药材性状

本品呈类球形或扁球形，有的数个粘连，单个直径 5~8mm。表面橙黄色或棕红色，皱缩，顶端有残存花柱，基部具短小果梗或果梗痕。果肉油润，质柔软。种子斜卵形，长约 4mm，宽约 2mm；表面褐色，有光泽，中间有一纵沟；种皮较硬，种仁乳白色，有油性。气微，味酸、涩。

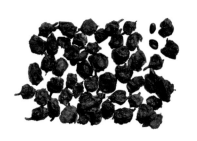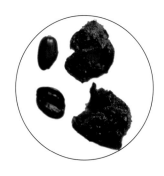

沙棘

性味功效

酸、涩，温。健脾消食，止咳祛痰，活血散瘀。用于脾虚食少，食积腹痛，咳嗽痰多，胸痹心痛，瘀血经闭，跌扑瘀肿。

用量用法

3~10g。

沉 香
Chenxiang
AQUILARIAE LIGNUM RESINATUM

本品为瑞香科植物白木香 *Aquilaria sinensis* (Lour.) Gilg 含有树脂的木材。

产 地

主产于海南万宁、三亚、东方、保亭、陵水，广东茂名，广西陆川、博白。

采收加工

全年均可采收，割取含树脂的木材，除去不含树脂的部分，阴干。

药材性状

本品呈不规则块、片状或盔帽状，有的为小碎块。表面凹凸不平，有刀痕，偶有孔洞，可见黑褐色树脂与黄白色木部相间的斑纹，孔洞及凹窝表面多呈朽木状。质较坚实，断面刺状。气芳香，味苦。

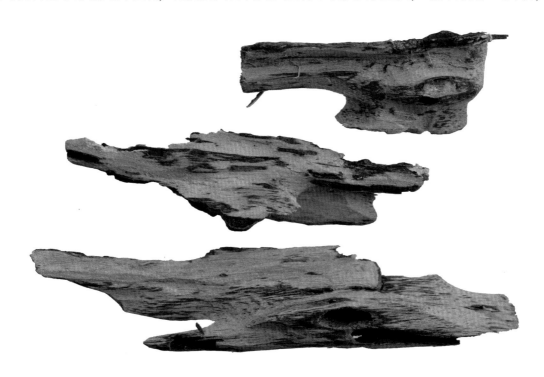

沉香

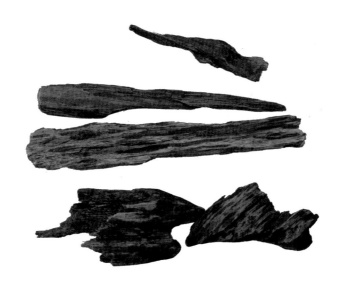

沉香（续）

炮制规范

除去枯废白木，劈成小块。用时捣碎或研成细粉。

饮片性状

本品呈不规则片状、长条形或类方形小碎块状，长 0.3~7.0cm，宽 0.2~5.5cm。表面凹凸不平，有的有刀痕，偶有孔洞，可见黑褐色树脂与黄白色木部相间的斑纹。质较坚实，刀切面平整，折断面刺状。气芳香，味苦。

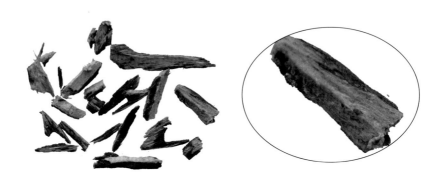

沉香

性味功效

辛、苦，微温。行气止痛，温中止呕，纳气平喘。用于胸腹胀闷疼痛，胃寒呕吐呃逆，肾虚气逆喘急。

用量用法

1~5g，后下。

没 药

Moyao
MYRRHA

本品为橄榄科植物地丁树 *Commiphora myrrha* Engl. 或哈地丁树 *Commiphora molmol* Engl. 的干燥树脂。分为天然没药和胶质没药。

产　地

产于索马里、埃塞俄比亚及阿拉伯半岛南部，以索马里与埃塞俄比亚交界处的欧加登地区为主。

药材性状

天然没药　本品呈不规则颗粒性团块，大小不等，大者直径长达 6cm 以上。表面黄棕色或红棕色，近半透明部分呈棕黑色，被有黄色粉尘。质坚脆，破碎面不整齐，无光泽。有特异香气，味苦而微辛。

胶质没药　本品呈不规则块状和颗粒，多黏结成大小不等的团块，大者直径长达 6cm 以上。表面棕黄色至棕褐色，不透明。质坚实或疏松。有特异香气，味苦而有黏性。

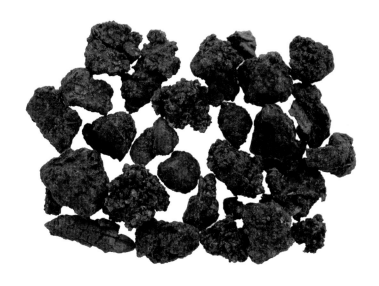

没药

炮制规范

醋没药　取净没药，加米醋拌匀，闷透，置炒制容器内，炒至表面光亮，取出，放凉。每 100kg 没药，用醋 5kg。

饮片性状

本品呈不规则小块状或类圆形颗粒状，表面棕褐色或黑褐色，有光泽。具特异香气，略有醋香气，味苦而微辛。

性味功效

辛、苦，平。散瘀定痛，消肿生肌。用于胸痹心痛，胃脘疼痛，痛经经闭，产后瘀阻，癥瘕腹痛，风湿痹痛，跌打损伤，痈肿疮疡。

用量用法

3~5g，炮制去油，多入丸散用。孕妇及胃弱者慎用。

诃 子

Hezi
CHEBULAE FRUCTUS

本品为使君子科植物诃子 *Terminalia chebula* Retz. 或绒毛诃子 *Terminalia chebula* Retz. var. *tomentella* Kurt. 的干燥成熟果实。

产　地

诃子　主要靠进口。我国产于云南镇康、保山，广东番禺、博罗、增城，广西邕宁等地。

绒毛诃子　主要靠进口。我国产于云南。

采收加工

秋、冬二季果实成熟时采收，除去杂质，晒干。

药材性状

本品为长圆形或卵圆形，长 2~4cm，直径 2~2.5cm。表面黄棕色或暗棕色，略具光泽，有 5~6 条纵棱线和不规则的皱纹，基部有圆形果梗痕。质坚实。果肉厚0.2~0.4cm，黄棕色或黄褐色。果核长1.5~2.5cm，直径 1~1.5cm，浅黄色，粗糙，坚硬。种子狭长纺锤形，长约1cm，直径 0.2~0.4cm，种皮黄棕色，子叶 2，白色，相互重叠卷旋。气微，味酸涩后甜。

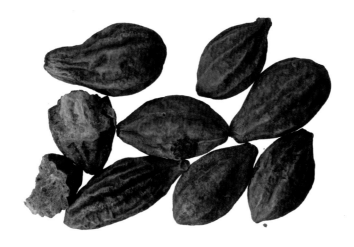

诃子（诃子）

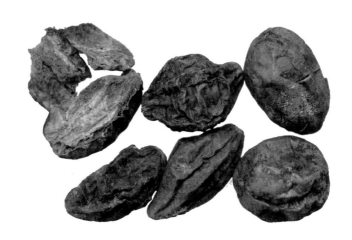

诃子（绒毛诃子）

炮制规范

　　诃子　除去杂质，洗净，干燥。用时打碎。

　　诃子肉　取净诃子，稍浸，闷润，去核，干燥。

饮片性状

　　诃子　同药材。

　　诃子肉　本品呈全裂或半裂开的扁长棱形、扁长圆形或扁卵圆形、横断裂开的锥形或不规则块状。外表面棕色、黄褐色或暗棕褐色。内表面暗棕色、暗黄褐色或暗棕褐色，粗糙凹凸不平。质坚脆、可碎断。气微，味微酸、涩后甜。

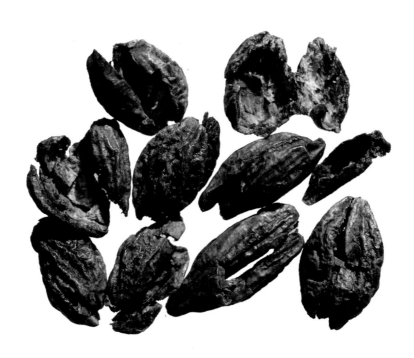

诃子肉（诃子）

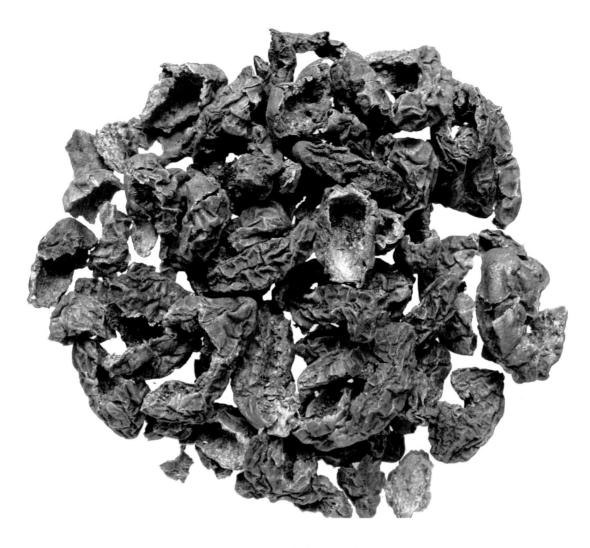

诃子肉（绒毛诃子）

性味功效

苦、酸、涩，平。涩肠止泻，敛肺止咳，降火利咽。用于久泻久痢，便血脱肛，肺虚喘咳，久嗽不止，咽痛音哑。

用量用法

3~10g。

对比鉴别

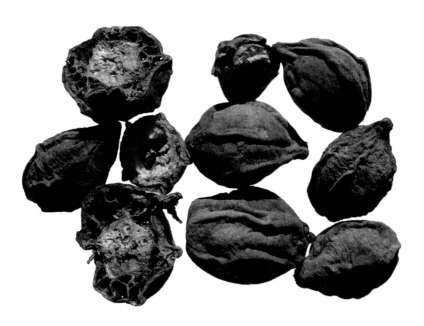

毗黎勒 *Terminalia bellirica* (Gaertn.) Roxb. 的成熟果实（毛诃子）

补骨脂

Buguzhi
PSORALEAE FRUCTUS

本品为豆科植物补骨脂 *Psoralea corylifolia* L. 的干燥成熟果实。

产　地

主产于重庆江津、合川，四川金堂，河南商丘、新乡、博爱、沁阳、信阳，陕西兴平，安徽阜阳、六安等地。

采收加工

秋季果实成熟时采收果序，晒干，搓出果实，除去杂质。

药材性状

本品呈肾形，略扁，长 3~5mm，宽 2~4mm，厚约 1.5mm。表面黑色、黑褐色或灰褐色，具细微网状皱纹。顶端圆钝，有一小突起，凹侧有果梗痕。质硬。果皮薄，与种子不易分离；种子 1 枚，子叶 2，黄白色，有油性。气香，味辛、微苦。

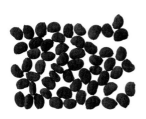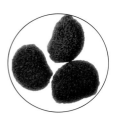

补骨脂

炮制规范

补骨脂　除去杂质。

盐补骨脂　取净补骨脂，加盐水拌匀，闷透，置锅内以文火加热，炒至微鼓起时，取出，放凉。每 100kg 补骨脂，用食盐 2kg。

饮片性状

补骨脂　同药材。

盐补骨脂　本品形如补骨脂。表面黑色或黑褐色，微鼓起。气微香，味微咸。

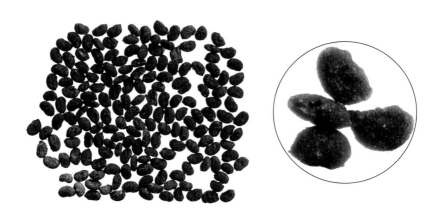

盐补骨脂

性味功效

辛、苦，温。温肾助阳，纳气平喘，温脾止泻；外用消风祛斑。用于肾阳不足，阳痿遗精，遗尿尿频，腰膝冷痛，肾虚作喘，五更泄泻；外治白癜风，斑秃。

用量用法

6~10g。外用 20%~30%酊剂涂患处。

灵 芝

Lingzhi
GANODERMA

本品为多孔菌科真菌赤芝 *Ganoderma lucidum* (Leyss. ex Fr.) Karst. 或紫芝 *Ganoderma sinense* Zhao，Xu et Zhang 的干燥子实体。

产 地

全国各地人工培养。野生品主产于江西、浙江、山东、福建、安徽。

采收加工

全年采收，除去杂质，剪除附有朽木、泥沙或培养基质的下端菌柄，阴干或在 40~50℃烘干。

药材性状

赤芝　本品外形呈伞状，菌盖肾形、半圆形或近圆形，直径 10~18cm，厚 1~2cm。皮壳坚硬，黄褐色至红褐色，有光泽，具环状棱纹和辐射状皱纹，边缘薄而平截，常稍内卷。菌肉白色至淡棕色。菌柄圆柱形，侧生，少偏生，长 7~15cm，直径 1~3.5cm，红褐色至紫褐色，光亮。孢子细小，黄褐色。气微香，味苦涩。

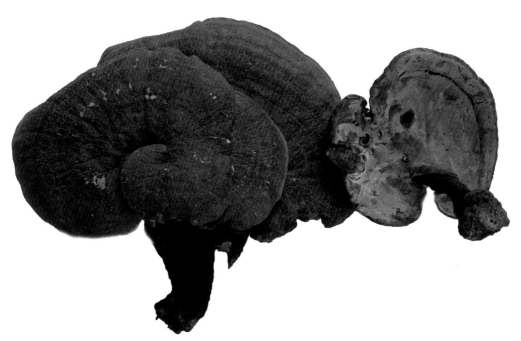

1cm

灵芝（赤芝）

赤芝栽培品　本品子实体较粗壮、肥厚，直径 12~22cm，厚 1.5~4cm。皮壳外常被有大量粉尘样的黄褐色孢子。

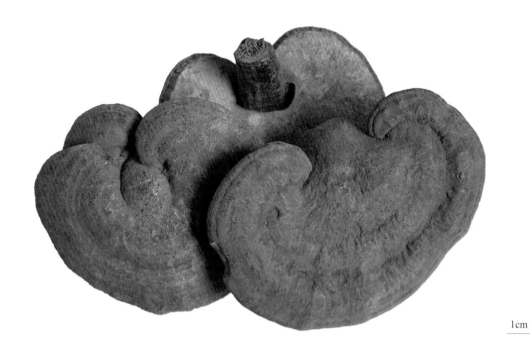

1cm

灵芝（赤芝栽培品）

紫芝　本品皮壳紫黑色，有漆样光泽。菌肉锈褐色。菌柄长 17~23cm。

紫芝栽培品　本品子实体较粗壮、肥厚，直径 12~22cm，厚 1.5~4cm。皮壳外常被有大量粉尘样的黄褐色孢子。

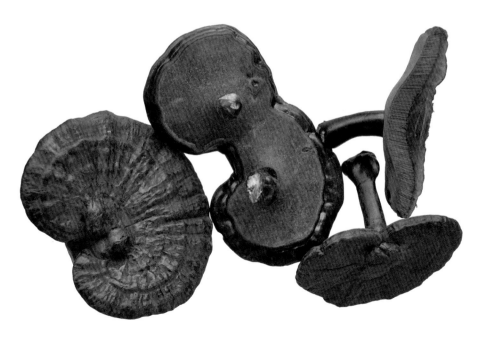

1cm

灵芝（紫芝栽培品）

性味功效

甘，平。补气安神，止咳平喘。用于心神不宁，失眠心悸，肺虚咳喘，虚劳短气，不思饮食。

用量用法

6~12g。

附　注

（1）赤芝 *Ganoderma lucidum* (Leyss. ex Fr.) Karst. 在特殊环境中生长而形成的异形子实体。

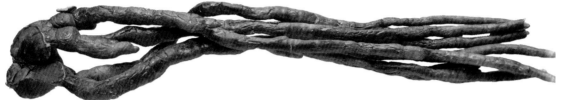

1cm

赤芝的异形子实体

（2）赤芝 *Ganoderma lucidum* (Leyss. ex Fr.) Karst. 的孢子（孢子粉）。

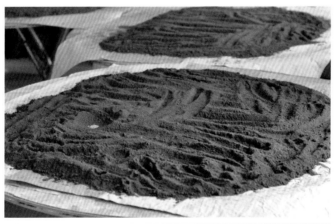

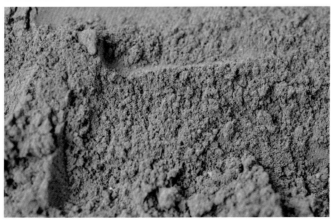

赤芝孢子粉

阿魏

Awei

FERULAE RESINA

本品为伞形科植物新疆阿魏 *Ferula sinkiangensis* K. M. Shen 或阜康阿魏 *Ferula fukanensis* K. M. Shen 的树脂。

产　　地

新疆阿魏　主产于新疆伊宁。

阜康阿魏　主产于新疆阜康、西泉等地。

采收加工

春末夏初盛花期至初果期，分次由茎上部往下斜割，收集渗出的乳状树脂，阴干。

药材性状

本品呈不规则的块状和脂膏状。颜色深浅不一，表面蜡黄色至棕黄色。块状者体轻，质地似蜡，断面稍有孔隙；新鲜切面颜色较浅，放置后色渐深。脂膏状者黏稠，灰白色。具强烈而持久的蒜样特异臭气，味辛辣，嚼之有灼烧感。

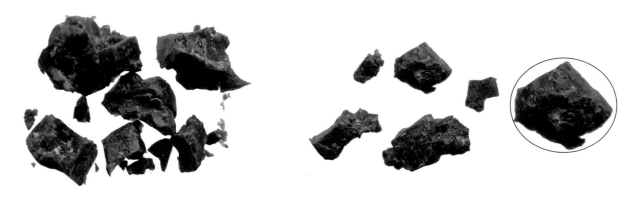

阿魏（新疆阿魏）　　　　　　　　　　　　阿魏（阜康阿魏）

性味功效

苦、辛，温。消积，化癥，散痞，杀虫。用于肉食积滞，瘀血癥瘕，腹中痞块，虫积腹痛。

用量用法

1~1.5g，多入丸散和外用膏药。孕妇禁用。

陈 皮

Chenpi
CITRI RETICULATAE PERICARPIUM

本品为芸香科植物橘 *Citrus reticulata* Blanco 及其栽培变种的干燥成熟果皮。药材分为"陈皮"和"广陈皮"。栽培变种主要有大红袍 *Citrus reticulata* 'Dahongpao'、茶枝柑 *Citrus reticulata* 'Chachi'（广陈皮）、福橘 *Citrus reticulata* 'Tangerina'、温州蜜柑 *Citrus reticulata* 'Unshiu'。

产　地

大红袍主产于重庆江津、巴南、合川，四川南充、金堂、内江、泸州；茶枝柑主产于广东新会、四会；福橘主产于福建闽侯、漳州；温州蜜柑主产于浙江温州、黄岩。以广东新会为道地产区。

采收加工

采摘成熟果实，剥取果皮，晒干或低温干燥。

药材性状

陈皮　本品常剥成数瓣，基部相连，有的呈不规则的片状，厚1~4mm。外表面橙红色或红棕色，有细皱纹及凹下的点状油室；内表面浅黄白色，粗糙，附黄白色或黄棕色筋络状维管束。质稍硬而脆。气香，味辛、苦。

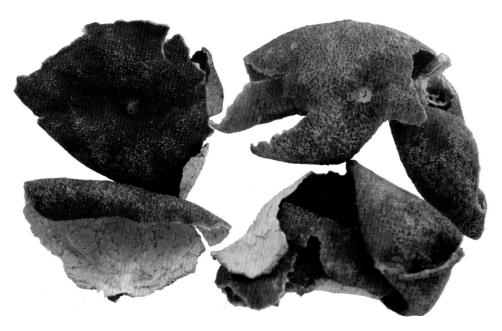

陈皮

广陈皮　本品常 3 瓣相连，形状整齐，厚度均匀，约 1mm。外表面橙黄色至棕褐色，点状油室较大，对光照视，透明清晰。质较柔软。

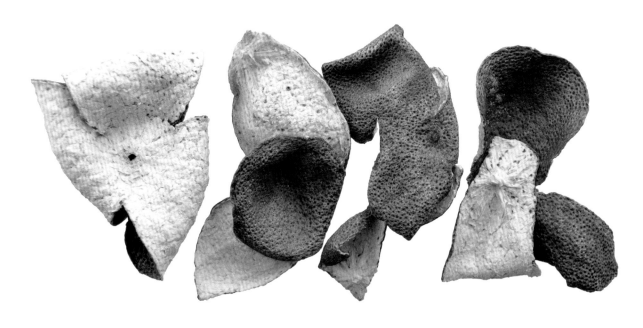

1cm

广陈皮

炮制规范

除去杂质，喷淋水，润透，切丝，干燥。

饮片性状

本品呈不规则的条状或丝状。外表面橙红色或红棕色，有细皱纹和凹下的点状油室。内表面浅黄白色，粗糙，附黄白色或黄棕色筋络状维管束。气香，味辛、苦。

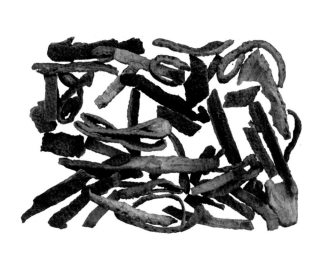
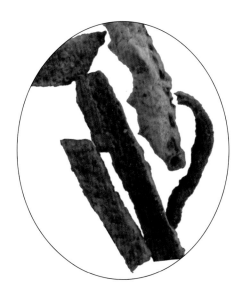

陈皮

性味功效

苦、辛，温。理气健脾，燥湿化痰。用于脘腹胀满，食少吐泻，咳嗽痰多。

用量用法

3~10g。

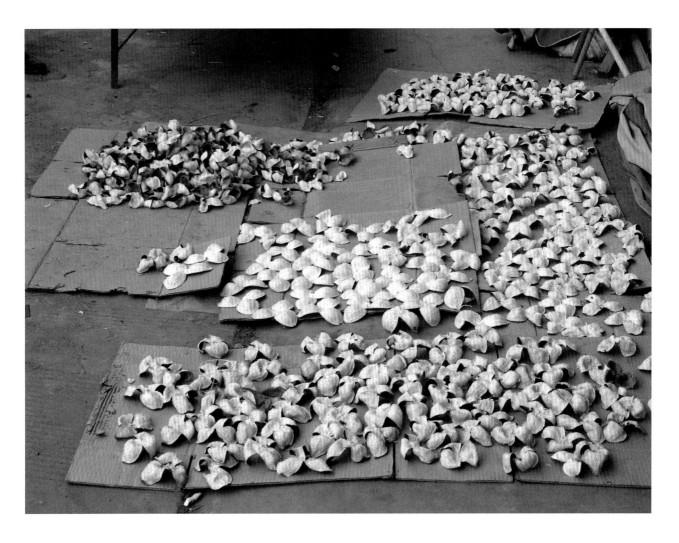

广陈皮晾晒

附 子

Fuzi

ACONITI LATERALIS RADIX PRAEPARATA

本品为毛茛科植物乌头 *Aconitum carmichaelii* Debx. 的子根的加工品。

产　地

主产于四川绵阳、陕西汉中。以四川江油为道地产区。

采收加工

6 月下旬至 8 月上旬采挖，除去母根、须根及泥沙，习称"泥附子"，加工成下列规格。

（1）选择个大、均匀的泥附子，洗净，浸入胆巴的水溶液中过夜，再加食盐，继续浸泡，每日取出晒晾，并逐渐延长晒晾时间，直至附子表面出现大量结晶盐粒（盐霜）、体质变硬为止，习称"盐附子"。

（2）取泥附子，按大小分别洗净，浸入胆巴的水溶液中数日，连同浸液煮至透心，捞出，水漂，纵切成厚约 0.5cm 的片，再用水浸漂，用调色液使附片染成浓茶色，取出，蒸至出现油面、光泽后，烘至半干，再晒干或继续烘干，习称"黑顺片"。

（3）选择大小均匀的泥附子，洗净，浸入胆巴的水溶液中数日，连同浸液煮至透心，捞出，剥去外皮，纵切成厚约 0.3cm 的片，用水浸漂，取出，蒸透，晒干，习称"白附片"。

药材性状

盐附子　本品呈圆锥形，长 4~7cm，直径 3~5cm。表面灰黑色，被盐霜，顶端有凹陷的芽痕，周围有瘤状突起的支根或支根痕。体重，横切面灰褐色，可见充满盐霜的小空隙和多角形形成层环纹，环纹内侧导管束排列不整齐。气微，味咸而麻，刺舌。

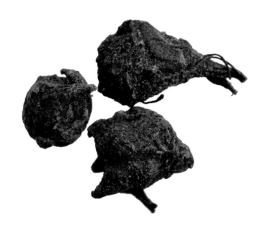

1cm

盐附子

黑顺片 本品为纵切片，上宽下窄，长 1.7~5cm，宽 0.9~3cm，厚 0.2~0.5cm。外皮黑褐色，切面暗黄色，油润具光泽，半透明状，并有纵向导管束。质硬而脆，断面角质样。气微，味淡。

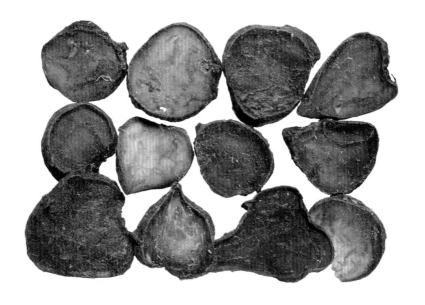

黑顺片

白附片 本品无外皮，黄白色，半透明，厚约 0.3cm。

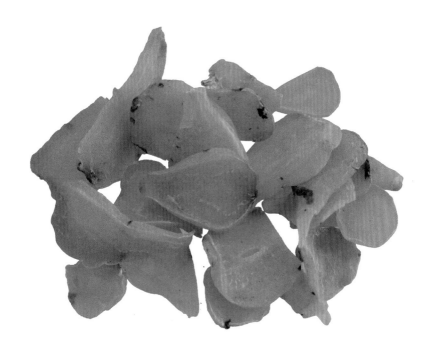

白附片

炮制规范

黑顺片　直接入药。

白附片　直接入药。

淡附片　取盐附子，用清水浸漂，每日换水 2~3 次，至盐分漂尽，与甘草、黑豆加水共煮透心，至切开后口尝无麻舌感时，取出，除去甘草、黑豆，切薄片，晒干。每 100kg 盐附子，用甘草 5kg、黑豆 10kg。

炮附片　取河砂置锅内，用武火炒热后，加入净附片，不断翻动，烫至鼓起并微变色时，取出，筛去辅料，放凉。

饮片性状

黑顺片　同药材。

白附片　同药材。

淡附片　本品呈纵切片，上宽下窄，长 1.7~5cm，宽 0.9~3cm，厚 0.2~0.5cm。外皮褐色。切面褐色，半透明，有纵向导管束。质硬，断面角质样。气微，味淡，口尝无麻舌感。

炮附片　本品形如黑顺片或白附片，表面鼓起黄棕色，质松脆。气微，味淡。

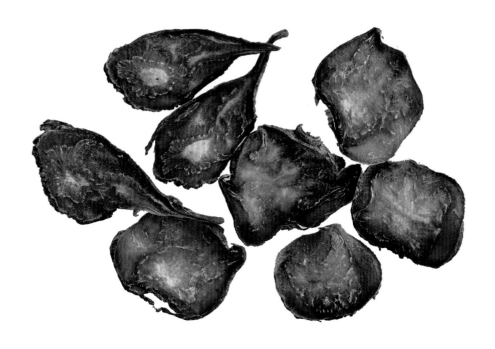

淡附片

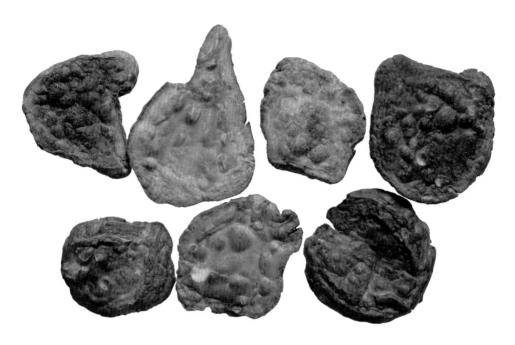

炮附片（由黑顺片加工而成）

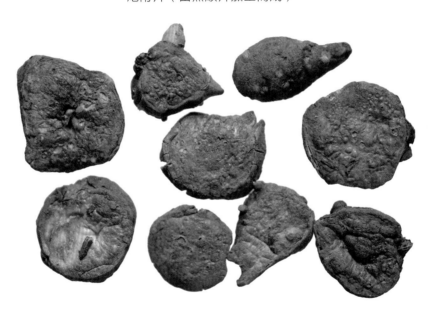

炮附片（由白附片加工而成）

性味功效

辛、甘，大热；有毒。回阳救逆，补火助阳，散寒止痛。用于亡阳虚脱，肢冷脉微，心阳不足，胸痹心痛，虚寒吐泻，脘腹冷痛，肾阳虚衰，阳痿宫冷，阴寒水肿，阳虚外感，寒湿痹痛。

用量用法

3~15g，先煎，久煎。孕妇慎用；不宜与半夏、瓜蒌、瓜蒌子、瓜蒌皮、天花粉、川贝母、浙贝母、平贝母、伊贝母、湖北贝母、白蔹、白及同用。

对比鉴别

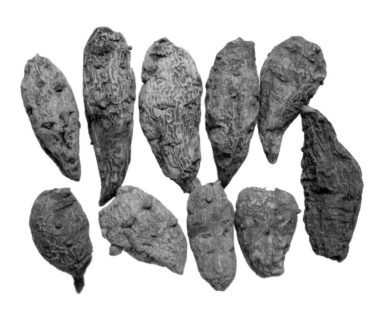

黄花乌头 *Aconitum coreanum* (Lévl.) Rapaics 的块根（关白附）

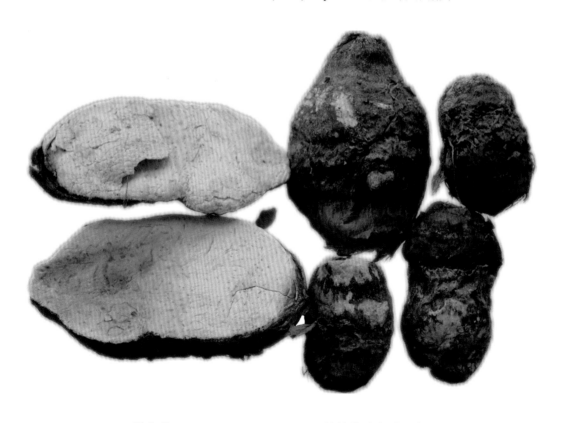

独角莲 *Typhonium giganteum* Engl. 的块茎（白附子）

忍冬藤

Rendongteng
LONICERAE JAPONICAE CAULIS

本品为忍冬科植物忍冬 *Lonicera japonica* Thunb. 的干燥茎枝。

产　地

主产于浙江温州、嘉兴，重庆酉阳、涪陵、南川，江苏徐州、盱眙、镇江，河南新密、荥阳、尉氏、南阳，山东青岛、文登、泰安，广西横州、邕宁、柳江、百色、全州。

采收加工

秋、冬二季采割，晒干。

药材性状

本品呈长圆柱形，多分枝，常缠绕成束，直径 1.5~6mm。表面棕红色至暗棕色，有的灰绿色，光滑或被茸毛；外皮易剥落。枝上多节，节间长 6~9cm，有残叶和叶痕。质脆，易折断，断面黄白色，中空。气微，老枝味微苦，嫩枝味淡。

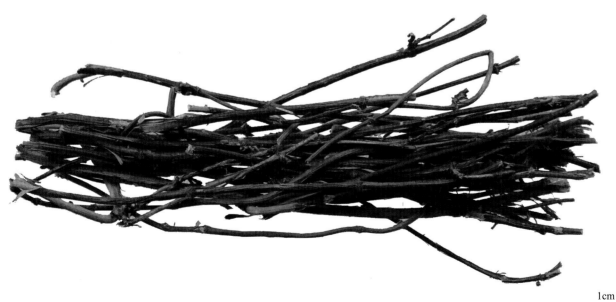

1cm

忍冬藤

炮制规范

除去杂质，洗净，闷润，切段，干燥。

饮片性状

本品呈不规则的段。表面棕红色（嫩枝），有的灰绿色，光滑或被茸毛；外皮易剥落。切面黄白色，中空。偶有残叶，暗绿色，略有茸毛。气微，老枝味微苦，嫩枝味淡。

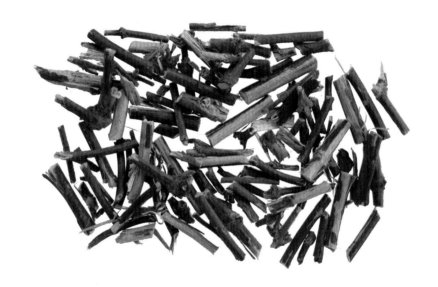

忍冬藤

性味功效

甘，寒。清热解毒，疏风通络。用于温病发热，热毒血痢，痈肿疮疡，风湿热痹，关节红肿热痛。

用量用法

9~30g。

鸡血藤

Jixueteng
SPATHOLOBI CAULIS

本品为豆科植物密花豆 *Spatholobus suberectus* Dunn 的干燥藤茎。

产　　地

主产于广西、广东。

采收加工

秋、冬二季采收，除去枝叶，切片，晒干。

药材性状

本品为椭圆形、长矩圆形或不规则的斜切片，厚 0.3~1cm。栓皮灰棕色，有的可见灰白色斑，栓皮脱落处显红棕色。质坚硬。切面木部红棕色或棕色，导管孔多数；韧皮部有树脂状分泌物呈红棕色至黑棕色，与木部相间排列呈数个同心性椭圆形环或偏心性半圆形环；髓部偏向一侧。气微，味涩。

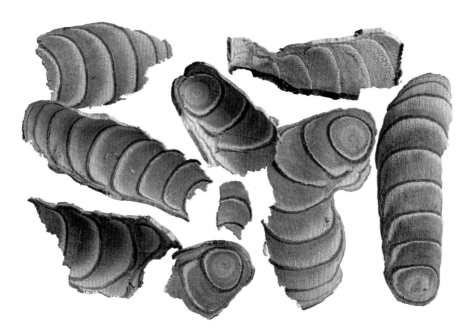

1cm

鸡血藤

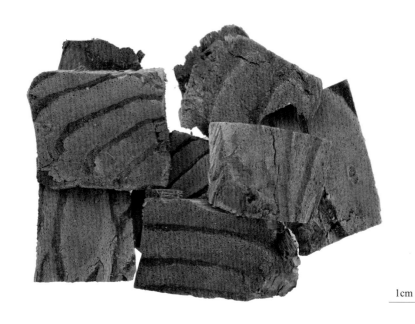

鸡血藤（续）

性味功效

　　苦、甘，温。活血补血，调经止痛，舒筋活络。用于月经不调，痛经，经闭，风湿痹痛，麻木瘫痪，血虚萎黄。

用量用法

　　9~15g。

对比鉴别

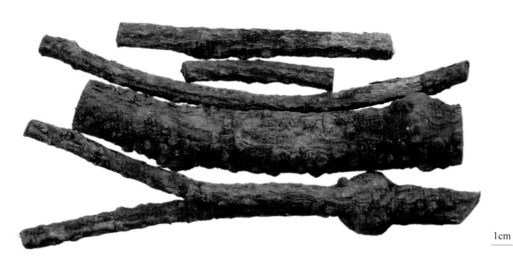

大血藤 *Sargentodoxa cuneata* (Oliv.) Rehd. et Wils. 的藤茎（大血藤）

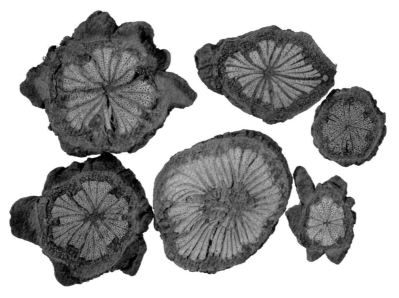

大血藤 *Sargentodoxa cuneata* (Oliv.) Rehd. et Wils. 的藤茎（大血藤，饮片）

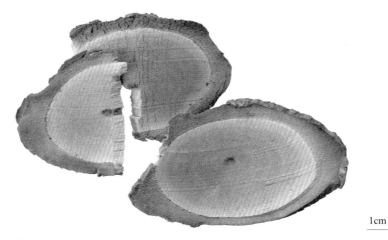

1cm

异形南五味子（内南五味子）*Kadsura heteroclita* (Roxburgh) Craib (*Kadsura interior* A. C. Smith) 的藤茎（滇鸡血藤）

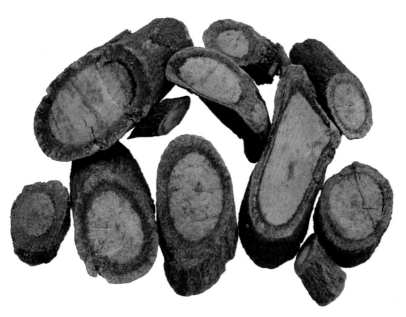

香花崖豆藤（香花鸡血藤）*Callerya dielsiana* (Harms) P. K. Loc ex Z. Wei & Pedley 的藤茎

鸡骨草

Jigucao
ABRI HERBA

本品为豆科植物广州相思子 *Abrus cantoniensis* Hance 的干燥全株。

产　　地

主产于广西南宁，广东宝安、东莞、顺德。

采收加工

全年均可采挖，除去泥沙，干燥。

药材性状

本品根多呈圆锥形，上粗下细，有分枝，长短不一，直径 0.5~1.5cm；表面灰棕色，粗糙，有细纵纹，支根极细，有的断落或留有残基；质硬。茎丛生，长 50~100cm，直径约 0.2cm；灰棕色至紫褐色，小枝纤细，疏被短柔毛。羽状复叶互生，小叶 8~11 对，多脱落，小叶矩圆形，长 0.8~1.2cm；先端平截，有小突尖，下表面被伏毛。气微香，味微苦。

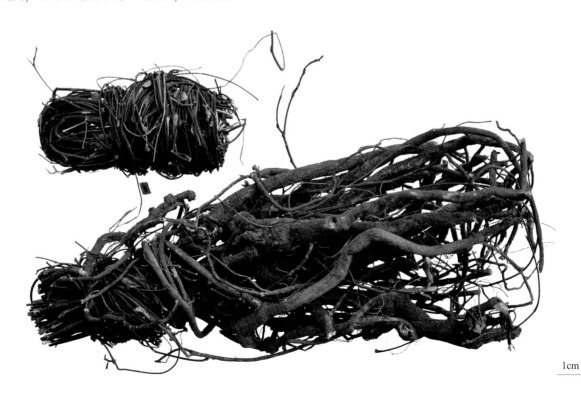

1cm

鸡骨草

炮制规范

除去杂质和荚果，切段。

饮片性状

本品为不规则的段，根多呈圆柱形，直径 0.2~1.5cm，表面灰棕色至紫褐色，粗糙，有细纵纹，部分疏被短柔毛，切面淡黄色。小叶多脱落，矩圆形，先端平截，有小突尖，下表面被伏毛。气微香，味微苦。

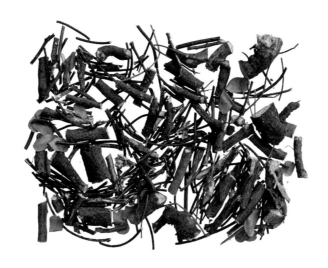

鸡骨草

性味功效

甘、微苦，凉。利湿退黄，清热解毒，疏肝止痛。用于湿热黄疸，胁肋不舒，胃脘胀痛，乳痈肿痛。

用量用法

15~30g。

对比鉴别

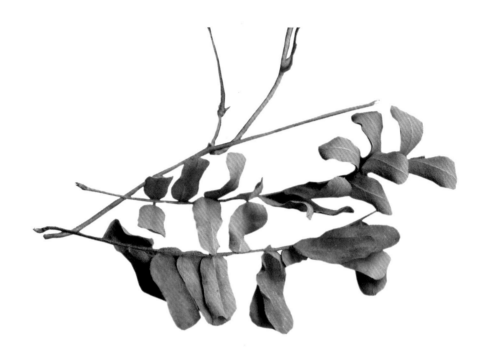

毛相思子 *Abrus pulchellus* Wall. ex Thwaites subsp. *mollis* (Hance) Verdc. 的枝叶

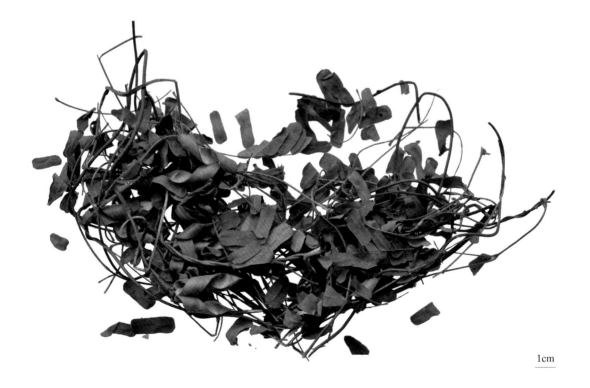

1cm

毛相思子 *Abrus pulchellus* Wall. ex Thwaites subsp. *mollis* (Hance) Verdc. 的全株

鸡冠花
Jiguanhua
CELOSIAE CRISTATAE FLOS

本品为苋科植物鸡冠花 *Celosia cristata* L. 的干燥花序。

产　　地

产于全国各地。主产于河北安国。

采收加工

秋季花盛开时采收，晒干。

药材性状

本品为穗状花序，多扁平而肥厚，呈鸡冠状，长 8~25cm，宽 5~20cm，上缘宽，具皱褶，密生线状鳞片，下端渐窄，常残留扁平的茎。表面红色、紫红色或黄白色。中部以下密生多数小花，每花宿存的苞片和花被片均呈膜质。果实盖裂，种子扁圆肾形，黑色，有光泽。体轻，质柔韧。气微，味淡。

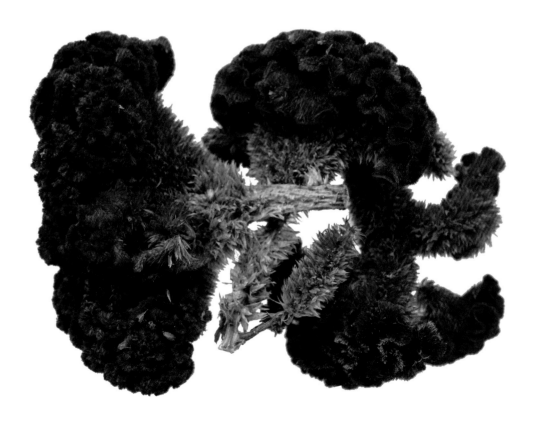

1cm

鸡冠花

炮制规范

鸡冠花　除去杂质和残茎，切段。

鸡冠花炭　取净鸡冠花，置热锅内，用武火炒至焦黑色时，喷淋清水少许，熄灭火星，取出，晾干。

饮片性状

鸡冠花　本品为不规则的块段。扁平，有的呈鸡冠状。表面红色、紫红色或黄白色。可见黑色扁圆肾形的种子。气微，味淡。

鸡冠花炭　本品形如鸡冠花。表面黑褐色，内部焦褐色。可见黑色种子。具焦香气，味苦。

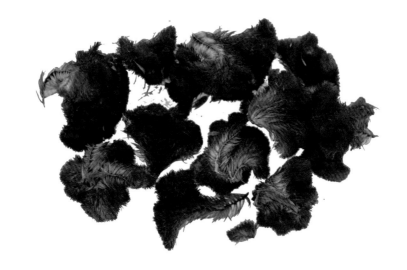

鸡冠花

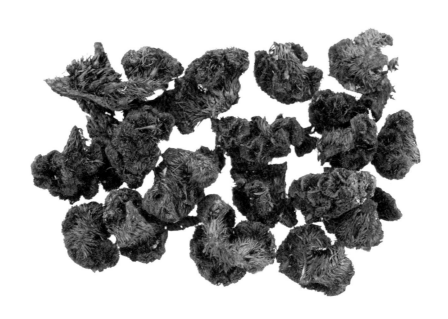

鸡冠花炭

性味功效

甘、涩，凉。收敛止血，止带，止痢。用于吐血，崩漏，便血，痔血，赤白带下，久痢不止。

用量用法

6~12g。

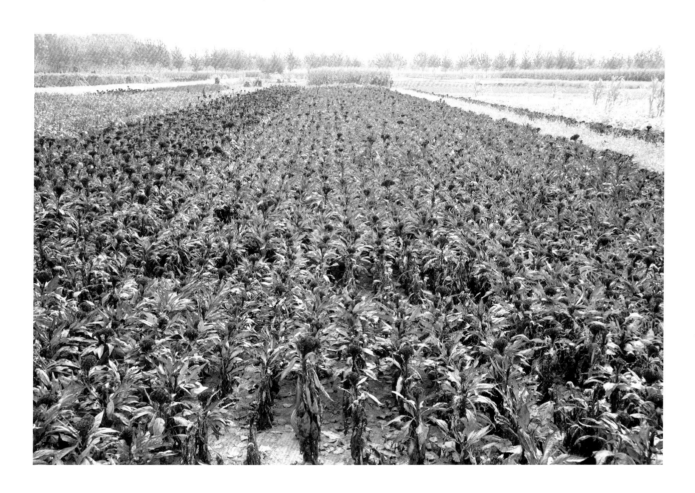

鸡冠花种植园

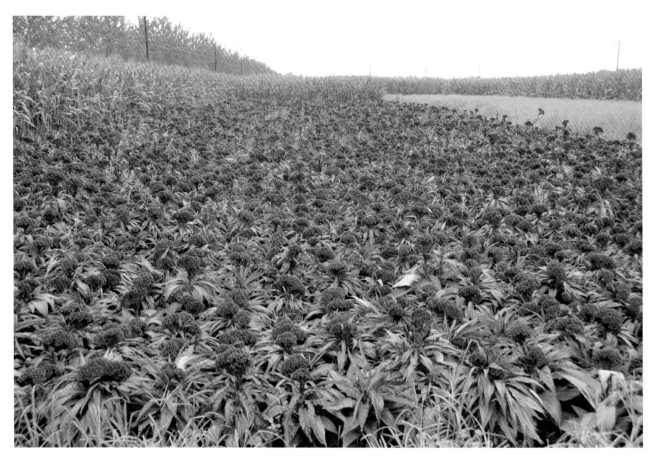

鸡冠花种植园（续）